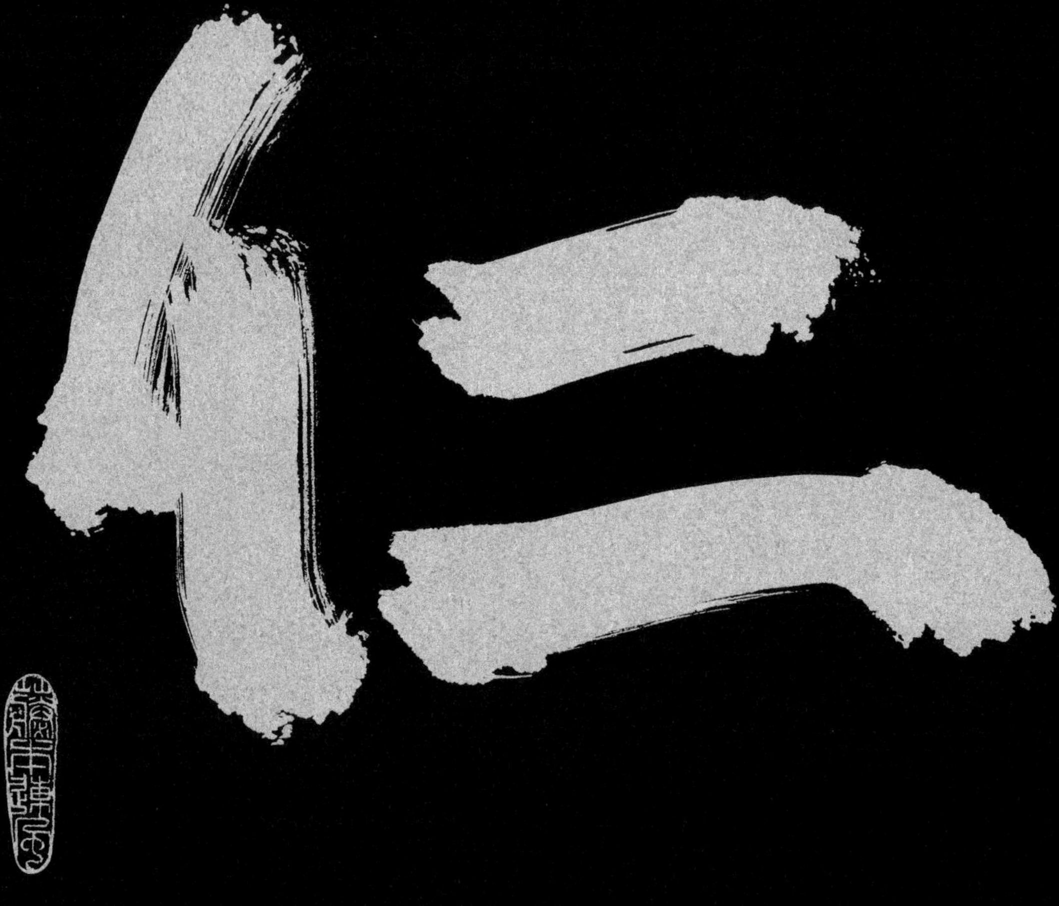

藤本蓮風 筆

体表観察学

日本鍼灸の叡智

藤本蓮風

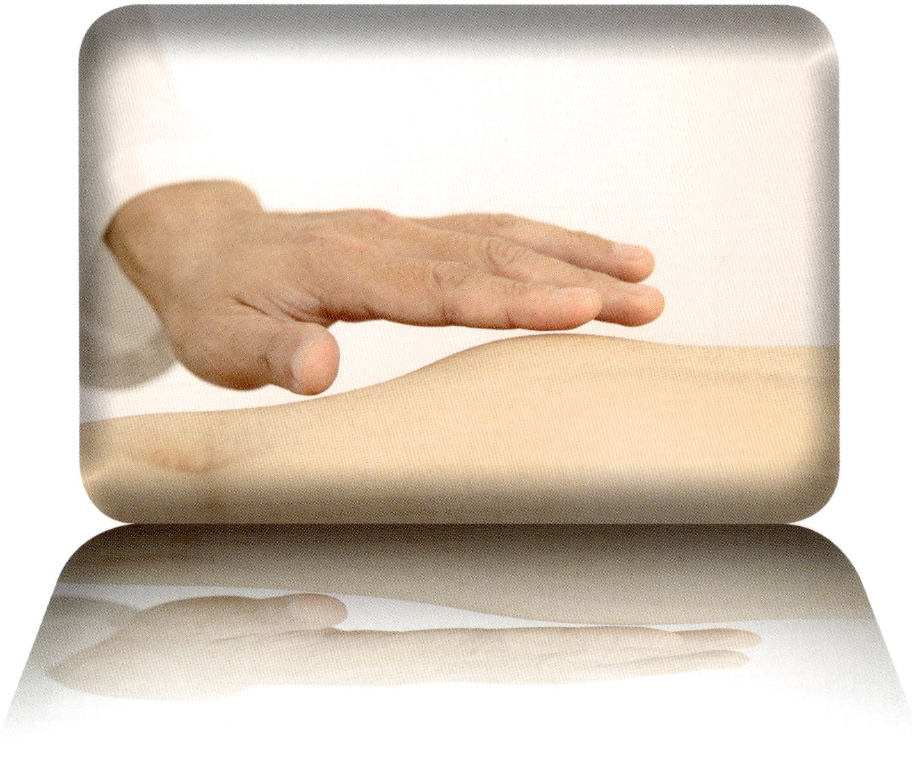

緑書房

推薦のことば

医療は患者さんを観察することから始まる。患者さんを観察するときに大切なことは、患者さんが訴える症状に耳を傾けて観察することである。しかし、それだけでは十全に観察したことにはならない。患者さん自身が気づいていない症状や隠れている徴候を見つけ出すことがプロの医療者には求められる。

そのプロの患者観察術を東洋医学の立場からみごとにまとめたのが本書である。『鍼狂人』ともいわれる藤本蓮風氏の豊富な知識と技が本書にわかりやすく書かれている。この本の特徴は、温故知新であり、実践重視である。体表観察学の理論的裏付けとして『素問』『霊枢』『難経』といった古典を多く引用し、歴史的背景を踏まえた上で、それらの古典に一方的に縛られることなく、自らの経験や現代的な新しい解釈も取り入れて、蓮風流ともいうべき実践的体表観察学が展開されている。

本書は『体表観察学』となっているが、観察と同時に治療にも目が向けられている。いや、治療を念頭におきながら観察するという医の基本が貫かれている。癒すために診るという視点である。読者は、診察実技の随所に治療のエッセンスが織り込まれていることに気づくだろう。その治療の中心は鍼灸であるが、漢方(湯液)にも触れられているし、西洋医学にも繋がっている。

現在の医療は、高額な医療機器の開発や高度な医療技術の進歩によって、大がかりな機械任せの医療になっている。多くの医療者が画像なしで患者さんを診ることがもうできなくなっている。隅々まで映し出された画像の中の身体に全ての徴候があるかのように観察している。患者さんに触れる機会が少なくなり、聴診器は置かれ、電子情報によって患者さんの情報が受け渡されていく。こんな時代にこそ、身体を巡る生命に呼応するような観察学、目と手と全身で共鳴して感じ取る観察学が必要ではないだろうか。

西洋医学では捉えきれない生命に共鳴すること、身体の生命力とゆらぎを体表からのぞき見ること、自然のなかに身体を置いて宇宙的な観察をすること、それこそが体表観察の真髄といえるものである。

読者は本書を何度も読み返し、実践を積み上げることで、藤本蓮風氏が長年築き上げてきた体表観察学の到達点に近づくことが可能になるだろう。

東洋医学の救い手たちが本当の救いの手をもつために読むべき本として、本書を推薦したい。

九州大学医学研究院　麻酔・蘇生学
外　須美夫

四診合参可以
見病知源

祝
藤本蓮風先生
大作出版

二〇一一年一月

鄧鉄濤
靳士英
同賀

鄧鉄涛先生・靳士英先生より推薦の辞

まえがき

『史記扁鵲倉公伝』に「病応見於大表」の記述がある。

また、『素問』陰陽応象大論にも「……以表知裏」がある。

要するに、事象の表面を観察し、その中身、本質を見破るという認識法を提唱している。

生命の本質は、分解しそこから分析し総合する(機械論)ことではなく、一つの全体として丸ごと捉えることこそが本体と解する(生気論)。それ故に解体することなく、中身、本質を理解する、これが以表知裏の認識方法に展開される。

脈診、顔面の気色診、舌診、いずれも然りである。

直感から直観への認識だ。

体表観察学こそはそのものだ。

体表観察学は望診を含む切診を中心とする診察、診断学である。

およそ半世紀をかけた 著者の、この医学にかける悪戦苦闘の結晶といっていい。

著者は学生時代から『難経』の脈診に凝った。だが、これに一定の疑問が生じてきた。そして開業してからの実践によって矛盾、失望が起きる。

だがそこから一筋の光が見えだした。

体表観察・身体をなでまわすことを始めたのである。

思えばこの行為そのものが医療の原点、「手当て」なのだ。

この医学が如何に発展しようともこの土台を忘れてはならぬ内容といえよう。

北辰会は中医学にその理論的根拠を置く。

だが、同時にこれが完成品とは思っていない。どのような医学であれ完全無欠はない。であれば、常に完成品を目指して発展していかなければならない。

中医学はあらゆる点で優れている。殊に問診における整合性は見事だ(それでもつぶさにみれば、これとても発展の余地はある。北辰会の男性・女性カルテ等を参照されたし)。

一方で、切診情報なかんづく体表観察情報が欠乏し、弱いとみる。

体表観察情報は古くからのわが国の伝統であり、この延長線上に著者らは些かの貢献をしたと思っている。そして、これがこれからの中医学の展開に大きな意味をもつと信じる。

最後になったが、中医学の大御所、中国国医大師であられる広州中医薬大学終身教授・鄧鉄涛先生ならびに南方医科大学中医薬学院教授の斯士英先生に直筆の推薦文を頂いた。

加えて、九州大学医学研究院麻酔・蘇生学教授の外須美夫先生からは身に余るお言葉を贈られた。記してあつく御礼を申し上げる次第である。

2012年7月吉日

藤本 十四世　鍼狂人

藤本傳四郎　蓮風

目次

診察実技

凡　例

1．本書は、北辰会方式を実践するにあたり必要不可欠な四診のうちの望診と切診、すなわち体表観察に関する総論的な体系書です。各体表観察法における詳細については、舌診は『針灸舌診アトラス』、腹診は『弁釈鍼道秘訣集』、脈診は『胃の気の脈診』、空間診は『鍼灸治療　上下左右前後の法則』を参考にしてください（藤本蓮風著または共著）。

2．本書は、北辰会方式で弁証論治をするために必要な知識とスキルをまとめた『北辰会方式〈理論篇〉（仮題）』と『北辰会方式〈実践篇〉（仮題）』（二作とも藤本蓮風監修・北辰会学術部が執筆編集した教育テキスト）とともに北辰会方式の基本テキスト三部作の一つとなるものです。

3．本書は、藤本蓮風講義録を中心に展開していますが、蓮風流体表観察術は年々進化し、発展しているため、それらをベースとしながらも、2012年1月時点の最新見解に加筆・修正しました。

4．古典の原文は、巻末の「参考文献＆データ」上に記した参考書籍や東亜医学協会がネット上で公開している各古典の原文を参考にしています。

5．挿入図は、橋本浩一氏が自身製作のCD-ROM『臓腑経絡図譜電子版』を基に新規作成あるいは修正したものです。その際、経穴の位置はWHO／WHPRO標準経穴部位に準ずるものもあれば、北辰会方式独自の位置のものや呼び名のもの（背部第一行、第二行、第三行の位置や百会左や百会右等）もあります。これらは、臨床実践から結論付けられたものであり、北辰会が採用推奨している位置を記しています。

6．基本的に各診察法ごとに、診断意義・位置と取穴・診察手順・主治（と治療）を展開しています。また主治や効能に関しては簡略に紹介するにとどめました。詳細については、藤本蓮風著『藤本蓮風経穴解説』、及びその増補改訂版（近日出版予定）を参考にしてください。

7．最終章に「師弟問答」を掲載しています。その内容のさらなる詳細と経穴に関する内容は、藤本蓮風著『藤本蓮風経穴解説』とその増補改訂版を、刺鍼に関しては、基本テキスト三部作の一つである『北辰会方式〈実践篇〉（仮題）』を参考にしてください。

総　論

第1章 体表観察学概論

Ⅰ. 体表観察

1. 手当ての論

臨床で重要となる診察術は、術者と患者が一定の距離をおく診察法である望診と、患者に触れて診察する切診である。

つまり“望んで観る”から“手掌を密着する”状態へと進む**望診から切診への手順**である。

“触れる”事により、患者は安堵する。いわゆる手当ての論であり、スキンシップである。**元来我々がもっている気一元の生命に対して直接触れる**という事であり、いわば**気一元の個性化を協同的に還元する作業**ともいえる。

特に日本人は、初対面で折り目正しく挨拶した後、徐々に親密度を増して触れていくのが手順である。欧米人のように初対面で親しく握手を求めるのとは異なり、そこには日本人の個性が現れている。したがって、手当てには触れる以外の、遠くから眺めてその本質を知る状態も含んでいるのである。

2.「表を以て裏を知る」

西洋医学は人体のメカニックな部分をみている。例えるなら“生卵”という生命体をいったん“ゆで卵”にし、その“ゆで卵”を分解し、そこから“生卵”を認識するという手法を取っている。解剖学がその最たるものである。

現代ではMRI等の技術により、生体のまま検査する事ができるようになっているが、その基本としての解剖学は遺体解剖による。つまり、“ゆで卵”を通して“生卵”を認識するという立場を取っている事は否めない。ところが東洋医学には、“生卵”を“生卵”のまま認識するという方法論がある。

『管子』地数篇に「上に丹沙有る者は、下に黄金有り～上に赭有る者は、下に鐵有り。此れ山の榮を見はす者なり。」という認識法がみられる。

これは陶芸家が煙の色を見て焼き具合を知るのとよく似ている。非常に重要な生命観で、つまりは“生気論”である。

最近では医療がどれだけ効果を上げているかという事について、科学的根拠を求めるEBM(Evidence Based Medicine)という概念が注目されている。またEBMのアンチテーゼとしてNBM(Narrative Based Medicine)も出てきている。

EBMは“病気は固定的である”という考え方であり、例えば、“著者が罹った風邪ひき”と“四国にいる弟子が罹った風邪ひき”を“風邪ひきという点で同じ”とする立場である。

一方、NBMは患者自身の個性を重視し、それに基づいて評価しなければならないという考え方である。

この反する二つの考え方のように、西洋医学において評価が常に揺れ動く原因は、デカルトの心身二元論に基づくからである。つまり、身体あるいは心に傾いてしまう事がその理由である。

EBMに傾くときは人間の肉体のほうに傾いている。NBMに傾くときは心の問題を意識しているのである。鍼灸界では、このような西洋医学に惑わされないよう主体性をもつべきである。

そういった事から、EBMという意見があっても迷ってはいけない。かといってNBMも行き過ぎると心の問題だけで解決するかのような方向にいってしまう。

西洋医学はデカルトの二元論に基づいた“機械論”によって成り立っているため、このような矛盾が生じてしまうのである。それに対し、“生気論”では心の問題をも包括して、外から中の動きをつかまえるという発想をする。

東洋医学の生気論は、体表観察を行ってきたという事実に基づくものであると強調しておきたい。

例えば体表観察にかかわる記述として、『史記』の扁鵲倉公列伝、『霊枢』刺節真邪、『素問』陰陽応象大論、『素問』六節蔵象論等がある。いずれも体表を診れば全て診断できると喝破しており、臓腑の状態は必ず外に反映され、体表観察によって、それを知る事ができるとしている。

このように**蔵象学と内臓学の大いなる違いこそが、東洋医学と西洋医学の決定的な違いなのである。**

西洋医学はデカルトの二元論に基づく生命観で、要するに古典物理学的であるといえよう。

例えば、診る側の人間と診られる側の人間がいるとする。その場合、診る側が診られる側に影響を与えるというような量子力学的発想があるべきなのに、現代の西洋医学にはそれがみられない。即ち未だにニュートン力学的な古典物理学レベルでの科学論なのである。こういった事まで掘り下げて考えておかなければ、本当の意味で東洋医学を守っていく事はできないだろう。

「表を以て裏を知る」という認識法が生気論を生み出したという事が重要で、これは体表観察の理念的背景として絶大なものなのである。

次に体表観察において重要な事は、「本邦において発達した」という事である。

周知のごとく戦国から徳川の時代にかけて、夢分流を中心とした腹診による治療をするという流派が現れた。また湯液においても吉益東洞は「脈より証を、証より腹を先に診察する」といい、病気が腹に現れると提唱した。彼の弟子である稲葉文礼の『腹証奇覧』、和久田叔虎の『腹証奇覧翼』等には灸治の図があり、『腹証奇覧』には「胸腹の毒、凝結して背に着く」、《灸治法》には「腹の邪が沈みこんで背中に付いたものを背中から灸をして腹に邪気を出し、それから診断・治療せよ」という記述がある。

これは腹診と同時に背候診を発達させたとみる事もできるが、このような体表観察の発展が中国においてはあまりみられない。

北辰会の体表観察は『内経』に始まり、日本において発展し、また理念的にも必要不可欠な診察法として位置づけて体系化された『内経』理論を根拠として展開している。

Ⅱ．体表観察の歴史的意義

1．『史記』扁鵲倉公列伝

中国医学史上における体表観察の記述は、『史記』の扁鵲倉公列伝中の虢太子蘇生（起死回生）にみられる。

“越人之爲方也．不待切脉望色聽聲寫形．言病之所在．聞病之陽．論得其陰．聞病之陰．論得其陽．病應見於大表．不出千里．決者至衆．不可曲止也．…”
（越人の方たるや、切脉、望色、聴声、写形を待たずして、病の所在を言う。病の陽を聞けば、論じてその陰を得、病の陰を聞けば、論じてその陽を得。病の応は大表に見《あらわ》る。千里を出ざれば、決するもの至っておおし。曲止すべからず。…）

『史記』扁鵲倉公列伝

超人的な扁鵲伝説を記載した文章である。

しかし臨床家の観点から意訳すれば、形式的に診察をするだけでは駄目であり、病の体内における病理的変化は全て外表に現象するという本質を理解しなければならない。そのような理解がなければ「若以管窺天．以郄視文．」（管を通して天を窺い、すきまから文様を視るようなもの）で、全体が見えず的確な診断ができなくなると言っている。

2．『素問』『霊枢』

『素問』『霊枢』のなかの体表観察に関する記述を挙げる。

a．『霊枢』刺節真邪

“下有漸洳．上生葦蒲．此所以知形氣之多少也．…”
（下に漸洳あらば、上に葦蒲《いほ》を生ず。此れ形氣多少を知る所以なり。…）

『霊枢』刺節真邪

（現代語訳）

下が湿った場所では、上に葦《ガマ》や蒲《アシ》が成育でき、この道理に基づけば人体の外形の強弱から、気血の多少を推し量る事ができる。

b．『素問』陰陽応象大論

“以表知裏．”（表を以て裏を知る。）

『素問』陰陽応象大論

（現代語訳）

体表を観察すれば、そのなかの状態を察知する事ができる。

c．『素問』六節蔵象論の王冰の注

“象謂所見干外．可閲者也．”

（象とは外に見われるところを謂う、閲すべきものなり。）

『素問』六節蔵象論の王冰の注

（現代語訳）

象とは一種の証侯、現象であり、外部に形となって現れ、我々が見たり調べたりする事のできる一種の現象である。

「蔵象」の「蔵」は内臓、「象」は体表に表れた機能・現象という事から、「以象測蔵」という認識方法が、中医学、特に鍼灸医学のなかでは重要な意味をもってくる。

d．『霊枢』陰陽二十五人

“形色相得者．富貴大楽．”（形色相得る者は、富貴にして大いに楽しむ。）

『霊枢』陰陽二十五人

（現代語訳）

「肉体、色は五色、これらが非常に整っている者は、健康で、非常に良い相である。」と、形、骨の発達等も体表観察の一部と考える。

e．『素問』玉機真蔵論

“黄帝日凡治病察其形氣色沢．脉之盛衰．病之新故．乃治之．無後其時．形氣相得．謂之可治．色沢以浮．謂之易巳．”

（黄帝日く、凡そ病を治するに、其の形氣色沢、脉の盛衰、病の新故を察して、乃ちこれを治せば、其の時を後るることなし。形と氣相い得る。これ治すべしと謂う。色沢《うるお》いて以て浮する、これを巳え易しと謂う。）

『素問』玉機真蔵論

（現代語訳）

病を治すのに、肉体、気の状態、色沢、脈気、病の新旧を観察するとあり、体表観察が重要な位置にある。

f.『霊枢』邪気蔵府病形

"脉急者．尺之皮膚亦急．脉緩者．尺之皮膚亦緩．"
（脉急なる者は、尺の皮膚も亦た急なり。脉緩なる者は、尺の皮膚も亦た緩なり。）
『霊枢』邪気蔵府病形

（現代語訳）
　太淵から尺沢までの皮膚を古来より尺膚という。このあたりの皮膚を観察する事によって脈診の脈状と尺膚の形状との相関関係をみて、いろいろな事を診断している。この尺膚の状態の観察も、一種の体表観察と考えられる。

3．体表観察の重要性

　上記の古典にあるように、「裏にあるものは、必ずその反応は表に出る」という認識方法は、そのまま鍼灸（家）の体表観察において重要なものといえる。

　もちろん中国においても、解剖学は一定盛んであり、発達したといわれるが、それよりも臓腑を直接見ないで、体表からうごめくものを見ようという努力がなされた事が、大きな特徴である。

　これらの診断法をもとに、西洋医学が捉えられなかった有機的かつ独自の臓腑観が出来上がってきたのである。またそれらは湯液よりも特に鍼灸に重きをおいた医者・学者によって集大成されている。

　元来は体表観察より得られた所見と病症とを参伍する事によって臓腑経絡の動きを認識していたのだが、鍼灸よりも湯液を中心としたため、歴史が下るにつれてその認識法は薄らいでいった。張仲景の著作においては湯液が中心であるが、そのなかには鍼灸もあり、体表観察も行われていたのである。

　中国でも体表観察はそれなりに重視されてきた。実際に『素問』『霊枢』以降漢の時代までの各時代の名医達は体表観察をしているが、それが克明、または体系的に記録されていないために、問診を中心とした弁証論治となった。それを現在北辰会では、『素問』『霊枢』以来の体表観察を組み入れた弁証論治に復活させようとしている。

　体表観察により弁証が非常に精微なものになり、現代中医学が見落としている側面に完全に近づける事ができる。そういう意味で、体表観察の重要性を充分に認識しなければならない。

Ⅲ．体表観察の位置づけ

1．四診（望・聞・問・切）

『内経』に四診方法の基礎が記述されているが、明確に四診（望・聞・問・切）の基本概念及び臨床意義が確立したのは『難経』である。

a.『難経』六十一難

“經言. **望而知之. 謂之神.** 聞而知之. 謂之聖. 問而知之. 謂之工. 切脉而知之. 謂之巧. 何謂也. 然. **望而知之者. 望見其五色. 以知其病.** 聞而知之者. 聞其五音. 以別其病. 問而知之者. 問其所欲五味. 以知其病所起所在也. 切脉而知之者. 診其寸口. 視其虚實. 以知其病在何藏府也. 經言. 以外知之. 曰聖. 以内知之. 曰神. 此之謂也.”

（経に言う。**望みて之を知る、之を神と謂う。**聞いて之を知る、之を聖と謂う。問うて之を知る、之を工と謂う。脉を切して之を知る、之を巧と謂うとは何の謂ぞや。然るなり、**望みて之を知るとは其の五色を望み見て以て其の病を知るなり。**聞いて之を知るとは其の五音を聞いて以て其の病を別つなり。問うて之を知るとは其の欲する所の五味を問うて、其の病の起こる所、在る所を知るなり。脉を切して之を知るとは、其の寸口を診て其の虚実を視て以て其の病が何れの臓腑に在るかを知るなり。経に言う、外を以て之を知るを聖と曰い、内を以て之を知るを神と曰うとは此れ之の謂なり。）

『難経』六十一難

『難経』六十一難の“**望而知之. 謂之神**”について、更に王克勤が解説を加えている。

“望診爲四診之首.『難経・六十一難』曰:「**望而知之謂之神**」. 可見望診在中医診断学中重要地位. 中医望診内容概而言之. 主要可分望色. 望形両方面. 但二者皆貴在有神. 所以望診的重点和関鍵在于望「神」.”

王克勤著『中医神主学説』「第一節　望診」

(現代語訳)

望診とは、四診の首であって『難経・六十一難』に「望んで之を知る。これを神と謂う。」これからわかるように、望診とは中医診断学で重要な位置にあるという事である。中医学の望診内容の概略を言えば、望色と望形の両方に分けられる。

ただこの二者は皆神がある事が大切である。したがって、望診の重要な鍵は「神」を望む(診る)事にある。

b. 四診の序列

四診には、まず望診があり、言葉を交わす前に視覚により術者と患者が互いに存在を確認し、聞診にてにおいや声等によって更に立体的に捉え、次に問診により言葉を交わし信頼関係を深め、最後に切診によって、身体に触れて安心感を覚えてもらう。

よって四診も順序があって、徐々に進むから患者も安心するわけで、望・聞・問・切の順序には深い意味がある。

また動物同士でも同様である。動物同士が出会っても、まずにおいを嗅ぎあって、遠くから見つめている。そして近づいていろいろの所作をした後、相手がどう動くか、ほえてみる、嗅いでみる。そうしてお互いに大丈夫だと思ったら身体をこすりあったりする。

このように生命と生命が響き合う初めの段階は、全て望診であると思ってよい。生命と生命が響き合うには少し遠くからアプローチして、外側から内側にアプローチしながら徐々に入っていく。以上、最初に行う望診は非常に重要である。

c．北辰会で行われる診察診断

北辰会では弁証論治という治療システムを用い、診察診断を行っている。その情報所見の収集は四診により行われるが、情報収集は大きく二つの手法に大別される。

一つは問診で、弁証あるいは病因病理を構築するうえで必要な情報所見を患者から聴取し、論理学を用いて病の本質を捉えよう、推定しようとする手法である。

もう一つは問診以外の、望診・聞診・切診で、特に五感（視覚・聴覚・触覚・嗅覚・味覚）を活かした情報所見の収集である。これらは主に経験則、また直観（直接に本質を見抜く）によって病の本質を捉えよう、推定しようとする手法である。単なる勘（直感：瞬間的に感じ取るもの）に頼った診察法ではない。この二つを最終的に総合判断し、「弁証」が決定されるのである。

北辰会では前者を「弁証問診」、後者を「体表観察」と呼び、二つの手法を駆使して多面的観察を行う事を念頭に置いている。いわば直観と論理の融合である。

本書で紹介する診察法は、著者をはじめ北辰会諸子の経験則、また直観による診察意義、臨床意義で構築されたものである。これを学習し、目的意識的に捉えようとすれば、自ずと認識できるであろう。

今後新たなる診察法、情報所見を見いだしていくことで、より良い診察法が生まれることと思う。

2．体表観察の定義

広義：「体表上に現れる諸情報を得る」
狭義：「切診として生体の体壁を術者の手指により直接按じて診る事を中心とし、体表より得られた情報から体内の状況を察知する」
と定義づけられる。

気色・色・形態等を視覚によって観察する望診や、直接体表に触れる事なく手をかざして衛気の状態を窺う等の間接的体表観察も含まれる。

3．体表観察の分類

a．体に触れないで診る：望診（聞診含む）

顔面気色診、舌診、眼診、爪甲診、皮膚診、毛髪診

b．体に触れて診る：切診

背候診、腹診、原穴診、井穴診、脈診、尺膚診、衛気診

ａの望診は術者の視覚を通して、体表から神・色(気色)・形態等を観察する事である。このなかには、発声音・患部の音・体臭等を診て疾病を鑑別する聞診も含める。望診には顔面気色診・舌診・眼診・爪甲診・聞診・皮膚診・毛髪診等がある。

①顔面気色診－気色は、主に順逆を中心に診る。
②舌診－舌診については、『針灸舌診アトラス』(緑書房刊)藤本蓮風共著を参照のこと。
③眼診－眼戦・充血・血虚・黄疸・怒張で、神の有無あるいは虚実を鑑別する。
④爪甲診－爪甲の膏沢から、気血とりわけ血の状態を診る。
⑤皮膚診－体毛や皮膚の色を診て、経絡や穴の異常を診る。
⑥毛髪診－毛髪は精血の状態を反映し、色・艶を診る。

ｂの切診は体表観察の中心となる診察法で、東洋医学は、これを基盤として発達した医学である。切診とは手をかざす(衛気診)から始まり、手掌を体表に馴染むように密着して、術者が患者と気を通わせて行う診察法で、以下のように分けられる。

⑦背候診－背部の兪穴を触診して詳しく診る。この場合、背部の望診【視背】も行う。当然関係兪穴の観察によって、**臓腑を中心に**そのバランスを診る事ができる。
⑧腹診－背候診同様、**臓腑を中心に**しながら、**身体の上下、左右の気の偏在**をよく診る事ができる。腹部の緊張を邪とする(夢分流腹診)。
⑨原穴診－原穴は、十二経脈に三焦の元気が注がれる所で、**臓腑・経絡・経筋**等の変調が把握できる。
⑩井穴診－井穴は表裏の経脈をつなぐ「絡穴」としての意味を重視し、経絡の異常や急性疾患、あるいはかなりの久病(慢性病)の治療診断点として診る事ができる。
⑪脈診－脈診については、『胃の気の脈診』拙著を参照のこと。
⑫尺膚診－手先から肘までを切経し、経脈の流注上の異常(発汗・熱感・冷感・緊張・弛緩・硬結・膨隆・陥凹・変形・圧痛・膏沢・色・アザ等)を観察しながら、最終的には空間的気の偏在を判断する。
⑬衛気診－体表上に手掌をかざして生体の気(衛気)に触れ虚実・寒熱(※術者が感じるあるいは患者が感じる冷感・熱感であり、八綱の寒熱ではない)を診る診察法。

第2章 望診総論

Ⅰ. 望診の意義

望診にはいわゆる観望という意味があり、遠い所、広い所をじっと見る事をいう。昔は地図を描くときに、高い山に登って俯瞰図《ふかんず》(鳥瞰図)を作っていった。俯瞰は高い所から広く土地を見渡す事である。これは「視」ではない。明らかに「望《のぞむ》」である。視診は客観的にものが鏡に映るように、ただ見るという事である。

望診の望は、観望の望と同じであるから、一つには、まず太極をつかまえるという意味があり、視診のような客観性よりも、むしろ主観的に何かを見ようとする目的意識性が働く。

「望」という字は、踵《かかと》を立てて遠くを望むという意味がある。そこには非常に力《ちから》があり、目的意識がある。一言でいって、望診は目的意識性があり、視診はただ単に客観的に見るというところが大きな違いである。

1.『霊枢』五色

“其間欲方大. 去之十歩. 皆見干外. 如是者壽. 必中百歳.”

(其の間、方大にして、これを去ること十歩にして、皆外に見《あらわ》れんと欲す。是くの如き者は寿、必ず百歳に中《あ》たる。)

『霊枢』五色

「患者から十歩程離れて、目や鼻、法令、口等が、薄暗い所、あるいは真っ暗な所ですっきり、はっきり見え、何か感じられたら、百歳を越えるほど生きられる」と言っている。

患者を近くで見るよりも遠く離れて、玄関に入って来たとき、どんな顔つきで入ってくるか、そして患者が問診室でどんな話し方をするか、遠く離れてじっと見る。その患者の神気が全部溢れている。

だから昔の医者達は往診で呼ばれたとき、まず患者の寝ている部屋に入ってすぐ患者を見るなと言う。襖《ふすま》を開けて、患者さんと離れた所で患者を見よと言っている。助かる患者は必ず大きく見える。毎日往診していて、急に今日は患者が小さく見えたというときは危ない。

つまり望診で最初に重要な事は、患者の神を掴む事である。診察の際、患者と最初に接触したとき、一瞬にして患者の気色・形・態から、患者の「神」を掴むためには直観が必要となる。

2．意義

望診の意義は術者側の視覚で、患者の顔・舌・爪・眼・分泌物・排泄物等を観察する事によって異常を察知し、内臓の病変を判断する事である。

また望診は、全身・各部(局所)の体表を観察する事であるが、特に**神・色・形・態**の観察、即ち**望神・望色・望形・望態**を行い、病の診断をする。

望診の基本は、神色形態の順序で行う。

a．望神：神を診る、神を望するのである。
b．望色：色を望する。色と気色がある。
c．望形：形は固定した形のものをいう。
d．望態：態は動態の事であり、動く形を動態、態という。

北辰会の望診には、顔面気色診・舌診・眼診・爪甲診・背部・腹部・四肢の望診等がある(舌診は重要な望診の一つであるが、これについては『針灸舌診アトラス』を参照のこと)。

3．望神

a．望神＝直観

望神は、「形なき形」を鋭敏なる直観で診るもので、生命の総体を丸ごと感知する望診中、最も重要な診断である。

望診の基本である神色形態の最初に神を置いているという事は、極めて直観性を意識しているからである。

この直観も、大別すると以下の二つがあると考えられる。

1）『弁釈鍼道秘訣集』(緑書房刊)のなかに述べられているように、英語でインチューション(Intuition＝直観、直観的洞察)、あるいは本来的自我、本来の生命の輝きのなかに出てくるところの人間の観念や、思考を除いたなかで出てくるところの一つ一つの響き、こういったものを直観とする。
2）過去にいろいろ経験したところの知識、ちょうど糸巻に糸を巻くように集積された経験、そのなかで勘というものが出てくる。そういう勘のなかから直観的にものをつかまえる事ができる。

著者の使う直観には、以上のように二つあるという事を、まず意識しておいてもらいたい。

本来的自我による直観と経験知識を重ねて出てくるところの直観、例えば胃の気の脈を診て、枯脈において、「この枯脈は古いな。この枯脈は少し弦急がかかって硬いから、少し硬めで急性である」等、長い臨床経験によりわかってくる。こういう事が後者の糸巻の経験での直観なのである。

前者はそれとは別に、患者さんを診て「今日は何か顔色が悪いな、何かあったな」と感じる、瞬間に意識しないうちに、即座に何かを感じる、これが一つの直観である。

このような二通りのなかで、実は神を診ている。

b．頓悟と漸悟

仏教では、直観を頓悟《とんご》と漸悟《ぜんご》という。

1）頓悟：本来的自我、人間の観念、思考を除いたなかで出てくる直観で、一瞬にしてわかる、言下《げんか》に悟る事である。

2）漸悟：過去に経験した知識が集積されたなかから生ずる勘、徐々にわかっていく直観の事である。漸悟は体験・経験・思索等を超えて、徐々についてくる直観である。

このように、一つのものがわかる認識のなかには、一瞬にしてわかる頓悟と徐々にわかっていく漸悟がある。**上記の二つの直観によって神が把握されるであろう。**

c．著者の臨床経験

著者が26歳の頃の症例であるが、独身の姉妹が二人で仲良く暮らしていて、姉妹の姉のほうが心臓病と腎臓病と高血圧で寝ていた。あるとき心臓発作を起こしたので往診して、家に入るないなやツカツカとすぐ患者に近づいて診たわけである。今から思うとそれは間違いで、遠くから診なければいけなかったのである。そのとき、妹が「先生、大変です。今日は姉が急に小さく見えます」とおかしな事を言う……。しかし、そこに早く気づくべきだったのである。

医者が見なくても、常に見ている家族や、必死に看病している人には、それが見えてくるわけである。妹は本来的自我によって嫌な直観がしたのである。こういう直観力も大切にしなければいけない。我々はそれに聞く耳を持たなければならない。

脈を診ると脈はしどろもどろに打っていた。「しんどい、しんどい」と言うので、まあ内関穴くらいに打ってみようかと、鍼を近づけた途端、バーッと意識を失い、脈が全く消えてしまった。これは恐ろしい経験だった。

結局、一緒について救急車で病院に行き、何とか意識が戻ったのであるが、著者が帰ってから2時間後に亡くなったのである。

結局、この場合、“必ず遠くから診る”という原則を忘れたわけである。それからもう一つ大切なのは、患者の家族が意外と真理を知っている場合がある。

患者本人に聞くよりも家族に聞く、特にその患者と深くかかわり、心をいつもその患者においている人、この場合、いわば姉妹で暮らしていて一対一であるから、患者を思わないわけがない。その妹の意見を尊重しなければいけなかったのだ。

望診の重要な事は、医者が診る事はもちろんであるが、患者を非常に愛して見ている人は、医者以上に本質を見ている、神を見ているという事である。

このように、本来的自我に基づく直観は非常に優れており、生命の主人公である神を把握するのは極めて大事である。

d．中医学の望神

中医学では、眼が輝き、生命自体が生き生きとし、言動が明瞭、精神状態が安定している場合を得神(栄)という。

眼に力(正気)がなく、暗く反応が鈍く、精神状態が不安定な場合を失神(枯)といい、慢性病を患っている場合に多くみらる。

衰弱していた者が急に元気に活発になる様(一種の陽脱現象)を仮神という。

e．張景岳の『景岳全書』傳忠録　神気存亡論

張景岳の『景岳全書』傳忠録　神気存亡論の前半の部分を訳しながら、神というもの、神を得るとはどういう事なのか、神を失うとはどういう事なのかを解説していく。

“經曰．得神者昌．失神者亡．善乎神之為義．此死生之本．不可不察也．
以脉言之．則脉貴有神．脈法曰．脉中有力．即為有神．夫有力者．非強健之謂．謂中和之力也．大抵有力中不失和緩．柔軟中不失有力．此方是脉中之神．若其不及．即微弱脱絶之無力也．若其大過．即弦強真藏之有力也．二者均屬無神。皆危兆也．
以形證言之．則目光精彩．言語清亮．神思不亂．肌肉不削．氣息如常．大小便不脱．
若此者．雖其脉有可疑．尚無足慮．以其形之神在也．
若目暗睛迷．形羸色敗．喘急異常．泄瀉不止．或通身大肉已脱．或兩手尋衣摸牀．或無邪而言語失倫．或無病而虚空見鬼．或病脹滿而補瀉皆不可施．或病寒熱而温涼皆不可用．或忽然暴病．即沉迷煩躁．昏不知人．或一時卒倒．即眼閉口開．手撒遺尿．若此者．雖其脉無凶候．必死無疑．以其形之神去也．”
（経に曰く、神を得る者は昌《さか》え、神を失う者は亡ぶ。神の義を為すに善し、此れ死生の本、察せざるべからずなり。[1]
脉を以て之を言わば、則ち脉に神有るを貴ぶ。脉法に曰く：脉中に有力なれば、即ち有神と為す。夫れ有力なる者は、強健の謂に非ず、中和の力を謂うなり。大抵有力中に和緩を失せず、柔軟中に有力を失わざるものは、此れまさに脉中の神なるべし。若し其の不及なれば、即ち微弱にして脱絶の無力なり。若し其の大過なれば、即ち弦強にして真藏の有力なり。二者は均しく神無きに属する。皆危兆なり。[2]
形証を以て之を言わば、則ち目光精彩にして、言語清亮、神思乱れず、肌肉不削、気息常の如し、大小便脱せず。[3]
若し此の者は、其の脉に可疑あると雖も、尚慮するに足る無し、以て其の形の神在るなり。[4]
若し目暗睛迷、形羸して色敗れ、喘急異常、泄瀉止まず、或いは通身大肉已に脱し、或いは両手で衣を尋ねて摸牀す、或いは邪無くして言語失倫、或いは無病にして虚空に鬼を見る、或いは病脹満して補瀉皆施すべからず、或いは寒熱病みて温涼皆用いるべからず、或いは忽然として暴病、即ち沉迷煩躁し、昏じて人を知らず、或いは一時卒倒し即ち眼閉し口開す、手撒遺尿、若し此の者、その脉に凶候無しと雖も、必死疑い無し、以て其の形の神去るなり。[5]）

『景岳全書』傳忠録　神気存亡論
景岳全書巻之二入集　傳忠録中　神気存亡論十二

1）「経に曰く、神を得る者は昌え、神を失う者は亡ぶ。神の義を為すに善し、此れ死生の本、察せざるべからずなり。」

［解説］

神のあるものは生命が盛んであるし、逆に神を全く失ってしまったら生命がなくなってしまう。神について理解する事は死生の根本を知る事になり、神というものは非常に大切なもので、これについてよく理解しなければならないうえ、その診察できる能力がなければならないと言っている。

2）「脉を以て之を言わば、則ち脉に神有るを貴ぶ。脉法に曰く、脉中に有力なれば、即ち有神と為す。夫れ有力なる者は、強健の謂に非ず、中和の力を謂うなり。大抵有力中に和緩を失せず、柔軟中に有力を失わざるものは、此れまさに脉中の神なるべし。若し其の不及なれば、即ち微弱にして脱絶の無力なり。若し其の大過なれば、即ち弦強にして真藏の有力なり。二者は均しく神無きに属する。皆危兆なり。」

［解説］

脈においても神があるという事は非常に大切であると言っている。

「脉法に曰く」はどの脈法を取っているのかわからないが、脈に力があるものは、神があるとしている。しかし脈に力があるという事は、単に力があるという事ではない。まさに胃の気の脈診の事を言っているわけで、力があるという事は、決してギスギスした硬い脈（弦急脈）ではなく、「中和の力を謂うなり」、つまり、そこに力があって緩やかでゆったりした感じのものであるという。大抵は力があって和緩を失わず、またゆったりとしたなかにも力を失わない、これは正しく脈中に神があるという事なのである。

有力のなかにも和緩を失わず、柔らかいなかにも力がある。これは正しく“弱以滑”（弱以て滑）の事を言っているわけである。これが脈の神である。

その場合でも不及のものと大過のもの、虚と実の二つがあると言っている。不及のもの、つまり、虚で胃の気のないものは、微弱にして全く無力である。また実のものは、結局和緩がないという事である。硬くて力があるように見えるけれども、そこに緩やかな脈、即ち和緩の脈がないという事で、真臓脈である。

この二つは、実にしても虚にしても神がないという事である。

3）「形証を以て之を言わば、則ち①目光精彩にして、②言語清亮、③神思乱れず、④肌肉不削、⑤気息常の如し、⑥大小便脱せず」

［解説］

形証のなかの神を述べている。これは肝硬変・胃がんの末期で、間もなく危ないという状態、あるいは卒中風で倒れたときの状態等で、神がどうなっていくかという問題が展開されていると思われる。

①「目光精彩」は、目がいつでも輝かしく、目に力があって、力強く生き生きしている事である。目を通じて心神を診ているのである。

②「言語清亮」は、喋りの反応がどうかという事も、髄海あるいは神主の働きを喋りに

よって察知しているのである。

③「神思不亂」は、物事を考え、即座に判断できる。

④「肌肉不削」は、胃の気との関係で神を診ている。

⑤「気息如常」、急性あるいは慢性に病が重くなるときは、気息すなわち呼吸に異常が起こってくる。少し動いても息ができなくなる、じっとしていても息がしにくくなる、これは気虚がひどい事を示している。宗気との関係で神を診ている。

⑥「大小便不脱」は、腎の働きのなかに神を診ている。腎は封臓の本で、正気を収めるけれども、あらゆる体に必要なものを収める、ものを引き締めて正気を漏れないようにする。よって異常に発汗が起こる・異常に大小便が出る・異常に下血が起こるという事は、腎がそれに関係している。

4)「若し此の者は、其の脉に可疑あると雖も、尚慮するに足る無し、以て其の形の神在るなり。」

[解説]

「目光精彩」、「言語清亮」、「神思不乱」、「肌肉不削」、「気息如常」、「大小便不脱」。

これらが確認できれば、脈診が少しおかしくても「神がある」から心配ないと述べている。

5)「若し①目暗睛迷、②形羸して色敗れ、③喘急異常、④泄瀉止まず、⑤或いは通身大肉已に脱し、或いは両手で衣を尋ねて摸牀す、⑥或いは邪無くして言語失倫、⑦或いは無病にして虚空に鬼を見る、⑧或いは病脹満して補瀉皆施すべからず、⑨或いは寒熱病みて温涼皆用いるべからず、⑩或いは忽然として暴病即ち沉迷煩躁し、昏じて人を知らず、或いは一時卒倒し即ち眼閉し口開す、⑪手撒遺尿、⑫若し此の者、その脉に凶候無しと雖も、必死疑い無し、以て其の形の神去るなり。」

[解説]

これらは、先程の反対を言っている。

①「目暗睛迷」：目がボーッとしてすっきりしない、どこを見ているのか虚ろな状態。「目光精彩」の反対である。著者も何人か経験があり、亡くなる前に妙に涙で潤った光は駄目で、亡くなる兆候である。腐った鯖の目のようである。

②「形羸色敗」：即ち肉体が痩せて、肌色にも生気がない。慢性消耗性疾患において、痩せるか痩せないか、毎日体重測定をする意味はこの事である。肌肉が痩せるか痩せないかは神気にかかわるという事である。

③「喘急異常」：呼吸が乱れて呼吸困難を起こしている。神が一時的に衰えるときは、呼吸困難、呼吸が急に荒くなったり、しんどくなったりするのは、一気に神が衰えていく姿である。

④「泄瀉不止」：大小便脱せずであったものが、今度は下痢が止まらなくなった。慢性雑病で一気に悪化する場合、下痢が止まるか止まらないか、それに手足が温もるか温もらないかという事が非常に重要な意味をもつ。泄瀉が止まず、手足の冷えが手首、足

首、肘関節、膝関節とどんどん冷え上がっていくものは駄目である。こういうものが助かるとするならば、まず下痢を止めて陽気を満たす。その場合冷えが徐々に下に下がってくるものは予後はまだよいが、冷えが去らないものは駄目である。この二点でほとんどわかる。これは重要なポイントである。『傷寒論』の少陰病・厥陰病でも述べられている。

⑤「或通身大肉已脱．或両手尋衣摸牀」：全身急にサッと痩せた、あるいは両手でわけのわからないものをまさぐろうとする。これは亡くなる直前の状態である。著者も何人も経験したが、チェーンストークス呼吸をして、この状態になってくると、ほとんど駄目である。

⑥「或無邪而言語失倫」：亡くなる前の人は神がおかしくなるので、わけのわからない変な事を言う。重症疾患において、いつもははっきり言えていることが、もたもたとしか言えなくなってくるのは、神が眩んできているのである。

⑦「或無病而虚空見鬼」：病気ではなさそうなのに変なものが見えだしたと言う。

⑧「或病脹満而補瀉皆不可施」：脹満とは腹が膨れてくる病気で、補瀉が施せない状態である。つまり補っても駄目だし瀉法をやっても駄目だという場合は、もう助からないという。これは神がないという事である。北辰会でいえば夢分流における“火曳の鍼”をしたり、あるいは臍に鍼をかざしてみたりする段階のものである。治療によるアプローチで神がどうなっていくか、察知するのである。

⑨「或病寒熱而温涼皆不可用」：体が冷えていると思って熱薬を与えても、全然反応しない。また熱病があるので、体を冷やそうとして清熱瀉下をしても、全然反応しない。つまり治療して反応しない事をいう。これもやはり神がないといっている。“清盛の医者は裸で脈を取り”という川柳がある。平清盛は世のなかでいろいろ悪業非道な事をしたといわれており、源氏によって滅ぼされていくが、彼が死んでいくときには高い熱病にかかっていたといわれている。それを揶揄して歌ったが、熱病がキツすぎて医者でも熱すぎて、裸で脈を取ったという事である。こういった場合、清熱薬、あるいは攻下の薬を使っても熱が取れない、反応を起こさない、これは逆証である。正しく神がないという事である。

⑩「或忽然暴病．即沉迷煩躁．昏不知人．或一時卒倒．即眼閉口開」：ここは急性病について述べている。「忽然として暴病」なので、急性に倒れてわけのわからないようになってバタバタする、暴れる、そして目を閉じて口を開く事である。

⑪「手撒遺尿」：手を握っているのは実タイプだからまだいいが、これはダランと手を広げて小便を漏らす。

⑫「若此者．雖其脉無凶候．必死無疑．以其形之神去也．」：これも逆であり、脈に異常がないから大丈夫だと言いきれないといっている。こうなると、脈と証が一致しないと駄目であるし、一致しない場合には「証を取って脈を捨てる」「脈を取って証を捨てる」、このような自在な考えができなければいけない。「信じて信じない」「取って取らない」「つながってつながらない」。臨床とはこういう自在性をもっていなければならない。景岳は臨床とはどうあるべきかを教えているわけである。誤解してはならないのは、脈

診を捨ててよいという意味ではない。脈診は大切だが、脈診だけにとらわれると間違った判断をするという事である。総合的かつ多面的に判断し、場合によっては脈を捨てて証に従うという判断は、臨床家にとって大切な事である。脈に異常がなくても必ず死亡する、それはその肉体から神が去ってしまったからだといっている。一般的にいうと証のほうがわかりやすいので、この景岳の神気存亡論では証を中心に述べているが、これは心得事である。一般的に診て、このような状態になったら危ないという事を知っていれば、非常に判断しやすい。そして、その上に体表観察を重ねていけばもっとはっきり出てくるわけである。

４．望色

ａ．色と気色

望色は、色と気色の二つを含んでいる。

1）「色」は、光線を照射して色覚として捉える明らかに光が当たってわかる「色」である。

2）「気色」は、人の体表に現れる色なき色の事である。色なき色とは、光を照射してはっきりと現れる色ではなく、むしろ対象とするところにあまり光を当てずに、やや暗闇で観察し得る「色」である。五臓の精気が顔面の色沢に反映する。

また望色と五臓六腑は密接な関係をもち、特に五臓を中心に診るため五色といい、病人の色・脈・尺膚は、病と一定の相応関係にある。その根拠は『霊枢』邪気蔵府病形にある。

また色を診る場合に、青・赤・黄色と分ける事も大切であるが、それよりもその色のなかに本当に神気があるかどうかを診る事が大切である。

“黄帝問於岐伯曰．余聞之．見其色．知其病．命曰明．按其脉．知其病．命曰神．問其病、知其處、命曰工．余願聞見而知之．按而得之．問而極之．爲之奈何．岐伯答曰．夫色脉與尺之相應也．如桴鼓影響之相應也．不得相失也．此亦本末根葉之出候也．故根死則葉枯矣．色脉形肉不得相失也．故知一則爲工．知二則爲神．知三則神且明矣．”

（黄帝、岐伯に問うて曰く、余これを聞く、其の色を見、其の病を知るは、命《な》づけて明と曰う。其の脉を按じ、其の病を知るは、命づけて神と曰う。其の病を問い、其の処を知るは、命づけて工と曰うと。余願わくは見てこれを知り、按じてこれを得、問いてこれを極むるを聞かん。これを爲すこといかん。岐伯答えて曰く、夫れ色脉と尺の相応ずるや、桴鼓《ふこ》影響の相応ずるが如きなり。相失するを得ざるなり。此れ亦た本末根葉の候を出すなり。故に根死せば則ち葉枯る。色脉形肉は相失するを得ざるなり。故に一を知るは則ち工と為し、二を知るは則ち神と為し、三を知るは則ち神且つ明なり。）

『霊枢』邪気蔵府病形

b．全体と部分

望色は、主に顔面部に用いられ、全体の顔色（望色）と顔の部分の望色の二通りの診方がある。

また望色には五色の診方があり、それぞれの診断意義を認識しなければ正しい所見にはならない。

c．全体としての望色 ①

『素問』五蔵生成論に、五臓の気が正常に現れる色を善色、病の異常（死病）を表す色を悪色といい、五色の善色と悪色を示している（**表2-1**）。

表2-1

善色	五色	悪色
鶏の鶏冠（とさか）のような赤	赤	悪血のような赤（黒みを帯びた赤）
カワセミの羽のような青	青	畳の表面のような青
カニの甲羅の裏側のような黄	黄	タチバナの実のような黄
豚肓（豚の脂）のような白	白	白骨のような白
カラスの羽のような黒	黒	煤（すす）のような黒

“五藏之氣．故色見青如草茲者死．黄如枳實者死．黒如炱者死．赤如衃血者死．白如枯骨者死．此五色之見死也．青如翠羽者生．赤如雞冠者生．黄如蟹腹者生．白如豕膏者生．黒如烏羽者生．此五色之見生也．”

（五藏の気、故《そ》れ色見《あら》わるるに、青きこと草茲《そうし》の如き者は死す。黄なること枳実の如き者は死す。黒きこと炱の如き者は死す。赤きこと衃血《けつ》の如き者は死す。白きこと枯骨の如き者は死す。此の五色見わるるは死するなり。青きこと翠羽《すいう》の如き者は生く。赤きこと鶏冠の如き者は生く。黄なること蟹腹の如き者は生く。白きこと豕膏《しこう》の如き者は生く。黒きこと烏《う》羽の如き者は生く。此の五色見わるるは生くるなり。）

『素問』五蔵生成

d．全体としての望色 ②

『霊枢』五色（49）を根拠に現代中医学の各種弁証の所見として五色を判断する。

1）青色：寒邪による気滞血瘀、寒滞肝脈、瘀血、肝気。

2）赤色：熱証（実熱）、全体的に顔に赤みがあるのは、熱である。

3）黄色：脾虚湿盛（湿痰＋虚）。

4）白色：気血不足（虚）寒証（ピンクから白に移行）、血虚から血色がなくなり脱血となる。

①朽ち果てた骨のように艶のない白色を呈していれば、病気は重いとされている。

5）黒色：腎陽虚（温煦作用低下と水調節失調）、胃の気の存亡、陰寒内盛（瘀血＋寒＋腎虚）。

①臨床上では、黒色より茶色でみえ、この場合黒の類と考える。そのなかは必ずすすけているはずである。きれいな茶色というものはない。必ずすすけているから、それは黒である。特にその場合は熱をもったものだと考える。慢性的に熱をもった場合、赤くなるよりも、茶色

で黒くなる。焦げたような色になる。物を火で焼くと黒くなる。そういう意味で、それは熱の極みなのである。

②『類経』では、「水色は黒にして、陰邪の色、面に見る。故に漆の如し」とあって、腎の色は黒であるという。腎陰虚は水が衰えるために黒くなるのであり、ちょうど樹木が枯れるとき、黒くなったり、葉っぱが緑から茶色に枯れたりするのは陰液が不足するために起こる現象である。人間でも年を取ってくると陰液が不足するため、熱で焼けて黒くなるのである。

③腎陰虚による顔面の黒ずみは、「面如漆柴」といわれるが、水が衰えるために樹木が枯れる様子を想像してもらうとわかりやすい。腎陽虚の場合は、逆に顔面が白っぽくなるが、これは水が溢れるために起こる現象である。

④顔黒は腎の弱りといわれる。しかし腎だけではない。臓腑経絡学からいうと、足陽明病症経脉是動病に「顔黒」、足少陰病症経脉是動病に「面如漆柴」(煤けて黒いという意味)、足少陽病症経脉是動病に「甚則面微有塵」(垢がついたように黒いという意味)、足厥陰病症経脉是動病に「甚則……面塵」とあり、故に、顔が黒くなる病症には、足陽明・足少陰・足少陽・足厥陰の四経がある。

⑤顔色が黒くなるのにはいろいろな理由がある。病が悪化すると、急激に顔色が黒くなる。

⑥腰のあたりが黒く焼けたようになるのはかなりひどい腎虚とみてよい。若い男性に多くみられるのも特徴である。

“雷公曰．官五色奈何．黄帝曰．青黒爲痛．黄赤爲熱．白爲寒．是謂五官．”
(雷公曰く、五色を官《つかさど》るはいかん。黄帝曰く、青黒は痛みと為す、黄赤は熱と為す、白は寒と為す、是れ五官と謂う。)

『霊枢』五色

e．部分としての望色 ①

五官(目は肝、舌は心、口唇は脾、鼻は肺、耳は腎)で、五色と合わせて観察する。

この五官は、臨床上あわない場合が多い。

例えば、目は肝であるが、五輪学説のように細かい臓腑配当もある。また目のまわりは、脾の病であり、目の下に黒くクマができるのは、脾胃の弱りと考えられる。腫れ気味になるのは、水邪によるものである。口の周囲が黄色、あるいは赤から紫に移行すれば、脾の関係と考えられる。脾としては額に多く汗をかく人は、多くは脾胃にかかわる。耳の色が赤黒であれば、腎陰虚型を示す。

f．部分としての望色 ②

『霊枢』五色に“其色部乘襲者．雖病甚．不死矣．”(其の色部に乗襲[※1]する者は、病甚だしと雖も、死せず)とあり、五色に対して一般的な五行論の運用を行い、例えば、脾の領域の部分が青く(肝木)現れるのは良くない、肝の領域に白(肺金)が現れるのは良くないというように、五行の相生相剋関係を運用する。

北辰会で相生相剋の運用は機械的に用いない。古典に学ぶべき点と、学んではならない点がある。それを判断するのは、あくまで臨床である。

古典が貴いのは、そういう事を越えて素晴らしい事をいっているからである。一から十まで「『素問』だから正しい」というのはとんでもない事である。

臨床という真実によって、古典を試す。その臨床によって真実を求めた古典が間違いなかったから、やはり古典は正しいのである。それ故古典は素晴らしいのである。あくまで自分の臨床によって古典を検証するのである。その立場で古典をみないと間違うことになる。

臨床でみる著者の考えは、青は良くない、白も良くない、更に白よりは青はいけない、青よりも黒はいけない。そして艶のないものがいけない。以上のような理論である。

どの部分に現れても、それはいえる事である。この理論は臨床から出てきたものである。よって脾の部分に青が出ないから大丈夫だというのは、おかしい。この部分が妙に赤くなって脾胃に熱がこもったものに悪いものがある。また、腎の部分にそれを剋する黄色が現れたらいけないというのは間違い。腎の部分は白く抜けるのが一番悪い。そして黒く抜けるものはもう一つ悪い、だからこの五行の考え方にとらわれると間違ってしまう。古典は臨床に照らしあわせて、正しく読まなければならない。

よって、機械的な運用は避けるべきである。臨床に沿っての臨機応変な対応が必要となる。

※1「乗襲」:『類経』注に、“無克賊之見者”(克賊の見なき者)とある。

g. 気色概論

北辰会では、気色を重視する。気色という言葉は、汪広庵著『望診遵経』に記載されている。

“大凡望診. 先分部位. 後観氣色. 欲識五色之精微. 当知十法之綱領. 十法者. 浮沉清濁微甚散摶沢夭是也.
色沢顕露于皮膚的叫浮. 隠約蔵于皮膚之内的叫沈. 浮表示病在表. 在腑. 沈表示病在裏在臓。初浮後沈的. 病由表入裏. 初沈後浮的. 病自裏出表. 浮沈可分表裏.
清是色沢清晰. 濁是色沢暗濁. 色清病在陽. 色濁病在陰. 従清而濁. 病由陽入陰. 従濁而清. 病由陰転陽. 清濁可分陰陽.
微是色沢浅淡. 甚是色沢深濃. 微表示正氣虚. 甚表示邪氣実. 自微而甚. 則先虚後実. 由甚而微. 則先実而後虚. 微甚可分虚実.
散是散開. 疏離. 摶是積聚. 壅滞. 色散多為新病. 軽痛. 或病将解. 色摶多為久病. 重病. 先摶後散的. 是病好転. 先散後摶的病転重. 散摶可分新病久病.
沢是氣色滋潤. 夭是氣色枯槁. 色沢主生. 色夭主死色微夭転沢. 精神復盛. 病有生機. 従沢転夭為血氣益衰. 病趨危重. 沢夭可分成敗.
蓋十法者. 辨其色之氣也. 五色者. 辨其氣之色也. 氣者色之變. 色者氣之常. 氣因色而其理始明. 色因氣而其義乃著…”

『望診遵経』相気十法提綱

（現代語訳）

望診を行う場合、臓腑配当のそれぞれの部分に分けて後、気色を診る。そして、五色の色沢を識別していくのが基本となる。これらを知りたければ、望色十法、浮、沈、清、濁、微、甚、散、摶（聚）、沢、夭《よう》を知らなければならない。

色沢が皮膚の間に浮かび出ているものを浮と呼び、皮膚の内に潜んでいるものを沈と呼ぶ。浮は、病が表にあり腑にある。沈は、病が裏にあり臓にある。初め浮で後に沈のものは、病が表から裏に入ったものである。初め沈で後に浮のものは、病が裏から表に出たものである。浮沈により表裏を分ける事ができる（浮沈）。

清は色沢が清明であり、濁は色沢が暗濁である。色が清ならば病は陽にあり、色が濁ならば病は陰にある。清から濁に変わるのは、病が陽から陰に入ったのであり、濁から清に変わるものは、病が陰から陽に転じたものである。清濁は陰陽に分けられる（清濁）。

微とは色沢が浅く、淡い。甚とは色沢が深く濃い。微は正気の虚を現し、甚は邪気の実を現す。微より甚になるものは、先に虚で後に実になったものであり、甚より微になったものは、先に実で後に虚になったものである。微甚により虚実を分ける事ができる（微甚）。

散は散らばる事、摶は集まる事。色が散るのは多くは新病であり、軽病であり、あるいは病がまさに治ろうとするものである。色摶は多くは久病であり重病である。先に摶で後に散のものは、病が好転しており、先に散で後に摶のものは、病が重篤に転じたものである。散摶により病の新久を分かつ事ができる（散摶）。

沢は気色が潤沢であり、夭は気色が枯乾である。色沢は生を主り、色夭は死を主る。色が夭より沢に転じると、精神は盛んになり、病は回復に向かう。沢より夭に転ずると、血気はますます衰え、病は危篤に向かっていく。沢夭により病の吉凶を判断できる（沢夭）。

以上、十法は気色の変化を弁ずる事により、病の表裏、陰陽、虚実、新久、成敗を診る事ができる。この十法に五色を組み合わせると、例えば赤色は熱を表し、赤が微ならば虚熱であり、赤が甚ならば実熱を表す。微赤で浮ならば、虚熱が表にあり、微赤で沈ならば虚熱が裏にあると考えられる。

h．藤本蓮風の気色

『素問』脈要精微論に“夫精明五色者．氣之華也．”（夫れ精明五色は氣の華なり。）とあり、眼神、つまりまなこにおける精気と顔面に現れる気色は人の生き生きとした生命そのものを発現する。

また『霊枢』五色に、“審察澤夭．謂之良工．”（審《つまび》らかに沢夭を察す、之を良工と謂う。）とあり、沢夭とは一言でいえば気色が潤沢であり、膏《あぶら》の艶があるかないかという事で、それがよくわかるのは“良工（良い医者）”であり、膏の艶を重視している。

このように著者は、肌の肌目・腠理・艶・浮沈・五色を診る事で、気色を診ている。そして気色の流れと広がりを診る。

この気色は、顔面部を診る場合を顔面気色診といい、また穴の望診も気色を中心に診る。詳しくは次項「顔面気色診概論」で述べる。

5．望形

望形は形として、中肉中背か、痩せているか肥っているか。また、背が低いか高いか等の体型を診る。

先天的な問題には身長があり、後天的な問題として、肌肉の状態がある。肌肉の状態は、軟らかいか硬いかは、食べ物の問題が反映してくる。

『霊枢』五色の“能別左右．是謂大道．男女異位．故曰陰陽．”（能く左右を別つ、是れを大道と謂う、男女は位を異にす、故に陰陽と曰う。）の“男女は位を異にす”について、男女は陰陽だから、女は男と出方が反対になるという論があるが、これは古くから問題がある。

左右の問題に関していえば、北辰会は気の偏在を用い、顔面においても左右の偏在が現れてくる。顔面部の上焦部で左右のバランスを診るのは、眉の付け根である。わかりにくい場合は圧痛で触ってみる。ひどく疲れたときには、おそらく左の方に圧痛が偏る人が多い。

そのような左右差を、北辰会は「上下左右前後の法則」に則って、百会穴で判断している。

つまり、眉の付け根の圧痛と同側の百会穴に、圧痛と凹みがある。このように探究してきたのである。

中焦～下焦部における左右差は、迎香穴でわかる。これも左側のほうに独特の響きがある。つまり一般的に左側に偏っている傾向がある。少し位の疲れで右側に偏りが出る人は良くない。

このような左右差が病の歪みを生じ、左右を整える事がいかに重要かがわかる。上における左右、下における左右があり、左右の気の偏在としてよく知っておく必要がある。

更に気色においては、男と女では違った出方があり、膀胱、子宮の部位は、男性には子宮はないため、それに相当する所を診るのである。

よって、“男女は位を異にする”の言葉だけを取って、男と女では位置が異なるから肝と胆の部位が入れ代わるという説もあるが、それは間違いである。

6．望態

望態すなわち動態は、形とともに患部を観察するのに非常に重要な診察である。例えば膝が悪い場合、腫れ方はどうか、変形はあるか、動かしてパキパキ音がするのかしないのか、軋轢音があるのかないのか、それらによって関節の状況がわかる。全体としてはその患者の動き方、特に歩行時の姿勢、それも無意識に動いているものが大切である。

街で患者さんを見かけた場合、相手が気づいていないときは、後ろからずっとその様子を見てみる。気づかれると患者さんは身構えてしまうので、構えないときに観察する。観察の訓練として、電車のなかで人の動きを観察するのもよい。しかしジロジロ見過ぎて迷惑をかけないよう上手に研究してください。

観相の大家といわれた水野南北は客の垢擦りをする三助をやったり、散髪屋をやったり、いろいろな職業に携わり研修を重ねた。

そして最後には遺体を見るために葬式屋をやり火葬場に行って、死んだ身体から生きていたときはどのような人生を歩んだのかという事を研究して、独自の観相学を編み出したわけである。これも望診術の一つの展開である。医学ではなくても、意外と人間を扱っている人は皆知っているから、学んでおく必要がある。

Ⅱ．顔面気色診概論

顔面部の望診の神色形態は、面神・面色・面形・面態という。特に顔面部は、主に気色診を中心に診る。これを「顔面気色診」という。

顔面部分は体の陽経が全部集まってくる特殊な所で、気色が現れやすいと考えられる。

また『望診遵経』に、“望診、先分部位、後観氣色”（望診はまず部位に分け、後に気色を観る）とあるように、最初に部位を明確にする必要がある。

１．『霊枢』五色による顔面の分類

著者は『霊枢』五色の顔面部位を採用している。

“雷公問于黄帝曰．五色獨決于明堂乎．小子未知其所謂也．
黄帝曰．明堂者鼻也．闕者眉間也．庭者顔也．蕃者頬側也．蔽者耳門也．
…雷公曰．五官之辨奈何．黄帝曰．明堂骨高以起．平以直．五藏次于中央．六府挾其兩側．首面上于闕庭．王宮在于下極．
…雷公曰．善乎．願卒聞之．黄帝曰．庭者首面也．闕上者咽喉也．闕中者肺也．下極者心也．直下者肝也．肝左者胆也．下者脾也．方上者胃也．中央者大腸也．挾大腸者腎也．当腎者臍也．面王以上者小腸也．面王以下者膀胱子処也．顴者肩也．顴後者臂也．臂下者手也．目内眥上者膺乳也．挾繩而上者背也．循牙車以下者股也．中央者膝也．膝以下者脛也．當脛以下者足也．巨分者股裏也．巨屈者膝髕也．此五藏六府肢節之部也．各有部分．有部分．用陰和陽．用陽和陰．當明部分．萬擧萬當．”
（雷公、黄帝に問いて曰く、五色独り明堂に決するか。小子未だ其の謂う所を知らざるなり[1)]。黄帝曰く、明堂とは鼻なり。闕とは、眉間なり[2)]。庭とは、顔なり[3)]。蕃とは、頬側なり。蔽とは、耳門なり[4)]。…雷公曰く、五官の辨《わかつ》はいかん。黄帝曰く、明堂の骨高く以て起き、平以て直、五臓は中央に次《じ》し、六腑は其の両側を挟む[5)]。首面は闕庭に上し[6)]。王宮は下極に在り[7)]。…雷公曰く、善いかな。願わくは卒に之を聞かん。黄帝曰く．庭は首面なり、闕上とは咽喉なり[8)]。闕中は肺なり[9)]。下極は心なり[10)]。直下は肝なり[11)]。肝の左は胆なり[12)]。下は脾なり[13)]。方上は胃なり[14)]。中央は大腸なり[15)]。大腸を挟むものは腎なり[16)]。腎に当たるは臍なり[17)]。面王以上は小腸なり[18)]。面王以下は膀胱子処なり[19)]。顴は肩なり[20)]。顴後は臂なり[21)]。臂下は手なり[22)]。目の内眥《し》は膺《よう》乳なり[23)]。縄を挟みて上なる者は背なり[24)]。牙車を循って以て下なる者は股なり、中央は膝なり、膝以下は脛なり、脛に当たる以下は足なり、巨分は股裏なり、巨屈する者は膝髕《ひん》なり[25)]。此れ五臓六腑肢節の部なり、各《おのおの》部分有り、部分有るには陰を用いて陽を和し、陽を用いて陰を和す。当に部分を明らかにすべし、万挙万当なり[26)]。

『霊枢』五色

１）「雷公問于黄帝曰．五色獨決于明堂乎．小子未知其所謂也．」（雷公黄帝に問いて曰く、五色独り明堂に決するか。小子未だ其の謂う所を知らざるなり。）

（現代語訳）
　雷公が黄帝に問うて申しました。「気色の五つの色というのは、明堂においてそれを決定するのでしょうか。私はその意味がわかりません」

2）「黄帝曰．明堂者鼻也．闕者眉間也．」（黄帝曰く、明堂とは鼻なり。闕とは、眉間なり。）
（現代語訳）
　黄帝が答える。「明堂は鼻の事である。そのなかの闕という部分は、眉と眉の間の事である」
［解説］
　闕は非常に重要な場所で、気色を診る場合には、その人の知性・人徳がわかる。穴でいうと印堂である。この場所が非常にすっきりしているかどうかが、非常に重要である。ここが美しい人は、心の純真な人である。この部分におかしなものがあり、変に皺ができるのは良くない。

3）「庭者顏也．」（庭とは、顔なり。）
（現代語訳）
　庭とは天庭、つまり額の事である。

4）「蕃者頬側也．蔽者耳門也．」（蕃とは、頬側なり。蔽とは、耳門なり。）
（現代語訳）
　蕃は顴髎穴の外をいう。蔽は、耳の前・耳門穴・聴宮穴・聴会穴のあたりをいう。

5）「雷公曰．五官之辨奈何．黄帝曰．明堂骨高以起．平以直．五藏次于中央．六府挾其兩側．」（雷公曰く、五官の辨《わかつ》はいかん。黄帝曰く、明堂の骨高く以て起き、平以て直、五臓は中央に次《じ》し、六腑は其の両側を挟む。）
（現代語訳）
　雷公が言う。「五官をどのように分類するか」
　黄帝答える。「鼻というものは、すっきりと通っていなければいけない。鼻が曲がっていたり、鷲鼻であるものは良くない。五臓は鼻の中央に位置し、そして六腑は五臓の両側に出てくる」

6）「首面上于闕庭．」（首面は闕庭に上し。）
（現代語訳）
　首、顔面は闕庭（眉と眉の間）の上に現れる。
［解説］
　印堂の少し上に首とか顔が出てくる。

7）「王宮在于下極．」（王宮は下極に在り。）

（現代語訳）

王宮は、目の目頭と目頭の間である。

［解説］

『類経』注に「下極は両目の間、相家これを山根と謂う。」とあり、いわゆる観相家は、目頭と目頭の間を“山根”という名称を付けている。

8）「雷公曰．善乎．願卒聞之．黄帝曰．庭者首面也．闕上者咽喉也．」（雷公曰く、善いかな。願わくは卒に之を聞かん。黄帝曰く、庭は首面なり、闕上とは咽喉なり。）

（現代語訳）

雷公が言う。「願わくばそれを聞きたい」

黄帝が答える。「庭（額）は顔面と首の部分になり、闕上（印堂の少し上）が咽喉に当たる」

9）「闕中者肺也．」（闕中は肺なり。）

（現代語訳）

闕中（印堂あたり）は、肺を示している。

10）「下極者心也．」（下極は心なり。）

（現代語訳）

下極（両目の間）は心を示す。

［解説］

『類経』注に「下極は両目の中に居り、心の部なり」とあり、心を示している。

瞬間的に心がどうなっているか、生命がどうなっているかを、この部分をよく診て判断する。鼻を中心とした正中線上である五臓がまず中心であり、そのなかでも特にこの下極である心の部分を中心に診ないといけない。

気色のなかで一番の極意はここにある。不眠が続いたり、あるいは異常に緊張して心に熱がこもったりすると、下極の部にニキビ状の赤いものが出てくる事がある。それが出たときは大体治癒しているときなので、その前には下極がほんのり赤くなっている。

11）「直下者肝也．」（直下は肝なり。）

（現代語訳）

下極の下（鼻背：眉頭から鼻先）は肝をしめす。

［解説］

『類経』注「下極の下は鼻柱を為す、相家は之を年寿と言う。肝は心の下に在り。」

心の下の鼻の中央が肝である。

12）「肝左者胆也．」（肝の左は胆なり。）

（現代語訳）

肝の左に胆を示す。

［解説］

『類経』注「胆は肝の短葉に付き、故に肝の左は胆に相応ず。しかれども年寿の左右にあるなり。」

左右の陰陽からいうと、左に付くようになるが、実際は肝の部である。年寿も観相の言葉である。年寿の左右が胆になるのである。年寿とは面白い言葉で、年久しい長生きする、ですから肝の部位が大切なのである。ストレスばかり溜めていると、早死にするという事ではないだろうか。

13）「下者脾也.」（下は脾なり。）

（現代語訳）

肝の下（鼻先：鼻の頭、鼻尖ともいう）は脾を示す。

［解説］

『類経』注「年寿の下は、相家で準頭と謂う、是れ面王を為す、又明堂という。」

酒を飲み過ぎたり、胃腸を荒らしていると、鼻の頭の腠理が開いてきたり、ひどい人はオランダ苺のように赤くなるが、これは脾に熱がこもるからである。

この脾の部分が非常に白く抜けてきたり、場合によっては血の気がないものもあるが、これは非常に危険である。このような人は余程養生しないといけない。

14）「方上者胃也.」（方上は胃なり。）

（現代語訳）

方上（鼻翼）は胃を示す。

［解説］

『類経』注「準頭の両旁を方上と為す、即ち迎香の上、鼻隧是れなり。相家でこれを蘭台廷尉という。」

相家の話をよく出してくるが、水野南北が書いた観相法、中国の観相法を研究しているわけである。その中国の観相法自体が『霊枢』五色からきている。

鼻翼の部分が胃で、その間が脾である。他の部分が比較的平らにきているのに、脾と胃の部分が高くなっている。これからも脾と胃がいかに大切かがわかる。

鼻の形は上からすっきり出てきて、できるだけ細く長くないほうがよい。獅子鼻のようになるが、少しだけ張っているほうがよい。これは鼻翼の張った人と、張っていない人を比較研究してみてもらうとわかるが、脾兪・胃兪の穴の反応が違う。これも注意してみると面白い。

15）「中央者大腸也.」（中央は大腸なり。）

（現代語訳）

中央（鼻翼の胃の外方、顴髎の下）は大腸を示す。

［解説］

『類経』注「中央は面の中央なり、迎香の外を謂うなり、顴骨の下、大腸の応なり。」

16）「挟大腸者腎也.」（大腸を挟むものは腎なり。）

（現代語訳）

顴髎から少し離れて、大腸の外方に腎を示す。

17）「当腎者臍也.」（腎に当たるは臍なり。）

（現代語訳）

腎の少し下の当たりに臍を示す。

［解説］

『類経』注「腎と臍は対す、故に当に腎の下は臍に応ずべし。」

18）「面王以上者小腸也.」（面王以上は小腸なり。）

（現代語訳）

大腸の部位の少し内側に小腸を示す。

［解説］

『類経』注「面王は鼻準なり、小腸は腑を為し、両側を挟むに応ず、故に面王の上、両顴の内、小腸の応なり。」

19）「面王以下者膀胱子処也.」（面王以下は膀胱子処なり。）

（現代語訳）

鼻の下のあたりは膀胱、子宮を示す。

［解説］

鼻の下に当たる部分は、人中である。若い女の子の人中を診ると、この部分が生理期間中は青白くなって、そして毛穴が開いてくる。一部熱証の者は、その部分が赤くなって、ひげ剃りの後のようになっている。それを見れば生理中だという事がすぐにわかる。その場合、小腸兪の中央あたりに圧痛が激しく出てくる。男性は人中の上のほうへ陰茎、その両側が睾丸を現す。よって鼻翼の周囲に生殖関係が出てくると考えられる。

20）「顴者肩也.」（顴は肩なり。）

（現代語訳）

顴髎の周囲は、肩を示す。

21）「顴後者臂也.」（顴後は臂なり。）

（現代語訳）

顴髎から外方は腕を示す。

［解説］

『類経』では顴髎から外方に腕を示しているが、観相学からいうと、頭が額の所にあり、その下に五臓があり、法令の部分が足になる。そうなると上肢は眉の部分に出てくる事になる。手首は眉の外端の下くらいになる。著者はそのように理解しているし、臨床的にもあうように思う。また、どちらがあうか試してみる事も大事である。

22)「臂下者手也.」(臂下は手なり。)

(現代語訳)

腕の下は手を示す。

23)「目内眥上者膺乳也.」(目の内眥《し》は膺《よう》乳なり。)

(現代語訳)

目の内側は胸から乳を示す。

［解説］

睛明穴の外側を膺乳といい、この部分に胸から乳の反応が出てくる。

24)「挟縄而上者背也.」(縄を挟みて上なる者は背なり。)

(現代語訳)

顴髎から少し離れた上の所で、背中を示す。

［解説］

『類経』注「頬の外を縄という。身の後ろを背となす、故に背は挟縄の上に応ずる。」

25)「循牙車以下者股也. 中央者膝也. 膝以下者脛也. 當脛以下者足也. 巨分者股裏也. 巨屈者膝髕《ひん》也.」(牙車を循って以て下なる者は股なり、中央は膝なり、膝以下は脛なり、脛に当たる以下は足なり、巨分は股裏なり、巨屈する者は膝髕なり。)

(現代語訳)

牙車(法令線)の鼻翼の方から、股、膝、脛、足となる。

［解説］

例えば膝の悪くなる人は、膝の部位の気色が本当に変化するか診ておく事も大事である。

26)「此五藏六府肢節之部也. 各有部分. 有部分. 用陰和陽. 用陽和陰. 當明部分. 萬擧萬當.」(此れ五藏六府肢節の部なり、各《おのおの》部分有り。部分有るには陰を用いて陽を和し、陽を用いて陰を和す。当に部分を明らかにすべし、万挙万当なり。)

(現代語訳)

これらは顔面部の五臓六腑の体幹を示す。各部分にはそれぞれ陰陽が配当され、その陰陽の部位に、どのように陰陽が現れるか、そういった事をよく弁別できれば、病気の状態がよくわかるといっている。

2. 臓腑配当と人体相関図

北辰会では、顔面部の臓腑配当は、『霊枢』五色を論拠にし、臨床に用いている。また、顔面気色診の臓腑配当だけでなく、人体の相関図も臨床に応用している。

人体の相関図は、『類経』六巻　脉色類　三十二　色蔵部位脉病易難『霊枢』五色の注釈を踏まえ、著者の臨床に照らしあわせた独自のものとなっている。

前述の原文の解説を踏まえ、『類経』の臓腑配当と人体相関図（**図2-1**）、著者の臓腑配当と人体相関図（**図2-2**）の診察意義を理解してください。

『類経』原文と『類経図翼』にある図（**図2-3**、**4**、**5**）と比較してみてもらうとわかるように、『類経図翼』の図は、張景岳がこの文章を読んで、自分なりにまとめた内容となっている。

最近中国ではこれを応用して、面鍼というものがあり、顔に鍼をするようである。

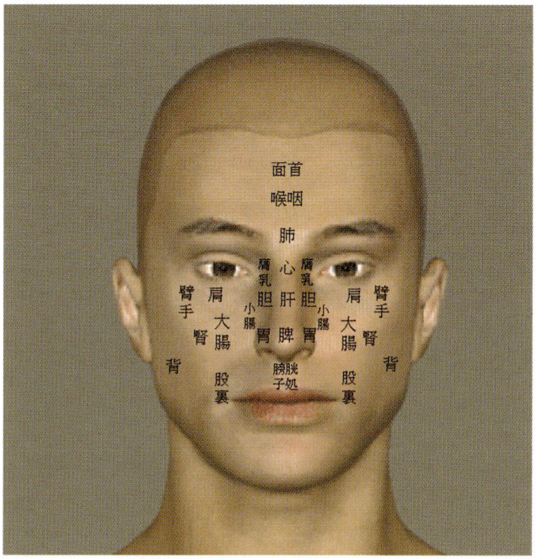

図2-1　『類経』五色の臓腑配当図

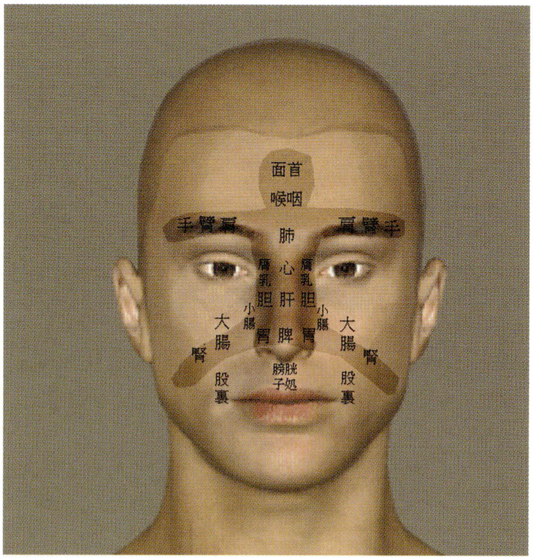

図2-2　藤本蓮風の臓腑配当図

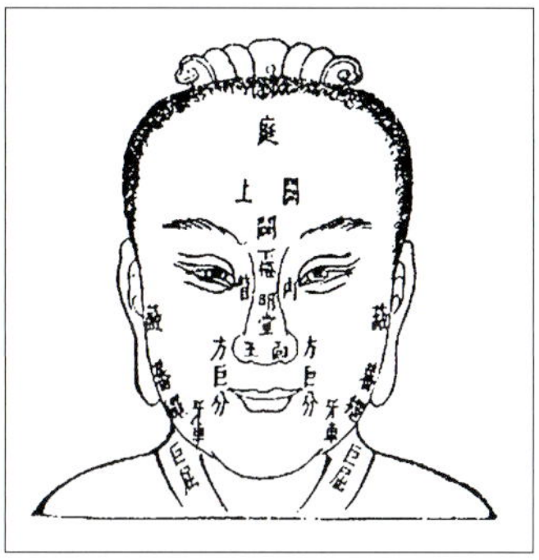

図2-3　『類経図翼』
顔面部の名称

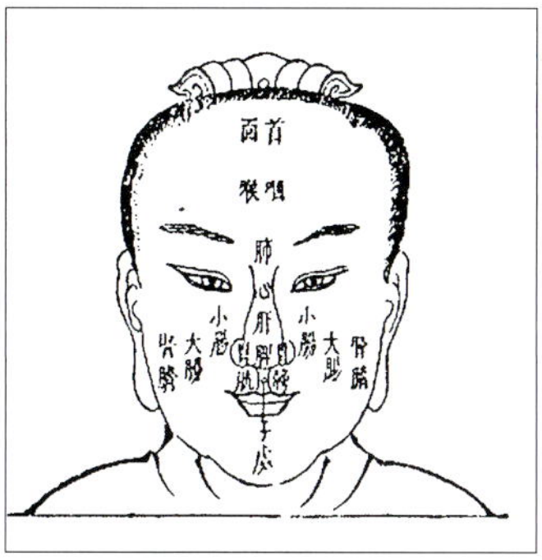

図2-4　『類経図翼』
顔面部の臓腑配当図

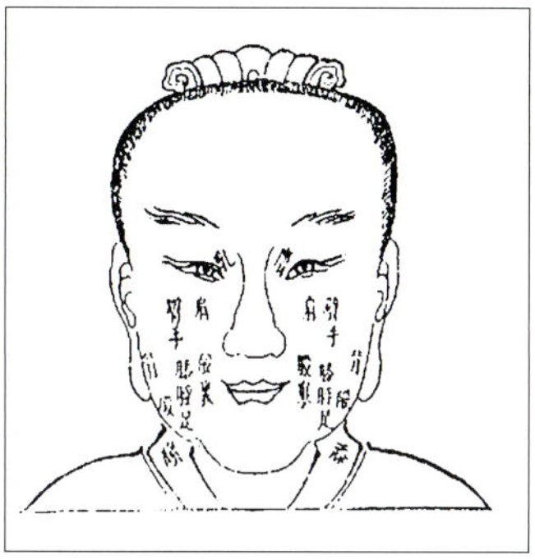

図2-5　『類経図翼』
顔面部の人体相関図

３．男女の気色

男女の気色の診方について、『霊枢』五色に記載がある。

“男子色在于面王．爲小腹痛．下爲卵痛．其圜直爲莖痛．高爲本．下爲首．狐疝㿉陰之

第2章　望診総論

屬也．女子在于面王．爲膀胱子處之病．散爲痛．搏爲聚．方圓左右．各如其色形．其隨而下至胝爲淫．有潤如膏状．爲暴食不潔．”
（男子の色　面王に在るは、小腹痛を為し、下は卵痛を為す、其の圜《えん》直なるは茎痛を為す、高きは本と為し、下は首と為す。狐疝《こせん》、𤸇陰《かいいん》の属なり。女子の面王に在るは、膀胱子処の病を為す、散ずるは痛を為し、摶なるは聚を為す、方圜《えん》の左右各その色形の如し、その随って下り、胝《ち》に至るは淫を為す、潤あること膏状の如きは暴食不潔を為す。）

『霊枢』五色

［解説］
面王とは、鼻準の事だが、このあたりで下腹部から生殖器を診る。よってこの周囲が青黒くなっていれば、当然その部位に当たる所に痛みがある事がわかる。女性の生理痛の場合に、この部分を観察すると、青黒くまたは青白く抜けているのがわかる。
それに適した鍼治療を施すと色が戻っていく。よって急性の病、例えば腹痛等があったときには、すぐに気色を診る訓練をしておくと、病態の変化、悪化しているのか緩解しているのかがわかり、それが治ってくると脈も良くなるし、気色も良くなってくる。
また暴飲暴食によって、帯下が下りている状態を気色によって診ているのだと思う。

4．気色診の診察意義

気色を具体的に観察する場合、以下のようにして捉える。

1）艶の状態・五色：艶の抜けて見える部位で、青・赤・黄・白・黒の判断
2）浮沈・五色：陰影《いんえい》のように見える部位、あるいは色が白く（青く・青黒く）見える部位
3）肌の肌目・腠理の状態：毛穴の開いている部位⇒皮膚診（54 ～ 58頁）参照

a．艶の状態・浮沈

気色診では五色だけでなく、膏《あぶら》の艶があるかないかが、診察の決め手になる（『霊枢』五色）。艶があるといってもテカリがあるような艶（光沢）は本当の艶ではない。いわゆる膏の艶（膏沢）というのは、皮膚の表面だけのものではない。

“五藏安于胸中．眞色以致．病色不見．明堂潤澤以清．五官惡得無辨乎．”
（五藏、胸中に安んじ、真色以て致し、病色見《あらわ》れず、明堂潤沢を以て清、五官いずくんぞ辨《わか》つ無きを得んや。）
…“雷公曰．以色言病之間甚奈何．黄帝曰．其色粗以明※1．沈夭者爲甚※2．”
（雷公曰く、色を以て病の間甚を言うはいかん。黄帝曰く、その色の粗は明を以てす、沈夭なる者、甚だしと為す。）

『霊枢』五色

※１「其色粗以明」：艶がないと理解してもらいたい。艶がないのが明、即ちはっきりしていると理解する。艶がなくてそれがはっきりわかるものという意味。
※２「沈夭者爲甚」：沈んでいるものは病がひどいと理解する。

（現代語訳）

「五臓が安定し、胸腹部において落ち着いていれば、その正色（正常な五色）が現れる。五臓が本当に安定していれば、この鼻の部分に安定したきれいなすっきりした色が現れ、五臓の司る五官がどうしてわからない事があろうか。それは、はっきりわかる」

雷公が言う。「気色でもって病がひどいかどうかは、どのように見るのだろうか？」

黄帝が答える。「その色の艶がない場合が明瞭で、更に抜けるもの、沈むものは良くない」

１）膏気

①正色（正常な気色）とは「潤沢以て清」の事である。

潤って膏《あぶら》の艶があり、すっきりとした色。生気の充実した膏の乗った色。

なかなか言葉で言う事は難しい。望診は大体直観で悟るものであるから、直観を言葉で説明すると、膏ぎった、すっきりしたとなる。気色に少々問題があっても、膏の艶（膏気）があれば良しと判断できる。

②膏気が抜けてすすけてみえる部分は良くない。

少々重い病気でも、膏の艶がしっかり乗っていれば良いが、軽いように見える病でも顔面の気色が抜けて、その部分の膏の艶がなくなってきたら危ない。

b．艶の状態・五色

『素問』脈要精微論に記載があるように、赤でも青でも白でも黄でも黒でも艶のあるもの、この場合は膏沢である。光の艶でなく、膏の艶があるかないかが重要となる。著者は、この五色を望色の目安にしている。

“夫精明五色者．氣之華[※3]也．赤欲如白裹朱．不欲如赭．白欲如鵞羽．不欲如鹽．青欲如蒼璧之澤．不欲如藍．黄欲如羅裹雄黄．不欲如黄土．黒欲如重漆色．不欲如地蒼．五色精微象見矣．其壽不久也．”

『素問』脈要精微論

※３「気之華」：根があり幹があり、そしてその精華である。すなわち生命の発露が華として結実する。次の世代を作るために実となって大地に落ちて、また次の生命を育む。モンゴル医学では花や実を中心に使う。中医学では草根木皮を中心に使う。花や実を使うのは、その生命体のエキスがそこに結実するからである。モンゴル医学ではそういう事を捉えていたのである。であるからほんの微量で薬が効く。ここでいう気の華は、生命の働きの結集したものが現れる事である。

（現代語訳）

眼神、つまり眼における精気と顔面に現れる気色は人の生き生きとした生命そのものを発現する。艶があれば、白絹に朱を包んだような赤、艶がないと赭（赤土）のような赤となる。艶があれば、鵞《がちょう》の羽のような白、艶がないと鹽(塩)のような白となる。艶があれば蒼璧《あおたま》のような青、艶がないと藍のような青となる。艶があれば白絹に雄黄(鉱物)を包んだ黄(レモン色)、艶がないと黄土のような黄となる。艶があれば漆黒のような黒、艶がないと黒土のような黒となる。

顔面に五臓の精気が現れ、赤・白・青・黄・黒の五色のなかで艶のあるものは良いが、艶のないものは良くないという。

c．浮沈・五色

『霊枢』五色に浮沈についての記載がある。浮沈に関して簡単に理解する場合、例えば、赤くなったり、入浴、飲酒のとき、気色が浮いてきたりする。特に飲酒後の自分の気色がどう変化するか観察する。日焼けしたとき、きれいに焼ける部分と変な色に焼ける部分がある。後者が大体気色の抜けた(沈んだ)部分であり、そういう部分は一般的にシミができやすい。

女性の場合、生理前と生理後、鼻(迎香)のあたりがよく変化する。生理前は当然下焦の働きが活発になるため、鼻孔の周辺がまず白く抜け、しかも鼻翼の近くは逆に赤くなる。人によってはそのあたりからニキビ状のブツブツが出てくる事もある。

“雷公曰．其不辨者．可得聞乎．黄帝曰．五色之見也．各出其色部．部骨陥者．必不免于病矣.”

(雷公曰く、其の弁《わか》たざる者は、得て聞くべきや？　黄帝曰く、五色の見《あらわ》るるや、各々その色部に出づ。部骨、陥なる者は、必ず病を免れざらん。)

“沈濁爲内．浮澤爲外.”(沈濁は内を為し、浮沢は外を為す。)

“五色各見其部．察其浮沈以知淺深．察其澤夭以觀成敗.”

(五色各々其の部に見わる、その浮沈を察し、以て浅深を知る。その沢夭を察し、以て成敗を観る。)

『霊枢』五色

(現代語訳)

五色を診る場合、青・赤・黄・白・黒の色で出現し、あるいは顴髎の周囲が急に凹んでくる(腎の部位)。この部分に急に凹凸が現れるのは良くない。

色が沈んだり凹んだり、あるいは膏が浮いてくる。気色が浮いているか、沈んでいるかによって、病の浅深がわかるし、膏の有無によって臓腑がどの程度悪くなっているかどうかを知る。

[解説]

五臓の見所で凹みがなく、平らで正常に出ていなければいけない。眼鏡が当たって、その部分に瘤ができたようなものは別として、急にその部分が陥凹してそのように見えてくる。これは大変な事である。確かにこれは臨床をしているとよくある。よく観察すると、気色という事もあるが、その部位の陥凹が起こるのである。この陥凹が起こるという事は、形態学的に、その陥凹という意味と、その部分の気色が黒く抜けて陥凹のように見えるのと二通りある。その陥凹の陥を形態学的なもののみに限定するのは良くない。著者が“黒く抜ける”、“青く抜ける”とよくいうが、それは陥凹したかのように見える事をも含み、またそのようなものは、必ず病気をしているという事である。特に艶があって浮くものは良いが、艶がなくて沈むものは良くない。これが陥凹という事である。

気色が“沈む”を著者は、“抜ける”と表現している。

著者は膏の有無が非常に大切であると言ったが、ここではこのような表現で述べられている。少々重い病気でも、膏の艶がしっかり乗っていればよいが、逆に軽いようにみえる病でも、顔面が抜けてその部分の膏の艶がなくなってくるものは危ない。

1）五色の浮沈の順序

五色のなかでも青は良くない。白も良くない。しかし白より青は良くないし、青より黒は更に良くない。黒は熱、冷えの極みとする。物を火で焼いていくと最終的には黒くなる。その他、赤とか黄色とかあるが、これはやはり熱を示したり、湿邪を示したりする事がある。茶色は黒の類である。熱を慢性的にもった場合、茶色で黒くなり、必ずすすけている。その意味で中間色(混ざった色)は大変良くない。

気色からいうと、やはり、まずノーマルなのは白く抜ける、次に青く抜ける、それから青黒く抜けるのが一番逆である。白く抜けるのは一応良いとしても、青く抜ける、それから青黒くなるものが一番逆だという事である。

5．気色の流れ・広がり

気色の流れには上下、広がりには内外がある。ともに『霊枢』五色に記載されている。

a．上下の流れ

“其色上行者病益甚。其色下行如雲徹散者病方已.”
(其の色の上行する者は病益々甚だし。その色の下行すること雲の徹散するが如き者は、病方《まさ》に已《い》えんとす。)

『霊枢』五色

(現代語訳)

その気色が上に上がるものは病甚だしい、その気色が下へ下がるものは病が癒えようとしている。

[解説]

これについては、著者はたくさん臨床経験している。例えば、老人が弱ってくると、口唇を中心に腎の部分の色が抜けてくる。口唇から下部の色が抜けて、これが上に向かおうとするものはますます悪い、等がある。

この気色が上に上がる、下に下がるという「気色の流れ」は、流れる方向を示し、幅の広いほうから狭いほうへ向かって病の進展がある。

1）上から下への流れは順（良好）

2）下から上への流れは逆（不良）

3）流れと色

老人が重い病気に罹ると、まず腎の部分が白く抜ける。初期は白く抜けても艶があるが、徐々に艶がなくなり、そして白く抜けたままで上に向かって広がっていく場合と、白く抜けた部分が青黒くなって上に向かって抜けていく場合の二通りある。上に向かって白く抜けていくものは重いが、青黒く抜けて艶がなくなり、上に向かって抜けていくものは更に重い。白く抜けていくものは時間がかかって悪化するものである。青黒いものは急速に悪化していく。

b．内外の広がり

“五色各有藏部．有外部．有内部也．色從外部走内部者．其病從外走内．其色從内走外者．其病從内走外．”

（五色に各《おのおの》藏の部あり、外部あり、内部あるなり。色外部より内部に走る者は、その病外より内に走る。その色内より外に走る者は、その病内より外に走る。）

『霊枢』五色

（現代語訳）

病が気色に現れる場合、内から外へ、外から内へと広がる。

［解説］

著者の臨床経験による。

1）外から内に抜けてくるものは順（良好）

2）内から外に抜けてくるものは逆（不良）

このように、古典の一字一句に頼っていると、結局古典を乗り越えられない。そして生きた臨床につながらない。古典を評価するのは我々である。古典は批判しても、なお深淵で素晴らしい真理を含んでいるから、古典として評価されるのである。

しかし、そのなかにも間違ったものがあれば批判する。古典の真価を決めるのは我々の臨床であり、叡知なのである。

c．『霊枢』五色の診察と治療法に関する記載

“病生於内者．先治其陰．後治其陽．反者益甚．其病生於陽者．先治其外．後治其内．反者益甚．”

（病内に生ずる者は、先ず其の陰を治し、後に其の陽を治す。反する者は益々甚だし。その病陽に生ずる者は、先ず其の外を治し、後にその内を治す。反する者は益々甚だし。）

『霊枢』五色

（現代語訳）

内傷病で陰（五臓）から陽（六腑）に向かうものは、陰（五臓）を治してから陽（六腑）を治療しなさい。それを間違えて陽（六腑）から治すとうまくいかない。病が陽（六腑）に生じた場合は、まず表を治療し、後に裏を治療する。間違えて逆に治療すると病状を悪くする。

［解説］

『傷寒論』の外感病も、裏の内傷病とのかかわりをどうみるかというと、やはり気色を大いに参考にすべきである。『傷寒論』でそういう事を言わなかったのは、当時の常識だったと張仲景を良いほうに解釈したほうが、我々は賢くなるのではないかと思う。

体表観察の問題も同様である。これらの事を理解しているうえで『傷寒論』を書いたとすれば、もっと『傷寒論』が生きてくる。ここでいうところの外から内へという言い方は、表から裏へいく病もあるし、それから腑の病から臓の病へという意味の両面がある。

外感病は、大体上から下へ下がってくるわけであるから、しかし敢えて外と内といっているわけで、その部分がやはり内傷病と外感病の両方を兼ねた形で述べているのだと理解したほうが良い。その気色が上下のどのあたりにあるかという事がわかると、病んでいる部位がみえてくるといっている。

『金匱要略』をみると、瘀血や水邪がどこにあるかという事を非常に的確に述べている。これは、体表観察と気色をよく診ていたと思われる。当時の医者は皆、そういう教養をもっていたので、敢えて記載はせず省いたのではなかろうか。だから今その部分を我々が炙り出す事により、『傷寒論』の全体像がみえてくると考えている。

この鍼灸臓腑経絡学を用いて、気色診とか体表観察を十分にすると、なるほどはっきりしてくる。その体表観察も単に穴の体表観察もあれば、臓を直接表面から察知する方法もある。例えば、肺がんの末期の患者を診ていて、胸から背中を触っていくと、左の胸の心臓の付近が一番ひんやりとしている。実際自分の手を持っていくと、嫌な感じがする。それをMRIに照らし合わせてみると、がんの位置が一致する。このような事を、古人ははっきりと知っていたのであろう。

がんの位置等にこだわるわけではないが、その部位がわかると、治療上、操作しやすい面もある。そういう体表観察と気色を診れば、邪気がどこにあるか、どうなっているかという事がみえてくるのである。これは非常に重要な事だと著者は考える。

6．順逆の判断

一見軽い病気にみえても、西洋医学でかなり難治性の病だと判断されても、またかなり元気そうにみえても、この気色だけはごまかせない。

順証・逆証を決定づけるために、気色が動くか否かという事が大切である。治療しても、気色が全く変化しない場合は、おおよそ逆証の段階に入っているものが多く、日に日に気色の抜けが広がっていき、下から上に向かって抜けてくるのが特徴である。一般的には、三角形で気色が下から上に上がっていって、腎のあたりから印堂までくるものは難しい。

また『素問』移精変気論※1や『素問』脈要精微論※2にあるように、脈診と気色診の関係は、基本的に脈診は、その場で胃の気が動いたかどうかを診るのに長けており、長期的に効いたかどうか診ていくのには、気色診のほうが優れている。

急性痛、例えば急性腹痛は気色にも現れるが、脈診を中心にしたほうが有利である。慢性の雑病、慢性消耗性疾患等、どんどん重くなっていく可能性のあるものには、気色を重視しなければいけない。ある程度重症であっても、更に病が浅いか深いかを鑑別するには舌診が優れている。

明堂が非常に大切なところであるというのは、そこで神とか髄海の働きを診ているのである。観相学でも非常に大切なところである。

※1

"治之要極. 無失色脉. 用之不惑. 治之大則."
(治の要極は、色脉を失することなし。これを用いて惑わざるは、治の大則なり。)

『素問』移精変気論

※2

"切脉動静. 而視精明. 察五色. 觀五藏有餘不足. 六府強弱. 形之盛衰. 以此参伍. 決死生之分."
(脉の動静を切し、精明を視て、五色を察し、五臓の有余不足、六府の強弱、形の盛衰を観る。此れを以て参伍し、死生の分を決す。)

『素問』脈要精微論

更に、『霊枢』五色には次のようにある。

"雷公曰. 人不病卒死. 何以知之. 黄帝曰. 大氣入于藏府者. 不病而卒死矣."
(雷公曰く、人病まずして卒死するは、何を以て之を知るや。黄帝曰く、大氣藏府に入る者は、病まずして卒死するなり。)
"雷公曰. 病小愈而卒死者. 何以知之. 黄帝曰. 赤色出兩顴. 大如母指者. 病雖小愈. 必卒死. 黒色出於庭. 大如母指. 必不病而卒死. 雷公再拜曰. 善哉. 其死有期乎. 黄帝曰. 察色以言其時."
(雷公曰く、病小しく癒えて卒死する者、何を以て之を知る也。黄帝曰く、赤色両顴に出でて、大きさ拇指の如き者、病小しく癒えて雖も、必ず卒死す。黒色庭に出ずる者、大きさ拇指の如くは、必ず病まずして卒死す。雷公再び拝して曰く、善きかな。其れ死に期あるか。黄帝曰く、色を察して以て其の時を言う。)

『霊枢』五色

(現代語訳)
雷公が言う。「人が病気しないのに急に頓死した。これを知るのにどうしたらよいか？」
黄帝が答える。「大気が臓腑に入る者は、病まずして頓死する」

雷公が言う。「大した病気でもないのに急に死ぬ者について、どうしてこれを知る事ができましょうか？」

黄帝が答える。「赤色が両顴に出て大きさ拇指のごとき者は急激に死ぬ。また天庭（額）に、黒い拇指大の大きさのものが出てくる者は急激に死ぬ」

雷公がまた話す。「よくわかりました。病人が亡くなる時期というものは、わかるものなのでしょうか？」

黄帝が答える。「顔面の気色の変化を観察すれば、およそわかる」

［解説］

『類経』では、大気とは大いなる邪気であるといっており、何か急激にひどい邪気に襲われると、一見病まないのに急に頓死する。これは最近のポックリ病、突然死という問題であり、赤ちゃんにもあると聞いている。これは本当に邪気の問題なのか、正気の弱りなのか、もちろん正気の弱りに邪気が集まるわけであるが、いずれにしても胃の気がかかわって突然死というものがあると、著者は考える。

また著者の診たものでは、慢性雑病のなかでジワジワ死ぬ者に、やはりこの両顴が赤くなっているものをたくさん経験した。『傷寒論』では戴陽として陽気が抜け出るときに、この両顴に熱がこもるという場合があるが、そうでないものもある。例えば、陰虚火旺でこの両顴に熱がこもるものである。どうやら、この赤みがくすみだし、この両顴にこもってくると考えられる。“黒色庭に出ずる者、大きさ拇指のごとくは、必ず病まずして卒死する。”天庭、つまり額に、黒い拇指大の大きさのものが出てくる。これも著者は幾度も診たが、やはり慢性消耗性疾患にも出てくるし、急に突然死する場合にも出てくる。ここでは、顴髎のあたりと天庭のあたりをよく診て、何か異常な気色が現れていないかどうかがポイントとなる。

水野南北は『南北相法』（緑書房刊）のなかで、少し暗い所で診ると、この顴髎に独特の筋が見えるという。その筋の流れがどの方向に向かっているかによって、その人の運命が決まると述べている。その流れというものは、それほど簡単には見えないけれども、訓練するとある程度暗い所で、色と気色に非ざる何かが、もう一つ見えるようである。つまり訓練によってその存在を理解する事ができるようである。

ａ．水野南北の観相学

観相師の水野南北の観相法は『だまってすわれば』（神坂次郎著・新潮文庫）に詳しいが、彼の顔面の観相は『霊枢』五色から出ている。

顔を観ればどの臓が病んでいるかがわかるという事は、その人の心の状態も決まるわけである。肝が病めばいつもイライラするし、怒りっぽくなる。脾が病めばいつもくよくよ考え、ものを陰湿に考えやすくなる。このように五臓六腑というのは、その人の人格を形成する。そしてその人格を形成したものが、家族や社会という一定の条件下に置かれれば、その人の反応が何であるか解けるわけである。そうするとそれから逆算して、その人がこういう性格でこういう条件を与えると、どういう方向に運命がいくかみえてくる。そういう意味で彼の観相は科学的なのである。

水野南北は『だまってすわれば』のなかで、髪結床の下職や風呂屋の三助になったり、あるいは火葬場の焼き場人足になったり、いろいろと職業を変え、死んでいった人の顔を覗いて、この人はどんな運命をたどったかという事を研究して、その顔面の様子とつないで運命論を展開していった。

それが水野南北の観相法であり、『南北相法』にまとまっている。その人の体と心、そしていろいろな一定の条件を与えるとどういうような運命をたどるかという事を科学的に追究した。これが観相学の原理であるが、その原理中の原理を『霊枢』五色に置いているのである。

観相学の根本は皆、『霊枢』五色から出ている。そして基本になるものは鼻であり、これを明堂という。

『黄帝明堂経』という教典があるが、ものの中心を明堂という。顔面の中心は鼻である。よって五臓の配置が鼻に出てくるといっている。

7．藤本蓮風の順逆の診断と予後の判定

a．順証、逆証の診断

1）気色診と舌診と脈診で順逆が決まるといっても過言ではない。

2）順証、逆証の鑑別は、順逆を顔面での気色の流れの方向と、膏気の状態と浮沈の状態で診ていく。

3）順逆を決定付けるために、気色が動くか(気色の範囲が縮小するか増大するか)どうかが重要。一般的には、気色が顔面の下から上に抜けて上がっていって三角形のように気色が抜ける。腎のあたりが広く抜け上に向かって印堂付近まで抜けてくる。このように、あたかも三角形のように抜けてくるものは難しいとされる。反対に気色が治療や療養によって変化、縮小するものは順である。

4）治療しても全然変化しないものは大抵逆証で、たとえ脈が一時的に変わったとしても、かなり悪い段階に入ったものと判断する。

5）三角形だけでなく、その部分が異様に色抜けしたり、それもまだ赤みのある場合は良いが、妙に一部くぼんで独特の色があり、治療しても変化しない場合は慎重に扱う必要がある。

6）逆証の場合の気色は、日に日に気色の悪いのが広がっていく。顔面の下から上に向かって抜けてくるのが特徴である。抜けていく色は、青黒いのは一般に良くないが、青黒くなくても、白く血色がなくなったという感じで白く抜けて死亡する場合もある。死期が近づき、五臓の部位全部が抜けている人は、危篤状態になると、一般的には気色がどんどん沈んで、顔面の上の方にどんどん抜けていく。直観的に、神気にはっきり出てくる。長患いして頑張って生きていて、体が衰弱してくると、普通は何とかして治ろうとするが、ある程度の段階にくると覚悟を決めるようである。そのときには神気に現れてくる。眼神、言葉等をよく注意しておけば、その患者さんが覚悟して、諦めた事がはっきりわかる。それを知ったら半日もかからない。人の生きているのは、夢分流がいうように、念がどれだけ残るかという事である。最後まで抵抗していく人は、あれこれと慌ただしく死んでいくし、念のない人は、そういう事なしに、スッと消えていくようである。人の生は念なり、まさしく念である。

b．予後の判定

1）予後の判定については、これは良い方向に向かうのか、悪い方向に向かうのか、良くなるに

してもどの位かかるのかという事は、やはり気色の動きがかなり影響する。そういう予後の判定には、気色と舌が重視される。

2）体表観察における診察法は、それぞれ特徴をもっている。

①脈診は胃の気の傾斜を察するのに優れている。

②舌診は寒熱の診断に優れた診察法とされる。

③気色診は病の歴史、深さをある程度反映しているといわれる。

したがっていかに症状が改善しても、脈が良くなっても気色が改善しない場合、注意が必要である。また症状が良くても、気色が悪くなっていく場合は、逆証を疑うべきである。

3）治療により、すぐ気色が動く（改善する）場合は比較的軽症である。動かない場合は時間をかけた治療が必要になる。このように、気色の動きにより予後を判定する事が可能となる。

気色診だけで臓腑の異常、寒熱の診断もある程度可能であるが、決定的ではない。他の診察法と合参して考えたほうがよい。

総じて気色診は、全体としての病の趨勢が順証か逆証か、予後はどうなるかというような病の動きを捉えるのに素晴らしい診断方法で、逆に言えば重症であればあるほど、急性症であればあるほど、どうなるかという事を診やすい診断法といえる。

Ⅲ．眼診概論

1．古典の見解

a．『素問』脈要精微論

“切脈動靜．而視精明※1．察五色．觀五藏有餘不足．六府強弱．形之盛衰．以此参伍．決死生之分．”

（脉の動静を切し、精明を視て、五色を察し、五藏の有余不足、六府の強弱、形の盛衰を観る。此れを以て参伍し、死生の分を決す。）

“夫精明者．所以視萬物．別白黑．審短長。以長爲短．以白爲黑．如是則精衰矣．”

（夫れ晴明なる者は万物を視、白黒を別ち短長を審《つまび》らかにするゆえんなり。長を以て短となし、白を以て黒となす。是《かく》の如くんば則ち精衰えたり。）

『素問』脈要精微論

※1「精明」：眼神の事、つまり眼《まなこ》における精気の事である。この五色を診る。「神」を診るのも、遠くにおいて神を診るのと、近くにおいて眼神を中心に診るのがある。顔面における神の診察の中心は眼診にある。精明には以下の二通りの意味がある。

① 眼神が他覚的に確認できているかどうか。

② 主観的にその患者がものを正確にみる事ができているかどうか。『景岳全書』に「無病にして虚空に鬼をみる」とあり、病気がないのに鬼が来た等と言いだすという事は、この場合、精が目に集まっていないため、神が充分に発揮できていないという事である。また亡くなる直前になって、わけのわからない事を言いだすような事をいっているのである。

b.『素問』五蔵生成

"諸脉者皆屬於目．諸髄者皆屬於脳"
（諸脉なる者は皆目に属し、諸髄なる者は皆脳に属し…）

『素問』五蔵生成

目にはさまざまな経脈が属している。

c.『素問』解精微論

"夫心者．五藏之専精※2也。目者其竅也。華色者其榮也。"
（夫れ心なる者は、五臓の専精なり。目なる者はその竅なり。華色なる者はその栄なり。）

『素問』解精微論

※2「五藏之専精」：五臓の専精とは五臓六腑の大主であり、両目はその神気の外に開いた穴であり、色艶はその外的現われである。

『類経』注："五臓六府之精気．皆上注于目而為之精．故精聚則神全．若其顛倒錯乱．是精衰而神散矣"
（五臓六腑の精気は、皆上がって目に注ぎ、これ精を為す。故に精聚れば則ち神全うす。若し其の顛倒錯乱するは、是れ精衰えて神散るなり。）

2．日本古典の見解

a.『鍼道発秘』

"眼は精気の注ぐところなり、かかるが故に気塞がる時は、目の気薄くなるなり。"

葦原英俊『鍼道発秘』

b．多紀元堅著『傷寒広要』

"目眦黄なるは、病の必ず癒えんと欲するをなすなり[1)]。眼胞たちまち陥り、目睛直視するは必ず治し難きなり[2)]。目を開きて人を見んと欲するは陽に属し、目を閉じて人を見るを欲せざるは陰に属す[3)]。目睛不明にして神水すでに竭し物を照らすことあたわざる者もまた治し難し[4)]。およそ傷寒を治するに、すべからく両目を観るべし。…あるいは赤あるいは黄赤なるは陽証となす。およそ目の色清白にして昏冒なく閃爍の意なる者は多くは火証にあらざるなり[5)]。"

多紀元堅著『傷寒広要』巻の二　察目

１）解説

１）「目眦黄なるは、病の必ず癒えんと欲するをなすなり。」

これは少々病が重くても病気の経過中に、その目眦(内眦・外眦)に黄色味が出てくれば治る兆候だという事をいっていると思われる。これもいわゆる絵の具で染めたような黄色ではなく、一定生き生きとした色、正気のある色と理解したほうが良い。

２）「眼胞たちまち陥り、目睛直視するは必ず治し難きなり。」

眼窩が急にガクンと落ち込み、目玉が動かないようになるもの(意識混迷して直視するものもあれば、意識はあるがジーッと一点を見つめて動かないものもある)は、非常に難しい病気が多い。よって、難病を治療しながら常に患者の目の動きを見る事が重要になる。治療しながら目が動くか動かないかを観察し、病が悪化してくると徐々に目が動かないようになってくる。

３）「目を開きて人を見んと欲するは陽に属し、目を閉じて人を見るを欲せざるは陰に属す。」

少陰病に目を閉じて寝たがるというのがあるがそれである。陽証の者は、目を開いて活動したがる傾向がある。

４）「目睛不明にして神水すでに竭し物を照らすことあたわざる者もまた治し難し。」

『霊枢』脈度・『素問』金匱真言論等に、五臓六腑の精が眼精に出てくるという論があるが、患者の目がはっきり見えなくなるという事は、目にきている津液それから眼神の力が既に散ってしまっているという事である。

例えば、病が今どの段階にきているか病の深さを鑑別するのに、熱を出してうわ言を言うようになった場合、「何も見えない」「鬼がきた」等と言うのは魂が不安定になってきているといえる。それがもっと深くなってくると意識が薄れ「あー、物が見えない」「暗くなってきた。もっと光を」等と亡くなる前に言う。これはもう心神の段階まで入ってきているといえる。

５）「およそ傷寒を治するに、すべからく両目を観るべし。……あるいは赤あるいは黄赤なるは陽証となす。およそ目の色清白にして昏冒なく閃爍の意なる者は多くは火証にあらざるなり。」

傷寒病を治す場合には、まず患者の両目をよくよく観察しなければならない。

目に赤みが強いとか黄色赤い等となると、陽証のものが多い。逆に、目の色が澄んでいて白く、目がボーッとせずに輝いているものは熱証ではなく、虚寒証である可能性が高い。表寒証であれば平生と変わらないが、表熱証の場合は目が少し赤みがかってくるのが特徴である。邪が裏に入ってくると目が赤もしくは黄ばみ、目が血走ってくる。

３．藤本蓮風の眼診

眼神(眼光・眼の動き)を診て、眼戦・充血・黄疸・怒肉・血虚の状態等を診察していく。詳しくは診察実技で解説する。

Ⅳ. 爪甲診概論

1. 古典記載

『素問』五蔵生成に、爪甲診の記載がある。

心之合脉也. 其榮色也.（心の合は脉なり、其の榮は色なり。）
肺之合皮也. 其榮毛也.（肺の合は皮なり、其の榮は毛なり。）
肝之合筋也. 其榮爪也.（肝の合は筋なり、其の榮は爪なり。）
脾之合肉也. 其榮脣也.（脾の合は肉なり、其の榮は脣なり。）
腎之合骨也. 其榮髮也.（腎の合は骨なり、其の榮は髮なり。）

『素問』五蔵生成

爪は肝血と関連性があり、肝血の盛衰は筋のみならず爪の栄枯にも影響を及ぼす。肝血が充足していれば爪は硬く紅潤で光沢がある。肝血が不足すると爪は軟らかく薄く淡色になり、甚だしければ変形したり裂けたりする。

このように爪の状態は、肝の生理・病理を判断する際に意義をもつ。

2. 藤本蓮風の爪甲診の診察意義

神色形態にあわせて診ていく。

a．**神**：一般的に半月が出ているほうが元気がある。逆に半月がない場合は弱っている。
b．**色**：艶・光沢・色を診る。
c．**形態**：縦筋・横筋・爪が割れやすい・爪際の状態等を観察する。

Ⅴ. 皮膚診概論

1. 皮膚の基礎知識と診察意義

皮毛は皮膚・汗腺・産毛・粘膜等を包括したものである。『素問』痿論に“肺主身之皮毛”とあるように、一般に皮毛の状態で肺の臓の状態がわかる。

皮毛が適度な密度を保っていれば健康である。腠理が開いていたり、皮膚面がかさかさと荒れていたりすれば、肺の臓が弱っていると診る。例えば、睡眠不足や疲労が蓄積されていると腠理が開いてくる。

特に女性はこのようなときには化粧の乗りが悪いと訴える。これらの事は、臨床上たくさんみられる現象である。

東洋医学では、火傷は皮毛を傷つけるため、肺の臓の働き自体に関係し、その結果、最悪の場合は命にまで及ぶと解釈する。

これは西洋医学でいう肺呼吸と皮膚呼吸の関係からも理解できる。火傷を早く治すときは、肺の臓や皮毛における熱を取り去るという処置をしなければならない。

２．皮膚の分類

a．ケロイド体質

ケロイドとは、瘢痕組織が過剰に増殖した病変で、三つの証型がある。

１）瘀血

傷が癒えた後も、紫黒い傷痕がずっと残る場合やケロイドになる人がいる。

この場合は瘀血が関係しているとみている。怪我の痕や手術をした痕がケロイド状になっていく事があるが、鍼をして気の巡りをよくすると、治る例はたくさんある。組織が線維化しているという事もあるが、その事自体は局所的に瘀血が形成されているからで、気の流れをよくしてやる事により瘀血が排除されてくるのである。

２）湿熱型

一回お灸をすえた後、ただれて治りにくいのは、湿熱型である。

３）冷え

お灸で温めているはずなのに、逆にその部分だけ白く抜けるという事になると、これは大体冷えに偏っているという場合が多い。

b．丘疹

丘疹は、直径１cm以下の皮膚の隆起物で、ニキビや吹き出物等をいう。

１）丘疹の位置

丘疹がどこに出ているのかが、非常に重要である。全体にまんべんなく出ているのではなく、ある部分にしか出ないという事になると、関連する臓腑に問題があるので、こういった事を一つ注意して観察していく。吹き出物やニキビ状のものが、例えばひげ剃り跡にばかり出るのであれば、下焦に必ず熱がある。あるいは頬骨のあたりに出るのであれば、腎や三焦に問題がある場合がある。いつも鼻柱ばかり赤くなったり、ブツブツができたりするようならば、飲酒過多か、あるいはキムチ等の熱性のものばかり食べて、脾胃に熱をこもらしている等を察しなければならない。

２）丘疹の状態

一般に丘疹は赤く腫れるものが多く、それは熱を示す。その赤い丘疹が出る場合にもいろいろあり、例えば腎の内熱のものに治療を施すと、丘疹が顎や口唇の下にぱっと出てきたりする事がある。それは悪化とは違い、潜んでいたものが出てきたのである。その場合、出てくる前によく観察すると、一部気色の抜けたなかに、赤く反応を示すものが多い。そういう点に注意して見落とさず、良い鑑識眼を自分で養っていく。そのような観察を緻密に行っていけば、あっと驚くような病気でも扱えるようになる。そのためには相当な努力をしなければならない。

c．水虫

指の股に水虫が同じ指ばかりに出るのは、その経絡が悪い。第二趾から第四趾に出るのだったら、胆経や胃経が悪い。湧泉から第四趾なら腎経や胆経が悪い。

d．虫刺されによる化膿

虫に刺されて化膿する人は、大体同じ場所が刺されている。なぜなら虫は湿熱に集まってくるからである。湿熱がこもる箇所を繰り返し刺されていると、更に化膿してくる。その経絡がやはり悪いのである。

e．タコ、ウオの目

タコやウオの目等もできている場所が重要となる。

これは皆その経絡に関する箇所に異常を起こしている。例えば胃経上、胆経上に異常を起こしていれば、そこにタコやウオの目ができやすいから、チェックする。慢性的に病んでいる経絡であるという事は間違いない。

治療としては出現している経絡を調節すれば良い。第二趾の裏ならば胃経である。三ヵ月程度で治る。

実は著者の身体のあちこちにイボができたとき、父（和風）が支正穴に鍼を打って治してくれた事を覚えている。これも一種の液の異常によって起こったものと考えたのであろう。

3．アトピー性皮膚炎

現代は、アトピー性皮膚炎の患者が多い。原因はいろいろあるが、その一つとして、大気汚染が関係している。

この事によって皮毛・肌肉が傷つけられ、それが今度は肺の臓を傷め、また皮毛を傷めるという悪循環を繰り返す。一般的に、皮膚科の疾患は最終的には肺の臓が関係する。

4．藤本蓮風の皮膚診の手順

肌の状態、肌目の状態、腠理の粗密を診たうえで、気色を診ていく。

a．肌の状態

1）皮膚の滑渋と乾湿

滑渋と乾湿は、皮膚の状態ががさがさ、なめらか、乾燥、湿気っているかという事である。滑渋は一般に、津液が皮毛をどの程度潤わせているのかを、直接肌で診ていく。場合によっては、がさがさが瘀血であったりする場合もあるので、これは脈診と同時に皮膚の問題を観察しておく事が大事である。

また乾燥しているか、湿気っているのかを診る場合、例えば桂枝湯証であれば、やはり太淵が湿気っている。

よく観察するとわかるように、雨が近づくと、独特の湿気を表す緩脈になり、そのときには必ず人間の体も自然界と呼応し、肺経の太淵が非常に湿気ってくる。こういう事がわかると、さまざまな患者さんを診て「あ、今日は雨だな」と大体当たるようになる。

人間の体が異変を起こす場合、他に理由がみつからないとき、多くは自然界の影響を受ける事も多い。

2）体毛

体表では、例えば背部であれば、毛が生えているところは弱いので、それを守るために生えているといわれているが、元気がありすぎて生えている場合もある。それは毛の状態で違う。

いわゆる産毛様のものが生えているのは、その部分を衛気が守れないために、産毛でカバーしているのである。逆にしっかりとした剛毛様のものが生えているのは、元気だからである。女性は見えにくいようだが、濃い所と薄い所があるので、それで様子がわかる。

- 足の第一趾の上に生える毛

  古典ではここに出てくるのを叢毛といっている。三毛の所に生えてくる。

  結局肝脾の気血の集まる所で、非常に正気が集まるからここに生えやすいと、我々は理解している。しかも右のほうが特に生えている、これは大事である。

3）黒子・シミ

穴の体表観察で重要な事は、そこに黒子《ほくろ》ができたりシミができたりするのは、慢性的にその穴が病んでいる事を示す。

例えば左の心兪に黒子があったり、右の肝兪にシミ様のものができていたりしている人がいる。これも慢性的に穴が病んでいる事を示す。

4）皮膚の凹み

五体関連学説的（肺－皮毛、脾－肌肉等）に診てみると、皮毛のあたりで水液が停滞している場合は、皮膚表面がちょうどラップを貼ったようにピカピカしており、肌肉に停滞している場合は指で押すと泥のように凹んで戻りにくい。

b．肌が肌目細かい・粗い

その人の感受性の度合いに比例する事が多い。肌目細かいほうが感受性の強い傾向にある。特に肝鬱傾向がひどく、更に肌目細かい人は、最初から過激な治療は絶対にしてはいけない事を暗示している。これは感覚を主る肺気あるいは魄気が関係するからと考えられる。

c．腠理の粗密

腠理の粗密とは、毛穴の分布度合である。また毛穴が密集している人は肌の肌目が細かい。年寄りでも毛穴の非常に細かい人、若いのに荒い人、さまざまな人がいる。

腠理が開いて「粗」の状態であれば肺の臓が悪い。反対に腠理が「密」であれば神経が敏感で、魄気が非常に過敏である事を示している。

また、肝鬱のレベルと毛穴の緻密さ大きさによって、性格や病気の病み方まで、癖がわかる。それを著者は観察し、理論化している。

皮膚の肌目の細やかさの問題として、肝鬱で肌の肌目の細かいものは非常にデリケートな人が多く、鍼する場合にもデリケートな鍼が必要である。もしそれを知らずしてきつい鍼を施せば、どんなに的確な診断治療でも悪化する事がある。

そういうデリケートな人に限って几帳面で、仕事をやれと言われるとやり過ぎて疲れるタイプである。

肝鬱があるわりに毛穴が広い人、大きい人は神経質といってもそれほど大した事はない。一晩寝ていたら大体忘れているとか、半日もたたないのに全部忘れていたりする。神経質なわりに意外とそのような人が多い。

電車に乗ったら、気付かれないように人の顔を観察してみるとそれが練習になる。

d．皮膚の気色

下腹部や腰部に色が抜けたような白い点のようなものがある場合、腎虚の可能性が強い。これが悪化してくると、皮膚全体が黒ずみ、その中に白点が現れたりするものもある。そして腎虚の腰痛の特色の一つは、腰の中心から外に向かってじわっと痛む事である。陽虚の場合は、復溜穴、腎兪穴を取穴し、陰虚の場合は照海穴を取穴する。

Ⅵ．毛髪診概論

1．毛髪の状態

毛髪の状態は、精血の状態を反映する。毛髪は血余、血の余りであるので、腎精もかかわる。白髪が増えたり髪が細くなったり抜けやすくなったりする現象は腎精とのかかわりだが、腎精が弱ると肝血も不足してくるので、髪の状態には肝血と腎精が関係する。

a．腎と骨の関係

“腎主骨”『素問』宣明五気
“腎主身之骨髄.※”『素問』痿論
“腎之合骨也．其榮髪也.”『素問』五蔵生成

※ 髄は骨のなかにある大切なエキスという意味である。腎が弱ってくると骨折しやすくなる。また十代で白髪がある人は腎が弱いからである。このような人は黒豆等補腎する食物を普段からよく食べるように指導するべきである。

2．毛髪診の虚実

a．虚

肝は血を蔵する。蔵血作用が弱ってくると、人によっては髪の毛が弱ってくる。

慢性雑病で、体の弱った人を治療していくと髪の毛が生えるという場合がある。

あるいは髪の毛が白いものが黒くなる。育毛の段階で生えてくる場合は必ず髪の毛の後ろから生えてくるのが特徴である。これは精血の弱りが回復してきた場合にみられる現象といえる。

肝血虚は肝血不足である。肝の血が不足すると筋脈が滋養されず、筋の引きつれを生ずる。肝血虚を補うには、穴所では三陰交、湯液では四物湯がよい。

肝血虚の症状として「筋脈濡養せず、視物昏花、筋脈拘急、爪甲不栄、顔面蒼白、あるいは痿黄、形体消痩、両目干澁、夜盲、目が霞む、手足麻木、脈沈弦細、月経量少なし」等がある。

b．実

元気が良すぎて禿げる場合は、命門の火が自らを焦がしているのである。だから命門の火を思い切り下せばよい。徐々に身体が衰弱して髪の毛に艶がなくなってがさがさしてくるような場合は、

これは肝血不足を意味する。しかしどんなに虚証のようにみえても、髪の毛をリンスもせずシャンプーだけで艶々しているような人は絶対虚ではなく、実である。

また30歳を過ぎて禿げ上がっている場合、腎虚の人と、命門の火が強すぎて自らの髪を焦がしてしまう人の二通りがある。

後者の場合、湯液では承気湯類を使い、内熱を排出するようにする。

Ⅶ．聞診概論

聞診は『難経』六十一難に、“聞而知之者．聞其五音．以別其病．”（聞いて之を知るとは其の五音を聞いて以て其の病を別つなり。）とあり、聞診は音声を聞く事と、またにおいを嗅ぐ事をいう。四診の一つであるが、体表観察上での望診と同時に行うケースが多いため、北辰会では望診の範疇に入れている。

1．藤本蓮風の聞診

患者の発する音声（五音、患部の音）、体臭等を診る。

a．音声

聴覚により患者の言葉、呼吸、咳嗽等の音を診る。

b．におい

臭覚により患者の体臭、病室、患者の排泄物等のにおいを診て、疾病を鑑別する。

1）重症の肝不全、腎不全、尿毒症、糖尿病等ではにおいがはっきりとでる。

2）口臭、脇臭等も参考になる。

第3章 切診総論

Ⅰ．穴の診断概論

1．古典記載

a．体表の状態

体表の状態に関して、古典には以下のような記載がある。

1）『霊枢』本蔵

“衛気和則分肉解利．皮膚調柔．腠理緻密矣．”
（衛気和さば則ち分肉解利し、皮膚調柔し、腠理緻密たり。）

『霊枢』本蔵

（現代語訳）

「営衛の気、特に衛気が調和すると、分肉（経脈の流れる部位）が非常に健康な状態になり、皮膚が調柔（柔らかでしなやか）であり、腠理（毛穴）が緻密で開いていない」と書かれている。体表観察で重要な事は、健康な人であれば、皮膚が柔らかくてしなやかでなければならない。赤ちゃんの皮膚は特に柔らかさ、しなやかさがはっきりしているので参考になる。腠理（毛穴）に関して、背候診で兪穴が弱っていると、毛穴が開いてくる。顔面では、疲れたり睡眠不足により、毛穴が開いてくる（顴髎の腠理の状態を診る事）。

腠理（毛穴）は、正気の状態をよく現す。腠理が緻密で、開いていない事が大切である。

b．体表の虚実の状態

『素問』通評虚実論に、“邪氣盛則実．精氣奪則虚．”（邪氣盛んなれば則ち実し、精氣奪すれば則ち虚す）とあり、虚実の概念の事をいっている。

虚実の穴の状態に関して『素問』調経論に詳しく解説している。

1）『素問』調経論

“岐伯曰．有者為実．無者為虚．”
（岐伯曰く、有る者を実となし、無き者を虚となす。）
“実者外堅充満．不可按之．按之則痛．”
（実なる者は外堅く充満して、これを按ずるべからず、これを按ずれば則ち痛む。）
『素問』調経論

『類経』注：“此外感之生実也。実痛者必堅満．中有留邪也。按之則実邪相拒．故痛愈甚。虚痛者必柔軟．中空無物也。按之則気至而温．故其痛止。是以可按者為虚．拒按者為実也．”
（これ外感の実を生ずるや。実痛は必ず堅満にして、中に留邪あるなり。これを按ずれば実邪相拒み、故に痛みいよいよ甚だし。虚痛は必ず柔軟、中空にして物なし。これを按ずれば、則ち気至って温なり。故にその痛み止む。これをもって可按は虚となし、拒按は実となすなり。）

ここでは充実したもの、満ち足りたものを実とし、虚ろなるもの、ないもの、何かが欠けているものを虚とする。虚実の概念の基本的考え方が、このなかにみられる。実の穴を触れると外は硬くて緊張している。何かが満ちあふれている。これを按ずると痛む。これが実である。

つまり、健康な人の穴は小さくて、皮膚が常にしなやかで、滑らかで、浅い部分でも深い部分でも一定の緊張と弛緩をもっている。また痛みには、実痛と虚痛がある。

【虚痛】

必ず柔軟で、中空で物がない、何かが不足していて弛緩している。これを按ずると（触れていると）徐々に気が集まってきて充実してきて、温かくなる。

軽く按じていくと、気が集まってきて虚痛の反応が取れてくる。痛いけれど気持ちが良い。

【実痛】

必ず堅満でなかに邪が充満している。これを按ずると拒み、痛みが増加する。

体表観察の実痛・虚痛の概念として重要な文献である。

c．穴の寒熱虚実

1）『素問』刺志論

“夫実者．氣入也．虚者．氣出也．”
（夫れ実とは、氣入るなり。虚とは、氣出づるなり。）
“氣実者熱也．氣虚者寒也．”
（氣実する者は熱なり、氣虚する者は寒なり。）
『素問』刺志論

2）『素問』調経論

“寒湿之中人也．皮膚不収．肌肉堅緊．栄血泣．衛氣去．故曰虚．虚者．聶辟氣不足．按之則氣足以温之．故快然而不痛．”
（寒湿の人に中るや、皮膚収せず、肌肉堅緊し、栄血泣《しぶ》り、衛氣去る。故に虚と曰う。虚なる者は、聶辟※して氣不足し、これを按ずれば則ち氣をして足らしめて以てこれを温む。故に快然として痛まず。）

『素問』調経論

※聶辟《じょうへき》：皮膚がしまっていず、皺ができている様子。

『類経』注：“気為陽．気実則陽実．故熱。気虚則陽虚．故寒。”
（気は陽をなす、気実するは則ち陽実なり、故に熱なり。気虚するは則ち陽虚なり、故に寒なり。）

実の者は気が充満したり、虚の者は気が漏泄したりする。また実の者は熱、虚の者は寒となる。則ち気が集まるか散るかという事、気の存在の状況をここでは教えている。これも非常に重要な事である。

2．穴の切診（経穴診）の基礎

杉山和一は中脘や関元に鍼を刺してどの程度気がくるかによって、患者の予後を見極めていた。これは鍼医者の特権である。湯液の専門家にはこれはわからない。鍼灸師は穴の専門家だから、体表観察をはずしては語れない。よって病んでいる穴の病み方がどの程度のレベルか、あるいはこれはもう回復しない穴であるかどうかまで研究する必要がある。

a．穴の緊張と弛緩

緊張と弛緩は、そのまま虚と実という事である。気が集まれば体表は硬くなるし、気が散れば体表は緩むという基本原則がある。鍼を刺していて、虚ろな部分が充実してくれば、正気の弱りが補われている。邪気実の所に鍼を刺すと、最初は緊張しているが、だんだんと緩んでくる。これが瀉法である。それと同じ事で、体表における緊張と弛緩は、そのまま虚実を表している。

穴の緊張と弛緩を診る場合、小さい穴、大きい穴にかかわらず、指の末端、指頭か指腹で触れる。触れるときもフェザータッチが基本であり、触られるとき相手がビクッとする触り方は良くない。それだけでも穴が嫌がるのでそっと優しくなぞって触ってみる。

緊張と弛緩を診る場合、まず浅い所から始めて、表在が弛緩しているのか緊張しているのかを診る。次に、少し圧迫して深在ではどうかと、穴のなかを探るように診る。

裏側に骨がなければ穴の裏から押しだして診ると、穴が浮いて見やすい。合谷・太衝・衝陽等は、そのように診る。次の段階では、この緊張弛緩がどの程度のものかという事も必要になってくる。

例えば、後天の元気である脾経の太白、公孫が望診の段階で、凹んで弛緩しているという事になると、これは相当に胃の気の問題がかかわっていて、今は重症でなくても、やがて重症な病を起こすであろうという事は大体みえてくる。したがって、手で触れた場合も、その弛緩が著しい弛緩であれば、これはやはり問題である。

足少陰腎経の太谿(太渓)あたりが、お年寄りの場合は腫れたような感じで、ちょっと押すともうベコベコである。それは非常に陳旧化した正気の弱りで、慌てて速効を求めるようなものではなく、時間をかけて戻す必要がある。

それから、例えば足三里でも、表面は緊張しているが、中のほうが弱っている場合がある。特に陽明の足三里、上巨虚は、脾胃の邪実でいうと、湿熱が出てくる所で、手を触れて労宮で触ると、少し熱感が起こってきている。

この緊張弛緩が広範囲であれば、手掌(労宮)で診たほうがわかりやすい。

大体穴がどの程度広がっているか、緊張がどのくらい広がっているかは、この指の先だけでは敏感過ぎて、全体像がみえない場合がある。ところが労宮を使うと、この程度に広がっているのかと判断がつく。肝兪・胆兪から、脾兪・胃兪まで全部穴がつながっている事がある。そういった場合には、示指や中指よりも、この労宮を使って緊張弛緩を診たほうがよい。

b．穴の発汗の有無

穴の発汗は、一般的に原穴診等の左右差を診るのに、非常に優れている。しかし発汗過多の患者にこれを応用するのは難しい。そういう場合は、先程の緊張弛緩、衛気診等を重ねていくと読めてくる。

発汗も詳しくいうと、濡れているか濡れていないかという事で診ていると思うが、もっと細かくいうと、その発汗が、粘りけがある発汗なのか、サラッとした水のような発汗なのか、これもまた観察する。かなり詳しい情報が得られる事を教えてくれる。

ただ発汗した、発汗していないというだけではなく、目的意識をもって診ていないと、いつまでたっても進歩しない。発汗の仕方がどうなのか、穴の広範囲に発汗しているのか、狭い範囲なのか。当然広範囲に発汗して左右差がある場合は、穴が大きく広がっている証拠である。

発汗のサラサラ感と粘り感がどの程度のものなのか。そのような事を観察していくと、非常に面白い事に気がついていく。

この発汗の問題も繰り返し触っていくと、だんだんと乾燥してくるので、やはり最初の1～2回でサッとわかるような手の感覚をつくっておく。生体を診る事自体が生体そのものに働きかける事になるから、生体を診る場合は、化学実験のように、何度も繰り返しやっても、再現性があるわけではない。そういうものだと思って、最初の1～2回でサッとわかるような、手の感覚をつくっておく。これは非常に重要な事である。

c．穴の圧痛

圧痛の多くは、新しい病に現れ、古い病では圧痛はむしろ沈んでしまって現れなくなると認識している。

この事は法則として実際の臨床に用いる事ができる。即ち、急性の胃痙攣ほか急性の疾患においては圧痛を頼りにある程度診断できる。「急性の疾患がいずれの臓腑経絡に関係しているか」という事が圧痛を通してある程度把握できるのである。

この圧痛も、なかなか難しい。押さえて痛いか痛くないかという事、どの程度をやると良いのか、その患者さんの感覚度、それから肌肉が分厚いか、薄いか、等で皆違ってくる。敏感な人にきつく触ると全て圧痛となる場合もあるので軽く触らなければならない。また鈍感な人は、強めに触らないと圧痛が確認できない事もある。では、何グラム押せば良いのかと質問する人がいるが、身体は皆違うので杓子定規にはいかない。圧痛を引き出すにはコツがある。穴の下にすぐ骨がある場合は出やすい。その穴の下に骨がない場合は、何か下敷きになるようなもの、例えば腱や筋に押し当てるようにすると、圧痛は出やすい。

1）原穴、督脈上の圧痛の場合

原穴の合谷のような所であれば、拇指と次指で輪をつくり、穴を広げて緊張させておいてゴリゴリと押すと出てきやすい。緩んだ状態では圧痛は出にくい。原穴の圧痛をもし探るならば、穴を広げて緊張させた状態にして、上下左右に擦る。そうすると圧痛は出やすい。そして穴の擦りかたも上下左右である。上下左右を中心にして少しだけ圧迫する。

圧迫を中心にすると、嫌なものを感じて触られたくないという感じがするので、上下左右に接触するようなつもりで、少し圧を加える。そうすると、あまり嫌な感じを与えず圧痛を検出する事ができる。

椎骨の場合は、骨の下敷きがあるため、圧痛は出やすい。下敷きがない場合は、穴を緊張させて取る。背部の第一行線の圧痛は、第一行線（棘突起の際）からやや斜めに椎骨の方向に向けて圧を加えると圧痛が出やすい。更に圧痛も、浅い所にある圧痛と深い所にある圧痛があるから、それも捉え、いろいろな診察法を使う。

その診察法をさまざまに組み合わせて、これは大体浅い所に出るだろう、これは深い所に出るだろうと読んで、圧痛をどのあたりで取るかという事を決めるわけである。

訓練しないとなかなか難しいが、それこそが中医学なのである。何十年も臨床をしていると、その感覚がすぐわかるようになる。

2）井穴診の場合

指を捻ったり縦に引いたり押したりして圧痛を確認する。この場合もただきつく押さえるだけでは、どこでも圧痛が出てくる。そうではなく、軽く上下に触れたりして少し圧をかけて痛みがあれば、それは圧痛である。左右どちらかに反応が出てくる。両方ある場合は、よりどちらが顕著かを確認する。

このように、圧痛を正確に取る事ができれば、急性疾患ほどシャープに効かせる事ができる。病が古くなると圧痛が出なくなり穴が沈んでしまう事が多い。それでも圧痛が出る場合もある。圧痛は、熱や冷えとのかかわりが非常に深いようで、そういう意味で圧痛が出やすいものと出にくいものとがある。

d．穴が大きくなる場合、小さくなる場合

大きい穴は初心者にはわかりやすい。例えば、合谷や足三里は穴が大きい。足三里を取る場合に

も位置が大事で、足が伸びた状態では取穴しにくい。

これは『霊枢』本輸に、足を屈曲して取穴しなさいと記してある。そして上廉（上巨虚）等は伸ばして取りなさいと記している。

反応の出ている大きな穴を毎回観察して鍼を刺していると、この穴が大きくなっていく場合と、小さくなっていく場合がある。

小さくなっていく場合は大体正常に近づくし、大きくなる場合はどんどん病が進行している事を示す。下手すると足三里と上廉（上巨虚）がつながってくる場合がある。

例えば、イレウスの場合は上廉（上巨虚）をポイントの一つとして診るが、その上廉（上巨虚）をよく観察していると、穴がだんだんと小さくなってくる場合は大体良くなっている。刺鍼する前後でよく観察する。重篤な場合は足三里とつながってくる。

そういう場合、軽度のものは、上廉（上巨虚）と足三里の真ん中に刺せば良いが、重度のものであれば、足三里と上廉（上巨虚）を両方刺してつなげなくてはならない場合もある。要するに穴にあわせる事が大切である。

e．穴の左右差

歴代の医書には穴の左右差についての記載はあまりなく、北辰会設立当時（1980年代）は、左右両側の刺鍼をしていた。

当時、赤羽幸兵衛氏が知熱感度測定法（井穴測定法）を考案し、左右差の問題は、左右対称にある経絡のバランス調整が生体にとって重要な部分だと言っていた。これは大変な発見である。特に無脊椎動物から脊椎動物への生物の進化からみても、左右の平均化、調和というのは非常に重要な部分であると考えられる。

そういう事を考え、この経絡・経穴の左右の虚実に対して、左右の一穴での刺鍼の追試により、片側だけの刺鍼のほうがより治療効果が高い事が確認された。

この左右差の問題は、臨床では非常に重要な診断基準となり、手足の末端の穴と体幹の穴との反応の出方は大体一致してくる。

よって、穴の左右差を診る場合、まず望診で、特に色の違い、気色の状態を診る。

そういう事から始まり、手をかざすと、どちらが反発するか、どちらが温かく感じるか等という事も一つは利用しなければいけない。

それでもわからないときは、両方に刺鍼してみる。どちらが抵抗があるか？　実の方が必ず抵抗がある。治療の刺鍼ではない、診立てるための刺鍼であるから軽く刺鍼する。刺してみるのも一つの方法である。

またお灸の場合、例えば肺兪の左右にすえる場合、左側が虚中の実で、右側が実の場合は、当然ではあるが、お灸は左側が鈍くて、右側が熱いはずである。

お灸は非常に気を集める作用が強いため、虚中の実にすると熱さを感じないでむしろ気持ち良い。実の側は、気が集まり過ぎているから反発して熱さを感じやすい。お灸によるこのような方法を利用すると、左右の虚実を知る事はそう難しくはない。

このように、望診、手かざし（衛気診）、刺鍼、施灸等から、穴の虚実の左右差がわかる。

f．穴の浮沈

一般的に、重症の場合でも、治療を重ねるにつれ、穴が徐々に浮いてくるものは治しやすい。体質（陰虚体質、血虚体質、気虚体質等）や体表の特殊性の問題を超えて、一般的にいえる事であるが、重症の患者さんで沈んでいる穴が浮いてくるという事は、病気の治療としては非常に良性傾向にあるのである。

1）穴が浮く

穴が浮くとは、体表の穴の発汗の範囲が狭くなる事、深い所の硬結が浮いてくる事であり、体表観察の観点から、病は良性方向に向いている事を示す。

「虚」あるいは「虚中の実」の穴が、「実」の穴の状態になるように刺鍼する。刺鍼した後、深部の実（硬結）が浮いてきて皮膚に密着し、発汗が取れてきて、表面が充実し、あるいは膨れて、「実」という形を呈してくればよい。

例えば、脾の臓が悪い人は脾兪や公孫、肺の臓が悪い人は肺兪や中府、雲門ないしは太淵、列缺等の穴が実の穴になればよい。

また、よく上背部の兪穴に診られる虚中の実の一種で、実の部分が索状になっているものがある。表面の発汗がなくて沈んでいるもの、あるいは、意外と浅い所にありながら表面の発汗がないものもある。この索状の部分は、一見浮いているように見えるが、実際は浮いていない。これは穴が古いという事である。

2）穴が沈む

穴が沈むとは、体表の穴の発汗の範囲が広くなる事、浅い所の硬結が沈んでくる事であり、体表観察の観点から病は悪性方向に向いている事を示す。

3．穴の虚実の診断のまとめ

a．虚実の診断手順

1）まず虚実の判断は、望診により穴をよく診る。

2）穴の色の違い、気色の状態、手をかざしてどちらが反発するか、冷感熱感を診る。

3）穴の発汗、冷感、弛緩等で穴の虚を判別する（例えば線香を穴に近づけて、より温かく感じるほうが虚である）。

①虚の状態は病の進行に従って、第一虚～第四虚に変化する（図3-1・表3-1参照）。

4）穴の緊張、硬結、熱感等で穴の実を判別する。

①実の反応は、硬結が硬いほうが病としては新しい。コンニャクのように柔らかいものは古い。索状の硬結は、コンニャク状（グニャグニャ）の範疇に入り古くて重い。深在の索状の硬結は密集しているよりも、散在しているもののほうが病は重い。また、気滞、熱邪、湿痰、瘀血があり、それぞれの特徴により弁別していく（同参照）。

5）それでもわかりにくいときは、虚実を診立てるために、どちらに抵抗があるか、両方に軽く刺鍼してみる。実の側のほうが必ず抵抗があるので、これも一つの方法である。

b．経穴の病理変化（図3-1、表3-1）

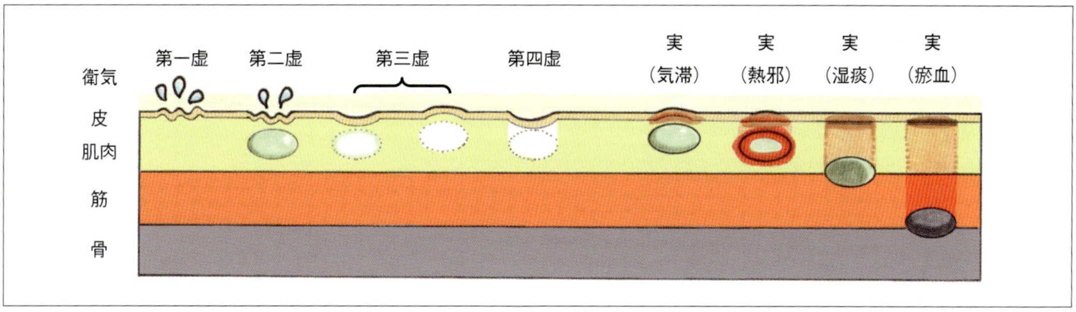

図3-1　経穴の病理変化

表3-1　経穴の病理変化

虚の穴	表在	深在	
第一虚	弛緩・発汗・冷感	正常（周囲と同じ）	
第二虚（虚中の実）	弛緩	緊張	十硬結（蒟蒻状）
第三虚	弛緩または、やや膨隆	弛緩	空虚
第四虚	弛緩・空虚	空虚	

実の穴	表在	硬結の所在	深在
実（気滞）	緊張（冷え）	分肉の間（皮と肌肉の間）	緊張または正常
実（熱邪）	緊張（熱）	肌肉と筋の間	緊張または正常
実（湿痰）	緊張（粘稠な発汗・魚鱗の如き皮膚質）	肌肉と筋の間	緊張
実（瘀血）	緊張（肌膚甲錯・細絡）	肌肉〜筋と骨の間	緊張

c．虚の病理変化

一般的にいうと、「虚」の穴は、ある意味で「虚中の実」から発展してきたものであるが、この皮膚の下の虚に気を集める事は、大変難しい。

この場合、左右の陰陽を利用して、例えば慢性の気虚で左の穴が虚の穴で、右が実の穴の場合、一つの手法としてまず虚を補い、その脈をよく診て、それがあまり反応しなかった場合は、反対側の実側の穴を軽く瀉してみる。そして、虚側の穴が充実してくればよい。即ち虚側の穴の発汗が狭まり、皮膚の下の虚が少し充実してくるような感じになればよい。もしそのような好転反応がなければ、それ以上瀉法してはならない。これは一つの便法である。

虚が、脾兪、腎兪、三焦兪または足三里、公孫等胃の気と深くかかわる穴に出てくるのは、大きな問題である。多くの場合は、虚中の実という形で出てくる。

一見、実の状態から虚の方向へ穴が移行するように思われるが、長年診ている体表観察からいえば、赤ちゃんであってもやはりもう既に虚が出ている。

背部兪穴を診ていくと、発育不全、先天的異常のある人は、必ず左の腎兪が陥凹している。まず穴が弱っている事、そして発汗が非常に大きい事が診られる。

虚は、一般に実から起こりそうであるが、虚中の実から起こる病理変化が大方である。

d．虚中の実と好転反応

穴に軽く触れて皮膚の状態を診る。そして穴を押していくと深い所に硬結を感じる。この場合、鍼を刺すと、皮膚に近い所は、虚ろな場合が多い。ところが、硬結に近づいてくると少し締まってくる。これを「虚中の実」という。

虚中の実の効果判定は、治療後、体表の発汗の部分が狭くなり、そしてこの硬結の部分が深い所から、浅い所へ浮いてきて、少し触っただけで確認できるようになる事である。

Ⅱ．背候診概論

1．背候診の定義・意義

背候診は、背部の兪穴の虚実・寒熱（冷感、熱感）等の触診を中心に行う事によって、臓腑経絡の異常を察知しようとするものである。

背候診は背部膀胱経を中心に診ていくが、膀胱経上に五臓六腑の兪穴が皆入っている事から、体表観察のなかでも臨床上重要な位置を占める。

例えば、肺は第 3 椎につながる。肺の臓が悪くなると、第 3 椎、あるいは肺兪に反応が出てくる。これは臨床と一致する。それは肺が、解剖学的に第 3 胸椎と第 4 胸椎の所につながっているという意味ではない。臨床的にそこに反応が現れ、そこを使うと肺の臓に影響させる事ができるのである。よって肺が第 3 椎に付着するという事は、非常に深い意味をもっている。

他の椎骨の場合も同様で、各椎骨につながるといわれる各臓腑は、臨床的にその椎骨につながる臓腑の反応が現れ、それを使うとその臓腑に影響させる事ができるので、背部督脈上、膀胱経上で、五臓六腑全ての反応を診る事ができる。

それ故、背部兪穴には臓腑の状態がよく反映され、臓腑の虚実・寒熱（冷感、熱感）やバランス等を窺うのに優れている。

北辰会は、弁証論治で行う臓腑経絡弁証を重要視しており、とりわけ背候診は、原穴診に比べて、臓腑弁証のほうに力点が置かれている。

背部兪穴と原穴の問題は、両方とも五臓六腑の反応を示すが、背部兪穴のほうは、五臓六腑そのままの反応を示す事が多く、原穴のほうは五臓六腑とかかわる経絡経筋の反応を示す事が多いと思われる。

五臓六腑が幹であれば、経絡はその枝葉であり、臓腑と経絡は臨床面では一体のものである。

例えれば、幹の部分は兪穴が大体反応し、治療もする。経絡を中心として五臓六腑を診た場合は原穴のほうが主となるという考え方がある。しかしこれも絶対的なものではなく、相対的なものである。

著者は、背部兪穴のほうを五臓六腑の反応として捉え、原穴のほうは、五臓六腑にかかわる経絡経筋の病を治す事が中心であると、一応考えている。

例えば、足の陽明胃経の末梢の厲兌を打撲捻挫したとする。一般的には、打撲捻挫した場合には気滞血瘀になるが、気滞のレベルで簡単な経絡経筋の異常であれば、いろいろな治し方がある。四肢の当該原穴である衝陽穴を使ってもよいし、背部兪穴の脾兪や胃兪の反応、特に第一行に出ている反応を、毫鍼で熱を取るような処置をして、取れる事もある。

経絡経筋病であっても背部兪穴及びその周辺を使って治す場合もあるし、末梢の原穴を使って治す場合もある。

2．背部兪穴の淵源

背部膀胱経上には、兪穴があり、五臓六腑の兪穴が皆入っている事は非常に重要である。

標は膀胱、本は腎であり、結局腎(先天の元気)の上に五臓六腑を反映するという事である。

事実、背候診は臨床的に非常に重要な位置を占める。日本の医学史で背候診を言い出したのは、香川修庵(1683 ～ 1755 年)、後藤艮山(1659 ～ 1733 年)あたりからである。やがて『腹証奇覧』を著した一派が、腹部の邪が深くなると背中につくところから背部兪穴らしき部位に灸を施し、背部から腹部に邪を追い出して邪を見分けていた。背中と腹に五臓六腑の反応が出る事を知っていたと思われる。

故に腹診は、日本の湯液による独特の診断術であると知られているが、根本は鍼灸家、按腹家が編み出したものである。夢分斎(夢分流打鍼術)らによって更に検討が加えられ、やがて湯液家が集大成していった。それが有名な吉益東洞(1702 ～ 1773 年)である。

ここでは、香川修庵が、彼の病の診断法(六診)のなかで、「視背」即ち背候診を早くから重要視していた著作『一本堂行餘醫言』、また張介賓(1563 ～ 1640 年)の注を参考に『素問』『霊枢』等のなかから、背部診断・治療等に関する記述を取り上げてみる。

a．香川修庵

“緩病、必ず背部を熟視せずんばあるべからず。なんとなればたいがい癥《ちょう》［腹中の結塊］の腹裏にあるや、軽き者は浮浅、重きものは沈深。その深重なる者は腹底に沈み、背の裏に凝る。ゆえに背の肉をしてあるいは陥あるいは脹、脊骨あるいは左に曲《ま》がる、あるいは右に折《お》れる、あるいは突出高起、あるいは痛み、あるいは張せしむ。これ皆癥の倚《い》つ［もたれる］推《お》してしからしむるところによるなり。もしかくのごときを視るならば、すなわちただちにその処に点じ、阿是の灸するに最も好し。あるいはその上下左右をうかがい、穴を取りてこれを灸す。もしこれを視て早く治することを知らず、その勘《はなはだしき》に及びては、すなわちあるいは左あるいは右、偏倚斜歪となりて背面正しからず。脊骨の突起は屈折して再び伸びるべからず。ついに傴僂《せむし》となりておわる。その卒なるや、癆(結核)となりて斃《たお》る。児童に特に多し。畏《おそ》れざるべし。これわが門の、視背を六診の一《ひとつ》と見《あらわ》なし、毎《ことごと》にここに察をいたすゆえんなり。また肩髆のあいだ、肉の凝て脹起するものは、ただちにその上に灸せしめればよし、また背の色を視て瘀血の有無を知るには、灸痕の色の赤紫黒白を視て、紫黒なる者は必ず瘀血あり。

およそ背肉の堆起《もりあがり》低陥する者は、上下左右中側にかかわらず、ただちにその上に灸せしむべきなり。脊骨の屈折する者もまた上下にかかわらず、ただちにその処にありて骨を挟み、あるいは骨の上に、ただちに灸すること最も好し。ただすべからく早く事によるべし。
およそ肥瘦は背において最も見易し、面瘦せる者、一望にしてすでにこれを知る。間《まま》に面瘦せざる者あるは、背腰を視るにあらざれば弁ずべからざるなり。また上気逆昇する者あり。ただ面瘦せざるのみならず色沢もまたかえって旺《さか》んにしてよし。かくのごとき者は背の上にありて潤沢枯索を弁ずべし。その肉実すれば骨隠れ、その肉脱すれば骨露《あらわ》る。その潤沢枯索、ひとたび視て掩《おお》うべからず。ゆえに背も候《うかが》わざるべからざるなり。"

『一本堂行餘醫言』視背

b.『素問』『霊枢』及び張介賓の解説

1)『霊枢』背腧

脊椎両側にある五臓兪穴の部位・取穴法・灸による補瀉の法を示し、その部位に該当する鍼灸治療を示している。

"黄帝問于岐伯曰. 願聞五藏之腧出于背者. 岐伯曰. 胸中大腧在杼骨之端. 肺腧在三焦之間. 心腧在五焦之間. 膈腧在七焦之間. 肝腧在九焦之間. 脾腧在十一焦之間. 腎腧在十四焦之間. 皆挾脊相去三寸所. 則欲得而驗之. 按其處. 應在中而痛解. 乃其腧也. 灸之則可. 刺之則不可. 氣盛則寫之. 虚則補之. 以火補者. 毋吹其火. 須自滅也. 以火寫者. 疾吹其火. 傳其艾. 須其火滅也."

(黄帝、岐伯に問いて曰く、願わくは五臓の腧※の背に出づる者を聞かん。岐伯曰く、胸中の大腧は杼骨の端に在り。肺腧は三焦の間に在り。心腧は五焦の間に在り。膈腧は七焦の間に在り。肝腧は九焦の間に在り。脾腧は十一焦の間に在り。腎腧は十四焦の間に在り。皆脊を挟みて相去ること三寸所《ばかり》、則ち得てこれを験《しら》べんと欲すれば、其の処を按ずるに、應中に在りて痛解するは. 乃ち其の腧なり。これに灸するは則ち可にして、これに刺すは則ち不可なり。氣盛んなれば則ちこれを寫し、虚なれば則ちこれを補す。火を以て補する者は、其の火を吹くなく、自ら滅するを須《ま》つなり。火を以て寫する者は、疾《と》く其の火を吹き、其の艾に傳え、其の火の滅するを須つなり。)

『霊枢』背腧

※腧:腧は兪、逾、諭と同様、いずれも通ずるという意味がある。

(現代語訳)

黄帝が岐伯に問う。「背中にある五臓の兪穴を教えてほしいのですが…」

岐伯が言う。「胸中の大腧(大杼穴)は、項の第1椎骨の下にあり、肺兪は第3椎骨の下にあり、心兪は第5椎骨の下にあり、膈兪は第7椎骨の下にあり、肝兪は第9椎骨の下にあり、脾兪は第11椎骨の下にあり、腎兪は第14椎骨の下にあります。これらの穴位はすべて椎骨の両側にあり、左右の穴位は三寸は離れています。これらの穴位の位置を確定するための検証方法は以下の通りです。手で兪穴を押さえて、病人が気怠く、腫れて痛んだりする所、あるいはもともと痛みがあって具合が悪い所で、指圧によって痛みが緩和する所が、穴位のある所です。これらの兪穴は、灸法が最適の治療法であり、みだりに刺鍼を用いてはいけません。灸を使用するときは、邪気が盛んであれば瀉法を用いるべきであり、正気が虚しているなら補法を用いるべきであります。艾で補法を施すときには、火をつけたら、それを吹かないでゆっくり燃えさせ、ひとりでに消えるのを待ちます。艾で瀉法を施すときには、火をつけたら、迅速にそれを吹いて火を盛んにし、更に艾を加え燃やして再び灸をし、すばやく燃やして迅速に燃え尽きるようにします」

①『類経』

“五藏之腧．出于背者．…五藏居于腹中．其脉気倶出于背之足太陽經．是爲五藏之腧.”

『類経』巻七経絡類十一、五臓背兪（『霊枢』背腧『素問』血気形志）の注

「五藏の腧、背に出る者は、…五藏は腹中にありて、その脉気ともに背の足太陽経に出ず、これを五藏の腧となす。」と述べられているように、五臓と背部兪穴の間には、密接な関係がある。

２）『素問』 気府論

現代の鍼灸からみると、経穴に異なる部分がみられ、歴史的な鍼灸の発展がみられる。

“足太陽脉氣所發者．七十八穴．兩眉頭各一．入髮至項三寸半．傍五．相去三寸．其浮氣在皮中者．凡五行．行五．五五二十五．項中大筋兩傍各一．風府兩傍各一．侠背以下至尻尾二十一節．十五間各一．五藏之兪各五．六府之兪各六．委中以下至足小指傍．各六兪．……督脉氣所發者．二十八穴．項中央二．髮際後中八．面中三．大椎以下至尻尾及傍十五穴．至骶下凡二十一節．脊椎法也.”

（足の太陽の脉気の発する所の者、七十八穴。両眉頭、各おの一、髪より入りて項に至る三寸半、傍らに五あり。相い去ること三寸。其の浮氣の皮中に在る者、凡て五行、行ごとに五、五五二十五たり。項中の大筋の両傍　各おの一、風府の両傍、各おの一。侠背以下、尻尾に至る二十一節、十五間に各おの一、五臓の兪、各おの五、六府の兪、各おの六。委中以下、足の小指の傍らに至る、各おの六兪。……督脉の気の発する所の者、二十八穴。項の中央二、髪際の後ろの中　八、面の中三、大椎以下尻尾に至り傍らに及ぶ　十五穴。骶下に至る凡て二十一節、脊椎の法なり。）

『素問』気府論

（現代語訳）

足の太陽経の脈気が発する所として七十八の穴位がある。両眉の凹みのなかが各一穴、眉の上部から上行して髪際から入って前頂穴に至る間には、そのなかに神庭、上星、顋会の三穴があって、全てで長さは三寸半である。前頂は中央の一列にあり、その両側は各々二列に分かれ、中央一列とともに五行となる。中央の列から一番外の列までは三寸の距離がある。その頭部に浮上す

る経脈の気で頭皮の内を運行するものには五列あり、各列ごとに五穴あるので、計五×五＝二十五の穴位となる。下に行って項中の大筋の両側に各一つ穴位があり、これはとりもなおさず天柱穴である。風府穴の両側にも各一つ穴位があり、これは風池穴である。ここから下行して背脊両側にいくと、大椎穴から尾骶骨までに二十一節あり、そのなかの第15椎の間は左右に各一つずつ穴位がある(附分、魄戸、膏盲、神堂、譩譆、膈関、魂門、陽綱、意舎、胃倉、肓門、志室、胞肓、秩辺、承扶)。五臓の兪穴は左右に各五あり(肺兪、心兪、肝兪、脾兪、腎兪)、六府の兪穴は左右に各六あり(胆兪、胃兪、三焦兪、大腸兪、小腸兪、膀胱兪)、更に委中以下足の小指に至るまでの間に、左右各六の兪穴がある。

督脈の経気の発する所として二十八の穴位がある。項の中央に二穴あり、前髪際から後部に向かって八穴あり、顔の中央に三穴あり、大椎以下尾骶骨に及ぶまでの間に十五の穴位がある(大椎、陶道、身柱、神道、霊台、至陽、筋縮、中枢、脊中、懸枢、命門、陽関、腰兪、長強、会陽)。大椎から尾骶骨に至るまでに全部で二十一節、これが脊部の椎骨を算出する方法である。

3)『素問』血気形志

“欲知背兪．先度其兩乳間．中折之．更以他草度去半已．即以兩隅相拄也．乃擧以度其背．令其一隅居上．齊脊大椎．兩隅在下．當其下隅者．肺之兪也．復下一度．心之兪也．復下一度．左角肝之兪也．右角脾之兪也．復下一度．腎之兪也．是謂五藏之兪．灸刺之度也．”

(背兪を知らんと欲せば、先ず其の両乳の間を度《はか》りて、中もてこれを折る。更《か》うるに他の草を以て度りて半ばを去り已《す》て、即ち両隅を以て相い拄《ささ》うるなり。乃ち挙げて以て其の背を度り、其の一隅をして上に居らしめ、背の大椎に斉《ひと》しくし、両隅を下に在らしむ。其の下隅に当る者、肺の兪なり。復た一度を下せば、心の兪なり。復た一度を下せば、左角は肝の兪なり。右角は脾の兪なり。復た一度を下せば、腎の兪なり。是を五臓の兪と謂う。灸刺の度なり。)

『素問』血気形志

(現代語訳)

患者の背面上の五臓の兪穴の部位を決めるには、まず一本の草を使って患者の二つの乳頭の距離を側り、まん中で二つに折る。次に、同じ長さの草をもう一本用意し、真ん中から折って半分を捨て、残る半分の草でさきの草の両端を支え、正三角形をつくり、これで患者の背面部を側る。三角形の一角を上に向けて脊椎の大椎穴の所に当て、両角を下に向けて置くと、下の左右両角の指す部位が即ち肺兪である。

更に上の一角を一度(正三角形の頂点から底辺までの距離)下げると、左右両角の指す部位が心兪である。更に一度下げると、左の角が肝兪、右の角が脾兪である。更に一度下げると、左右両角の指す部位が腎兪である。これが五臓の兪穴の部位であり、また鍼灸治療の際の取穴の方法である。

①『類経』 張介賓の按

“……肝兪脾兪腎兪．以此法折量．乃与前背兪篇及甲乙経．銅人等書皆不相合．其中未必有誤．或古時亦有此別一家法也．仍当以前背腧篇及甲乙等書者爲是．”

『類経』巻七経絡類十一、五臓背兪　張介賓の按

(現代語訳)

背部兪穴の部位決定(度量の法)方法を述べているが、『霊枢』『甲乙経』等とは一致しない。張介賓は、『霊枢』『甲乙経』等を是とする。

4)『素問』 刺熱

熱病の背部兪穴での治療法のまとめである。更に大椎の位置を示し、脊椎兪穴の取穴の大法則を述べている。

“熱病氣穴．三椎下間．主胸中熱．四椎下間．主鬲中熱．五椎下間．主肝熱．六椎下間．主脾熱．七椎下間．主腎熱．榮在骶也[1)]．項上三椎陥者中也[2)]．”

(熱病の氣穴、三椎の下間は、胸中の熱を主り、四椎の下間は、鬲中の熱を主り、五椎の下間は、肝熱を主り、六椎の下間は、脾熱を主り、七椎の下間は、腎熱を主る。榮は骶に在るなり。項上三椎の陥する者の中なり。)

『素問』刺熱

1)「榮在骶也」：脊椎末の尾骶骨(仙骨)の事。長強穴がある。
2)「項上三椎陥者中也」：張介賓の説「これは脊椎を取る原則である。項上三椎とは、項骨の第三節であって、これは脊椎ではない。三椎の下の陥するものの中とは、(脊椎の)第一節で、穴名を大椎という。

(現代語訳)

熱病を治療する穴位は次の通りである。第 3 脊椎の下(身柱)は胸中の熱病を主治し、第 4 脊椎の下(巨闕兪)は膈中の熱病を主治し、第 5 脊椎の下(神道)は肝熱病を主治し、第 6 脊椎の下(霊台)は脾熱病を主治し、第 7 脊椎の下(至陽)は腎熱病を主治する。熱病を治療する際には、まず上部を取穴して陽邪を瀉し、更に下部を取穴して陰気を補うが、その下部の穴位は尾骶骨の所である。頸項部の上から三番目の陥凹した所の中央、つまり大椎から脊椎が始まるのである。

①五椎下間．主肝熱．

「五椎下間．主肝熱．」の考え方からすると、第 5 椎というのは、肝に「熱」があるときの反応点・治療点となっているが、著者は「寒」「熱」「虚」「実」を含めて広く肝の臓に異常があるときの反応点・治療点として診る。この事からも多岐にわたり「心」と「肝」が密接にかかわっている事がよくわかる。

また、子午陰陽関係では、「心」と「肝」の表裏関係にある「胆」が関係をもつ。

臨床的には例えば、左掌の少府のあたりに、皮膚病ができてどうしても治らない患者が来院し

た。皮膚科に行っても治らないようである。診察するとやはり肝が関係している。更に体表観察して診ると、特に左の胆兪と左の胆経が張っていた。そこで胆兪に鍼を一本刺し治った例がある。皮膚病で、出る部位が決まっている場合は、その部位と関係する臓腑経絡に異常がある場合が多い。

5）熱病に対する五十九刺法

『素問』刺熱・『霊枢』熱病・『霊枢』五邪

“熱病先胸脇痛．手足躁．刺足少陽．補足太陰．病甚者爲五十九刺．熱病始手臂痛者．刺手陽明太陰．而汗出止．熱病始於頭首者．刺項太陽而汗出止．熱病始於足脛者．刺足陽明而汗出止．熱病先身重骨痛．耳聾好瞑．刺足少陰．病甚爲五十九刺．熱病先眩冒而熱．胸脇滿．刺足少陰少陽．”

（熱病、先ず胸脇痛み、手足躁ずれば、足の少陽を刺し、足の太陰を補う。病甚だしきは五十九刺をなす。熱病の手臂の痛みに始まる者は、手陽明太陰を刺して、汗出づれば止む。熱病の頭首に始まる者は、項の太陽を刺して汗出づれば止む。熱病の足脛に始まる者は、足陽明を刺して汗出づれば止む。熱病、先ず身重し骨痛し、耳聾し好く瞑するは、足少陰を刺す。病甚だしきものは五十九刺をなす。熱病、先ず眩冒して熱し、胸脇滿なるものは、足少陰少陽を刺す。）

『素問』刺熱

（現代語訳）

熱病でまず胸脇部が痛み、手足をしきりに動かす場合は、足の少陽経を刺鍼して熱を瀉し、足の太陰経を補う。病がひどければ、“五十九刺”の法を用いる。熱病でまず腕から胸が痛むものは、手の陽明経と手の太陰経を刺鍼し、発汗すれば熱は止む。熱病でまず頭部に症状が出るものは太陽経の項部を刺鍼し、発汗すれば熱は止む。熱病でまず足脛に症状の出るものは、足の陽明経を刺鍼し、発汗すれば熱は止む。熱病でまず身重、骨痛、耳聾してよく眠ろうとするものは、足の少陰経を刺鍼する。病がひどいものは、“五十九刺”の法を用いる。熱病でまず眩冒して発熱し、胸脇満なるものは、足少陰経と足少陽経を刺鍼する。

“熱病三日．而氣口靜．人迎躁者．取之諸陽．五十九刺．以寫其熱而出其汗．實其陰以補其不足者．身熱甚．陰陽皆靜者．勿刺也．其可刺者．急取之．不汗出則泄．所謂勿刺者．有死徵也．”

（熱病三日、氣口靜にして、人迎躁なる者は、これ諸陽にとる。五十九刺し、以てその熱を寫してその汗を出さし、その陰を實して以てその足らざる者を補う。身熱甚だしく、陰陽皆靜なる者は、刺すことなかれ。その刺すべき者は、急いでこれを取り、汗出でざれども則ち泄る。所謂刺すことなかれとは、死徵有することなり。）

『霊枢』熱病

（現代語訳）

熱病にして三日、気口の脈が静で落ち着いており、人迎の脈が躁で安定してないものは、もろもろの陽経に治療するのがよい。五十九刺の法を用い、その熱を瀉して発汗させ、その陰分を充実させ、不足を補うのである。身熱は甚だしくても陰陽の脈が安静である場合はよくないので、刺鍼してはいけない。刺鍼すべき場合は、直ちに治療を施し、もし発汗しなくても邪熱はもれる。いわゆる“刺鍼してはいけない”というのは、脈と証が合わない死の徴候がある場合である。

“邪在肺．則病皮膚痛．寒熱．上氣喘．汗出．咳動肩背．取之膺中外腧．背三節五藏之傍．以手疾按之．快然．乃刺之．取之缺盆中以越之．”

（邪肺に在れば、則ち皮膚痛み、寒熱し、上氣して喘ぎ、汗出で、咳して肩背を動かすを病む。これを膺中の外腧と、背の三節五臓の傍らに取る。手を以て疾《と》くこれを按じ、快然たれば、乃ちこれに刺す。これを缺盆中に取りて以てこれを越す。）

『霊枢』五邪

（現代語訳）

病邪が肺を侵すと、皮膚の痛み、悪寒発熱、気が逆上して息苦しい、汗が出る、咳が肩や背にひびいて痛む等の症状が発生する。治療は、側胸上部の中府・雲門穴、及び背部第３椎のかたわらの肺兪穴に取穴するとよい。刺鍼の際に、まず手指ですばやくその部位を押さえ、患者が気持ち良ければ、その部位に刺鍼する。同時に缺盆に取穴し、肺中の邪気を上から追い出すとよい。

６）『霊枢』　癲狂

背中の兪穴の取穴法と刺鍼について記載されている。

“厥逆腹脹滿．腸鳴．胸滿不得息．取之下胸二脇咳而動手者．與背腧以手按之立快者．是也．”

（厥逆の腹脹滿し、腸鳴り、胸滿ちて息することを得ざるは、これを下胸二脇の咳して手に動く者と、背腧の手を以てこれを按じて立ちどころに快き者に取る、是なり。）

『霊枢』癲狂

（現代語訳）

厥逆病で腹が脹り、腸が鳴り、胸中煩悶して呼吸困難となる症状が現れたら、治療には両腋下の脇骨部（章門・期門を指す）にあり、咳をすると脈が手に触れる兪穴と、また背を手で按じてみて病人が気持ち良いと感じたところを取るのがよい。そこが刺すべき背の兪穴の穴位である。

３．背部兪穴と五臓六腑

北辰会方式をつくり出した当初は、多くは背候診を中心に診察していた。背候診は、北辰会の伝統的なものなので、初期から体表観察に取り入れている。この伝統が臨床のなかに生きている。

中医学の問診事項でもかなりの事がわかるが、実際の臨床のなかではやはり原穴診や背候診、腹診等の体表観察が大きな位置を占めてくる。

有名な華陀は鍼灸に長じて、そして外科の名人だったという事であるが、彼が診ていたのはほとんど背部兪穴を診て病の程度、病の深さを知り、軽いものは鍼をし、重いものはそこから切り開いて、内臓を切って洗って、そしてそれに軟膏を塗って早く治した。

その背部兪穴と原穴診も入れて、更に気色の関係を研究すると、臓腑の位置が非常にはっきりするようである。

つまり、まず背候診で、五臓の兪穴をきちんと診立てる事が非常に大事となる。体表観察でもこれが極みといってもよい。

背候診による「臓」と「腑」の関係は、脾兪の下が胃兪、肝兪の下が胆兪のように相対的な臓腑関係があるが、心兪と小腸兪、肺兪と大腸兪、腎兪と膀胱兪の臓と腑の関係は少し離れている。

肝胆と脾胃の表裏関係は親密であるといえる。ところが肺と大腸、心と小腸は位置的に離れている。腎と膀胱は比較的近いのに兪穴は離れている。心・肺・腎は特殊なものである。

六腑の場合は、兪穴よりは募穴のほうが中心になる。だから腹部の穴を中心に使う。例えば大腸を治す場合には、天枢の左右差と大腸経の原穴の左右差と絡穴の左右差を診る。『霊枢』本輸では、下合穴の上廉(上巨虚)の左右差を見比べ、反応の出ているほうを取ると大腸の腑も治しやすくなるとしている。

また背部と手足の末端の穴の使い分けは、手足と背部は五臓でつながっているから、例えば肺兪と太淵を中心に考えると、肺兪の左右差のほうが太淵の穴の左右差よりも強ければ肺兪のほうを取るべきである。その逆であれば太淵のほうを取るべきである。あるいは両方ともあまり変わらなければ、どちらを取ってもよく効くであろう。

Ⅲ．腹診概論

1．藤本蓮風の腹診

著者は、腹部の診察診断に夢分流の腹診術を採用している。

腹診では、腹部での身体の気血の鬱滞、空間的な左右上下の気血の偏在、臓腑経絡の異常を診るとともに、夢分流における臓腑配当を基本におき「邪」を指標にして診る。

夢分流がいう「邪」とは、腹部における気(血)の留滞したところを示す。これについて以下で詳しく解説する。

2．夢分流腹部の診断意義

a．診断の意義

腹部における気の偏在、即ち人体における気血の左右上下のバランスの崩れを診る事である。

夢分流では、疾病即気血の鬱滞(実邪)とし、鬱滞こそ臓腑経絡の異常とする。この病態把握は、内経医学を基盤にし、日本的展開を行ったものとして、極めて独創的である。

b．気(血)の留滞

1）夢分流では、病というものを五臓六腑の不調和と診立てており、その不調和は腹部に全部反映すると考えている。その病理観は「気(血)の留滞」であり、著者が提唱する「気滞病理学説」と一致する。「気(血)の留滞」している所を全て実邪と捉えるところが、夢分流のやり方である。ここでいうところの実邪とは、通常いわれるところの虚実とは意味や次元が異なる。

2）診察においては、術者の手掌を用い、腹壁の「緊張」を主としながらも、表面に「熱感」「冷感」「汗の有無」「弛緩」を診ていき、場合によっては少し按圧して「圧痛の有無」を確認し、またくすぐり感をも考慮する。腹壁の「緊張」は即「邪」であるが、「熱感」「冷感」「汗の有無」「弛緩」「圧痛の有無」「くすぐり感」等も、他のさまざまな情報から検証し、「気(血)の留滞」つまり「邪」と捉える場合もある。これらは、夢分流の説く腹部の臓腑配当上の異常(気血の留滞)と病証が、臨床的に一致する。

◆発汗について

著者の経験で、手術できないくらい進行した肺がんの患者の症例では、喀血し、呼吸困難とひどい倦怠感があった。腹診したところ、右上腹部(右脾募～右肺先)にかけて発汗がみられ、左上腹部は無汗で膨隆していた。丁寧に調べたところ、発汗した右上腹部では発汗自体は表面だけであり、深部に邪を認めた。がんは左右の肺葉にあるのだが、(東洋医学的診断によれば)病は右側にあると診立てた。腹診のほか体表観察をつないで「前後左右上下の法則」を用いて気の偏在を探っていくと大体がんがどの位置にあるのかがわかる。発汗が診て取れるというのは重要なのである。

c．臓腑経絡の異常

東洋医学は臓腑経絡論から成り立っているため、経絡の面から考えても腹部は十二経絡、奇経八脈等全てに関連しているので、腹部のみの診察で全身の異常を全て診る事ができる。

夢分流の腹診は腹部の邪(腹壁の緊張)を診る事で、全身の臓腑経絡の異常を診ていく場合(図3-2)と、腹部に人体(肢体、躯幹)の縮図を重ね、腹部と人体(部分と全体)の相関関係から人体の局在する病証を、その対応する腹部の部分異常として診断する場合がある(図3-3)。

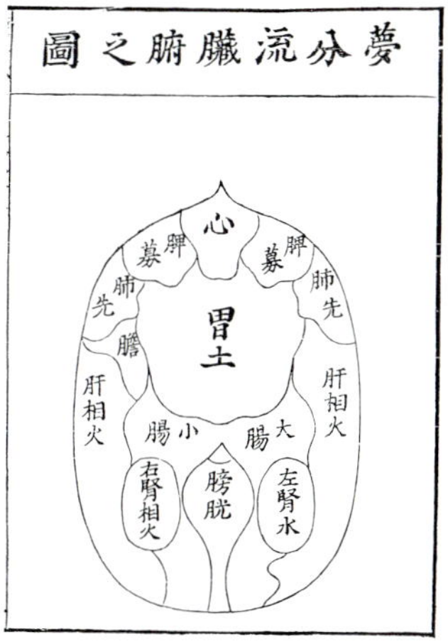

図3-2　夢分流の臓腑配当

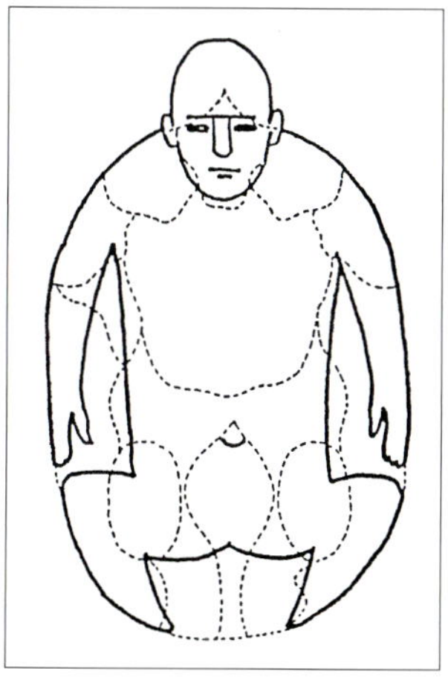

図3-3　臓腑配当と躯幹・肢体の相関関係図

3．夢分流臓腑配当の歴史的背景

夢分流臓腑配当の誕生の歴史的背景は、おそらく『難経』十六難の内証の説を基にして『十四経発揮』や『鍼灸聚英』等の病証を参考にし、更に腹壁の緊張を肌目細やかに観察して、それらと、その他の体表所見の反応を結びあわせて、そこに夢分流の臓腑が創出されたのであろうと考える。

> “假令得肝脉．其外證．善潔．面青善怒．其内證．齊左有動氣．按之牢若痛．其病四肢滿．閉癃溲便難．轉筋．有是者肝也．無是者非也.”
>
> 『難経』十六難

4．『鍼道秘訣集』について

夢分流腹診術は安土桃山時代、京都大徳寺の禅僧夢分斎が考案し、その秘伝書とされる『鍼道秘訣集』が伝承されている。

『鍼道秘訣集』の特徴

1）医の原点を説いている。
2）禅的体験により「悟り」を基盤として医学を創出している。
3）伝統継承の一つのあり様を呈示しながら、日本的な独自の鍼医学を創造している。

打鍼を腹部のみに限定して、あらゆる疾患を治療するその鍼術は、彼独自のユニークなものである。

夢分流は槌で鍼を打ち入れる方法を採用しているが、著者は現在、太目の金・銀等の材質の鍼(鍉鍼)を用い、鍼先は丸く皮膚に刺入する事はない。そしてその独特の響きにより臨床効果を上げている。

更に「空間論」的立場からも腹診へのアプローチを行い、夢分流の流れを更に発展させ、独自の世界、蓮風打鍼術を構築しつつある。

5．夢分流腹部臓腑配当の診方と病証

『鍼道秘訣集』の原文より夢分流臓腑の図（図3-2）のそれぞれの臓腑の診方と、著者の臨床で追試し臨床上効果のある病証を解説していく。

a．心下（心）

夢分流臓腑之弁

㊁當流臓腑之辨
鳩尾俗ニ水落ト云フ是ヲ心ノ藏ト號ス少陰君
火トテ毎年三四月ノ温ナル火是也此
心ニ邪氣アル時ハ目眩シ舌ノ煩頭痛シ
夜寝事ヲ得ズ又ハ眠中ニ驚キ又心悸シ
心痛ミ等ノ病ヲ生ズ

鳩尾《キュウビ》俗に水落《ミゾオチ》と云う是れを心の臓と號す。
少陰君火とて毎年三、四月の温《アタタカ》なる火是也。
此心に邪気ある時は目眩《メマイ》し舌の煩《ワズライ》頭痛し夜寝事《ネムルコト》を得ず。
又は眠《ネムル》中に驚き、又は心悸《ムナサワギ》し心痛み等の病を生ず。

1）診察手順

鳩尾、巨闕を中心とした部位を診る。この部の邪は、太った人ではわかりやすいが、痩せた人では落ち込んでいるため捉えにくい。そこで剣状突起付近の季肋部に指を押しあてて、それを下から持ち上げるようにして圧すると心下の邪がよくわかる。あるいは剣状突起の上を直接こすってみるとよい。

心下の邪と胃土の邪がはっきり区別できないときは、「鳩尾」「巨闕」を按圧して横に揺さぶったときの圧痛と、「上脘」「中脘」のそれとを比較し、強い圧痛を示す方の邪が中心となる。脾募と心下の邪を見分けるためには、「鳩尾」「中庭」の間の圧痛と「不容」の圧痛を比較するとよい。

2）病証

①上焦の状態を示す部位。心肺、脳髄海、目等の反応がみられる。この部位に邪気が入ると、重い場合では心臓病（心筋梗塞）、脳梗塞、中風発作、喘息、肺気腫等を起こす場合がある。

②軽度の場合では、常時咳をしたり痰が絡まったり、肩が凝ったり、眩暈、頭痛等がみられる。これは主に、上実下虚、下から上に邪が突き上げたために起こるものが多い。夢分流では実の虚の腹候である。

③風寒表証では邪は肺先よりも心下に出現しやすい。心下に反応がみられたとしても、必ずしも心

の異常ではなく、肺、頭の場合もあるので注意を要する。心下の邪が心の異常か、肺の異常かわからないときは、顔面気色診の臓腑配当（望診の項を参照）にある顔面の心の部（内背間）と肺の部（眉間）を押さえ、圧痛の強い方の邪が心下の邪と考える。

④ある種の高血圧は脾胃の邪が心を衝いたものである。その病理は脾胃の失調により水湿の運化が悪くなり、水湿が停滞して内風を起こし、肝陽上亢によって心を衝かれたものである。この場合、激しい頭痛を起こし眩暈を伴う。

⑤邪が心下にみられるものは、七情不和による心肝の異常によるものがある。

b．脾募

1）診察手順

足の陽明胃経の不容を中心とした部分で脾募を診る。邪の出現は、硬い場合もあるが、コンニャク状に出現する場合もある。邪は肋骨弓の上部にも出現するので注意が必要である。

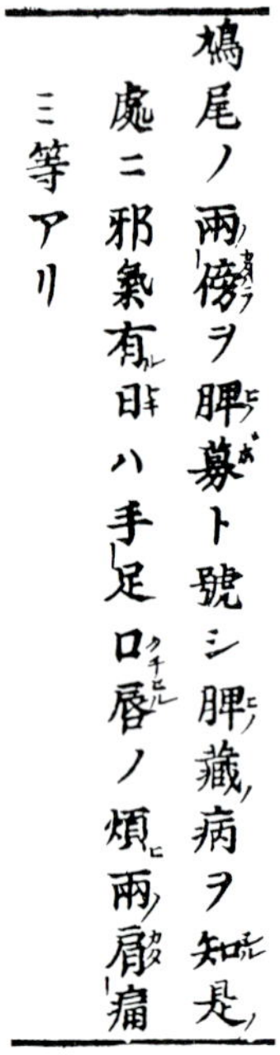
鳩尾ノ兩傍ヲ脾募ト號シ脾藏ノ病ヲ知ル是ノ
處ニ邪氣有ル時ハ手足口唇ノ煩ヒ兩ノ肩痛
ミ等アリ

鳩尾の両傍《カタワラ》を脾募と號し脾の臓の病を知る。
この處に邪気有る日《トキ》は手足口唇の煩い両の肩痛み等あり。

2）病証

①頸肩腕症候群、頑固な脾胃の病、慢性の瘧疾、陰陽気血ともに虚した人等、邪の出現がみられる。この部位に邪がみられた場合、脾胃の病のほかに肝胆の病を示す場合もある。この場合、多くは心下、脾募と同側の肺先、肝相火に邪がみられる。しかし、脾募のみに邪がみられる事もあるので注意を要する。

②上半身の異常を現す場合もある。同側の首、肩関節や顔面の異常を示す。

③肩凝りを生ずる場合もある。

「膈」は清らかな臓器である心肺と、濁邪のある胃、小腸を遮るために存在する。しかし遮りながらも上下が通じなければ五臓六腑は円滑に働かない。脾募は腹診においての上焦と中焦を遮る

「膈」に相当し、必要なものがここで痞《つか》えた場合、反応がみられる。

④筋萎縮を呈するような、手足の気血の不通をきたした手足の痺れ、痛みの場合も反応がみられる（脊髄側索硬化症等の痿証を除く）。

⑤口唇の反応としてもみられる。

⑥脾募の邪がきつくなればなるほど病は重くなるので、脾募に邪を近づけないようにする。

c．肺先

1）診察手順

期門穴を中心とする部分を診る。肺先の邪の出現は季肋部のかなり上部まで出現する。そのため期門から親指一横指上まで診る必要がある。

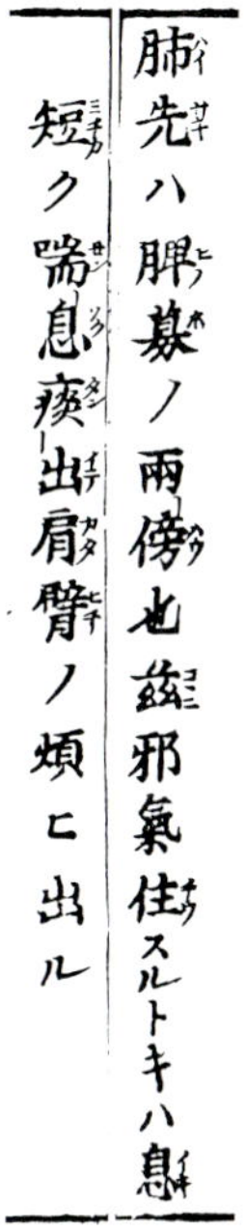
肺先ハ脾募ノ兩傍也茲ニ邪氣住スルトキハ息短ク喘息痰出肩臂ノ煩ヒ出ル

肺先は脾の募の両傍《ボウ》也。
茲《ココ》に邪気住するときは息短く、喘息痰出肩臂《ヒジ》の煩い出る。

2）病証

①邪が脾胃の部位から肺先を攻めるものは脾の陽虚が多い。

②脾募の延長として反応がみられやすい。例えば呼吸器、循環器のある程度重いものは脾募から肺先に邪がつながる。

③右親指の異常は大抵右の肺先に反応が出現する。

④咳は肺の病証であるが、風邪を引いた後に長引く咳、風邪を引いていないのに出る咳は肺先より心下、脾募に邪が出現する。

d．肝相火

1）診察手順

章門から居髎にかけての部位を診る。

肝相火の邪の捉え方は、まず左右の章門から居髎にかけての腹壁を術者が両手掌で按圧して大雑把に邪を知る。次に拇指と他の四指で把握すると更に邪を捉えやすい。

居髎付近の邪は、示指、中指、環指の先端を骨盤前面に押し付けるようにすると把握しやすい。

肝藏ト號スルハ両章門並ニ章門ノ上下也茲ニ邪氣出ル時ハ必ス眼目ノ痛疝氣淋病胸脇攣痛ミ息合短ク究テ短氣ニメ酸物ヲ好ム又ハ足ノ筋攣ルコ扨ハ諸ノ病ニ寒氣ヲ出スハ皆以テ肝ノ業也肝瘧ナト云モ此處ニ邪氣アリ針メ邪ヲ退ル時ハ痊ル

肝臓と號するは、両章門並に章門の上下也。
茲《ココ》に邪気出る時は必ず眼目《マナコ》の痛疝気淋病胸脇攣《ムネワキヒキツリ》痛み息合い短く究《キワメ》て短気にして酸物を好む。
又は足の筋攣ること、扨《サテ》は諸《モロモロ》の病に寒気《サムケ》を出すは皆以て肝の業《シワザ》也。
肝瘧《ギャク》など云うも、此処に邪気あり針して邪気を退《シリゾケ》る時は痊《イユ》る。

2）病証

①邪の出現は、必ず片側に偏って出現し、両側に出たとしても左右の強弱が診られる。ただしこの偏在は肝胆の異常のみによるのではなく足陽明や足太陰、足少陰に起因する事もある。
②章門を境にして邪が上にあるときは上半身の病を現し、下にある場合は下半身の病を現す。
③腰部捻挫の多くは肝胆の病証と考える。脈は弦で多くは同側の腎の部位にも反応がみられる。
④肝胆の異常から起こる眩暈は、片側の肝相火に反応がみられる。
⑤耳鳴、耳聾、転筋、中風の後遺症、リウマチ熱、関節リウマチ（痹証）、坐骨神経痛様の症状（挫殿風）、三叉神経痛等は、反応の出ている肝相火の反応を取ればよい。
⑥虫垂炎の術後等は右肝相火に反応がでる。
⑦悪寒（腎石疝痛、腎盂腎炎等も含む悪寒全般）がある場合、肝相火に左右差がみられる。
⑧著者が七情論を非常に重視してきた背景には、どんな病であってもこの肝相火に邪が存在するという事実からであり、そのため七情を収め、肝を収め、気滞を取る事によって病がより早期に改善するのである。

e．胃土

1）診察手順

胃土は臓腑配当のなかで最も広い面積を占めており、中脘、梁門を中心に、上は上脘から下は水分あたりまでを覆う広汎な部分の邪を診る。

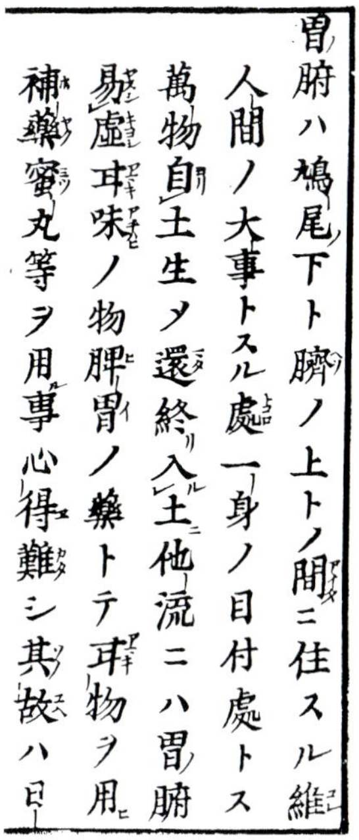
胃ノ腑ハ鳩尾ノ下ト臍ノ上トノ間ニ住スル維
人間ノ大事トスル處一身ノ目付處トス
萬物自土生ジテ還終リ入ル土ニ他流ニハ胃ノ腑
易虚シ甘味ノ物脾胃ノ藥トテ甘物ヲ用ヒ
補藥蜜丸等ヲ用事心得難シ其故ハ日

胃の腑は鳩尾の下と臍の上との間に住《ジュウ》する。
維《コレ》人間の大事とする處、一身の目《メ》付處《ツケトコロ》とす。
萬物土自《ヨリ》生じて、還《マタ》終り土に入る。
他流には胃の腑虚し易し、
甘味《アマキアジワイ》の物《モノ》脾胃の薬とて甘物を用い、補《ホ》薬蜜《ヤクミツ》丸等を用る事、心得難《ガタ》し。

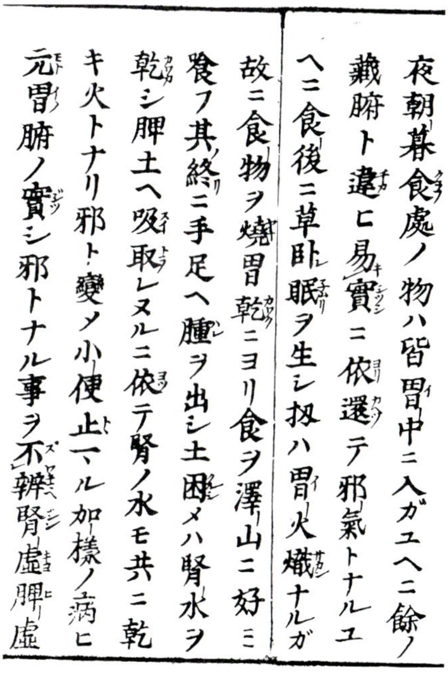
夜朝暮食處ノ物ハ皆胃中ニ入ガユヘニ餘ノ
臟腑ト違ヒ易實ニ依還テ邪氣トナルユ
ヘニ食後ニ草臥眠ヲ生ジ扨ハ胃火熾ナルガ
故ニ食物ヲ燒胃乾ニヨリ食ヲ澤山ニ好ミ
食フ其終ニ手足ヘ腫ヲ出シ土困メハ腎水ヲ
乾シ脾土ヘ吸取レヌルニ依テ腎ノ水モ共ニ乾
キ火トナリ邪ト變ジ小便止マル加樣ノ病ヒ
元胃腑ノ實シ邪トナル事ヲ不辨腎虚脾虚

其故は
日夜朝《チョウ》暮《ボ》食《クラウ》處の物は皆胃中に入がゆえに餘《ヨ》の臓腑と違い
実し易《ヤス》きに依《ヨリ》、還って邪気となるゆえに食後に草《ク》臥《タビ》れ眠を生じ
扨は胃火熾《サカン》なるが故に食物を焼、
胃乾《カワク》により食を澤山に好み食う。
其の終わりに手足へ腫《ハレ》を出し土困《クル》しめば腎水を乾《カワカ》し
脾土へ吸《スイ》取れぬるに依って腎の水も共に乾き火となり
邪と変じて小便止まる加様の病い
元《モト》胃の腑の実《ジツ》し邪となる事を辨《ワキマエ》えず。

ナレバ補藥等ノ甘味ヲ用ヒ宜ナド云テ用ル
時ハ忽心腹ニナツミ返テ重病トナル是唯燃
火ニ薪ヲ添ガ如シ又甘物腎水ヲモ益ナド
云人有維以テ謬也甘ハ脾土ノ味ヒ土
剋水ノ理ナルニヨリ腎水ノ爲ニハ大敵也何
藥ト可成加樣ノ違ヒニテ可生病人モ死ニ
趣クヲ非業ノ死ト號ス當流ノ養生針ナド
ニハ兼テ脾胃易實邪氣ト成ヤスク龍雷相
火ノ肝易實レハ病ト變スル事ヲ悟テ肝胃
ノ亢ザル樣ニト針ス夫針ハ金也金ハ水ノ母
ニテ金裏ニ水ヲ含陰中陰ナル金水ヲ以テ
邪熱ヲ鎭退ク胃實ハ邪熱ノ根ト云脾胃
ノ實火ニ甘物ヲ用レバ彌以テ病重ル事
明ナレハ補藥ヲ用テ驗シ無シ胃火熾ニメ
煩フ病人ハ必ス甘味ヲ好ム是其病ノ好ム
處ナレハ用テ惡不用吉右ハ大法奥ニテ漸
漸ニ可斷

腎虚脾虚なれば

補薬等の甘味を用い宜《ヨロシ》など云て用いる時は忽《タチマ》ち心腹になつみ返って重病となる是唯燃《モユル》火《ヒ》に薪を添《ソユル》が如し。

又甘き物腎水をも益《マス》など云う人有り維以て誤《アヤマリ》也。

甘きは脾土の味ひ土剋水の理《リ》なるにより腎水の為には大敵《テキ》也。

何ぞ薬と成す可き。加様の違いにて生く可き病人も死に趣《オモム》くを非業の死と號す。

当流の養生針などには兼て脾胃実し易く邪気と成りやすく龍雷相火《リュウライソウカ》の肝実し易《ヤス》ければ病と変する事を悟りて、肝胃の亢《タカブラ》ざる様にと針す。

夫《ソレ》針は金《カネ》也。金は水の母にて金裏《キンリ》に水を含み陰中の陰なる金水を以て邪熱を鎮《シズ》め退《シリゾ》く。

胃実は邪熱の根《モト》と云う脾胃の実火に甘き物を用れば弥《イヨイヨ》以て病重《カサナ》る事明《アキ》らかなれば補薬を用いて験《シルシ》無し、胃火熾《サカン》にして煩う病人は必ず甘き味を好む是《コレ》其の病の好む處なれば用て悪く用い不して吉、右は大法奥《オオカタオク》にて漸漸《ゼンゼン》に断る可《ベ》し。

2）病証

①夢分流では、胃土、肝相火、大小腸を重視しており、肝と胃が亢《たか》ぶらないよう治療する事を眼目としている。

②病が重いにもかかわらず、胃土に全く邪のみられないものは逆証である。胃土に波板状の邪がみられるもの、軽石の上にビニールの風呂敷を敷いたようなものも逆証である。この部に鍼をして緩まぬものや、ただならぬ緊張が現れているものは多面的観察を行って順逆を決定しなければならない。逆証のときは必ず舌に異常が現れる。舌は陰虚に徹した舌証を呈する。

③胃土から心下、脾募に邪が出てくるものは、精神の安定を欠く事が多い。

④胃土、脾募から腎膀胱に邪が入ったものは浮腫を起こす。

⑤胃土に邪がある場合は、甘味を避ける必要がある。この部に常に邪が入らないようにしておく事が予防になる。

ｆ．腎

１）診察手順

水道、大巨を中心とする部位を診る。腎の邪は、胃土、肝相火のようにはっきり出てこない事が多い。腎の左右差に注意。右腎は腎の陽気にかかわり、左腎は腎の陰気にかかわる事が多い。表面が弛緩しているのに、腹直筋の走向に対し直角に按ずると抵抗を感じる場合、これは邪が深い所にある事を示す。

２）病証（原著には腎の病証は記載されていないので、著者の研究によるものである）

①慢性の喉の疾患、耳疾（中耳炎、耳痛等）、なかでも耳の奥のほうは腎が主る。

②上気して頭痛を起こすものは、頭（膀胱経）の凝りを伴う。また頸が凝って目の奥が痛む。下焦に関する各種の病、婦人科疾患の反応がみられる。

③特に大巨には、腰痛、足の病、冷え込みによる病の反応がみられる。この部位に縦に太い筋様のものが現れ、しかも痩せているものは腎虚の極みである。この部位が上腹部より冷えているものは下焦に冷えが入っている事を示す。

④女性において、左の関尺の脈が右より強い弦脈あるいは滑脈を打って、かつこの部位にうっすらと邪が現れ、あるいは圧痛（特に右腎）があるものは生理が近い事を示す。

ｇ．膀胱

１）診察手順

膀胱は両腎の間に位置を診る。

２）病証（原著には膀胱の病証は記載されていないので、著者の研究によるものである）

①腎の邪とともに現れる事が多く、その症状もほとんど腎と同じである。

②女性がよく起こす膀胱炎、生理痛、子宮発育不全の反応が現れる。

③膀胱炎では中極から関元にかけて非常に緊張してくる。同時に片側の肝相火に邪が現れる。

④前立腺の病、例えば前立腺肥大・前立腺がん等は、ここに反応が現れる。

h．大腸小腸

1）診察手順

大腸小腸は、肝相火、胃土、両腎に隣接し、膀胱に遮られる部分を診る。この部分は臍を囲み天枢を含んでいるので非常に重要である。胃土、肝相火についで広い面積を占めている。

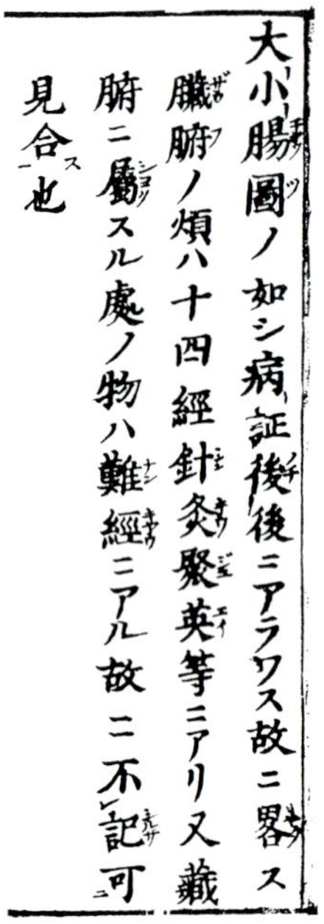
大小腸圖ノ如シ病証後後ニアラワス故ニ畧ス
臟腑ノ煩ハ十四經針灸聚英等ニアリ又藏
腑ニ屬スル處ノ物ハ難經ニアル故ニ不記可
見合也

大小腸図の如し病証後後《ノチノチ》にあらわす故に畧《リャク》す。
臓腑の煩は十四経鍼灸聚英等にあり
又臓腑に属す處の物は難経にある故に記不《シルサザ》る。
見合す可也。

2）病証

原著には病証が詳述されていない。著者の見解によれば、ここの部位は五臓六腑全てにつながる移行部であり、故に五臓六腑の病が複雑に絡み合ったものがここに邪を現す。

i．胆

胆に関する明確な見解は未だ明らかではない。基本的には肝相火に準ずる。

j．三焦

夢分流では神闕（臍）を三焦の腑としている。

「何れの処を三焦の腑と云うなれば、即ち臍の中、神闕是なり。……臍即ち一身のくくりとす。たとえれば袋の口を結ぶが如し……」（『弁釈鍼道秘訣集』三焦の腑の大事より）

6．腎間の動気について

臍下腎間の動気といえば、普通気海・丹田の事のように思うが、臍の周辺も臍下腎間の動気の部分でもある。そのなかでも気海・丹田が重要である事は間違いない。

著者が上下左右前後の法則（空間論）で、臍周の動きを見つめると同時に滑肉門・水分・天枢・大巨・気海をも診ているのだが、これらはすべて腎間の動気の範疇に入る事になる。

なおかつ、『鍼道秘訣集』には右命門（右腎相火）、左腎水があったが、これは“陰陽のわかれ”

といえる。動気は陰陽に分かれるのである。

例えば、腎陰虚の場合には左の腎水が弱るのは当然である（たまに例外もある）。

『難経』三十六難で“右命門学説”が説かれて、後世清代においてさまざまな医家が命門の位置について論及しているがいずれも的を射ていない。『難経』が正解である。こういった事は鍼を用いて臨床していないと理解できない。

『難経』が言わんとする命門を臨床によって見つめるならば、それは右の大巨～水道、帰来付近である事がわかる。

『鍼道秘訣集』に「腎水を泄らすと相火、命門の火が昂ぶる」とある。そうするとあらゆる病が起きるため、この相火を打ち消すために「止ル鍼」という大変優れた鍼を編み出している。

また森中虚が著した『意仲玄奥』では“動悸”がどこに打っているのかを大切にしている。脾胃の弱い者は下脘あたりにドクドクと動悸が打つものだが、実の場合と虚の場合で動悸の打ち方が異なる。

これは相当重い病を診ていないとわからない。そういう意味でいえば重症の内科疾患を扱う場合、この『意仲玄奥』は非常に素晴らしい内容をもっているといえるのだが、これだけでは軽い病気が治せない事になる。

著者の立場からいえば、体表の熱感・冷感・緊張・弛緩・発汗の有無を重視すれば邪がどこにあるかがわかる。その点でいうと『意仲玄奥』では皮膚の潤燥については述べているが、皮膚の寒熱については述べていない。

７．夢分流の三焦論

夢分流では神闕（臍）を三焦の腑としている。

三焦は「心包に散絡して表裏をなし、臓腑の外、躯体の内、諸臓を包羅《ほうら》する一腔の大腑なり。」とあるように、外は皮毛に内は臓腑に連なり、臓腑器官を包み込み間隙を出入りし、全身にくまなく分布した膜状の組織で、衛気・津液の通道であるとされているが、この三焦と神闕を結びつけ、臍をもって三焦の腑（三焦は名あって形なしと言われる）とした夢分斎の発想は極めて独創的であるといえる。

また臍の穴である神闕は、語義的にみると、神は火水《かみ》であって、陰陽の元、陰陽にて測れないものを現し、闕は宮城、あるいは宮城の門という意味である。

故に神闕とは、陰陽の元が住んで出入する所、陰陽未分の所である。更に全身の中央に位置する所と相まって、枢中の枢としての働きをもっている。

ａ．臍（神闕）及び臍周の見解

臍は部位的に、『素問』三部九候論でいうと、上中下に分けたなかでも、枢中の枢の部分が腹で、そのちょうど真ん中に臍がある。よって正常な臍は、きれいな丸型をしている。この偏りをみる事により気の偏在を把握できる。

１）臍の形の傾斜（変形）は気の偏在（邪の方向性）を示す。

２）臍周囲の緊張・膨隆は肝気とかかわりがある（気滞）。睡眠不足で神経が疲れているとき等は、臍周の邪（膨隆、緊張、動悸、冷え等）がみられる。

3）臍周の弛緩は生気の弱りを示す。甚だしい場合は臍が中心から移動する。
生気が衰え、最終段階に近くなると臍が浮き出てくる事がある。
4）臍周の気の流れの方向は時計回りである。

b．経脈の流注上の臍（神闕）

1）任脈上にある。
2）帯脈が流れているから胆経同様、枢の働きをする。
3）手少陰の経筋が流れている。
4）足太陰の経筋が流れている。しかも腹の中心であり、かつ全身の中心であるから極めて重要である。

c．診断における臍（神闕）

1）心、脾、腎、三焦の反応が現れる。
2）臍は全身の縮図であるから、全身の気血の偏重が現れる。即ち臍の傍ら五分を按診するに、圧痛、硬結があれば、その延長方向に気が偏在しているのである。
3）臍の形の歪んだ方向によって邪の方向（気の偏在）が示される。

d．臍（神闕）の治則

1）元気の衰えたものに活力を与える。
2）元気があり、陰陽差の少ないものには自動制御能力を高める。
3）太極的な全身の気血の偏在を調節する事ができる。

8．腹部の虚実と打鍼術

a．実の虚

“実の虚という腹は臍より上は実し、臍より下は虚。力なきを云う。……”
『鍼道秘訣集』

上実下虚の腹証の事で、多くの半病人は、みな上焦が実し、下焦が虚している。
そこで慢性疲労等、脾胃、肝腎の合併症状を現す。イライラや不安になるのは、胃土に邪が入ったため、精神的に不安定になるからである。この場合の治療は、夢分流は気血の鬱滞即邪という疾病観をもっているため、上実の部分に注目して、脾胃の邪を中心に取る。
原著には勝曳の鍼がよいとしているが、実証や急性症を中心にいったものと考えられる。慢性の場合は、虚証が中心となるからまず火曳の鍼で補った後に瀉す。これは最初から瀉すよりも有効である。現代人には勝曳の鍼よりも散ずる鍼や相曳の鍼がよい。

b．虚の実

“虚の実の腹は…臍より下は皆、実邪にて臍より上は虚ろ也。”『鍼道秘訣集』

上虚下実の腹証の事で、健康人にも病人にも現れる。無病の者にこの腹が現れるのは、大変結構である。この場合の下実は臍下丹田に精気が充実して力があるものであって邪ではない。按ずると少し実し気味で弾力がある。病人の下実は、按ずると硬く緊張していて弾力がない。

この腹は便秘や婦人病、疝気（腰から腹に引いて痛む）、寒湿による病、下肢の疾病等に現れる。その治療は火曳の鍼に対応して、中脘に引いてから下焦の邪を取り除く（両腎・丹田・肝相火等。肝相火は必ず邪の強いほうに鍼をする）。また腹部手術を受けた者は、手術痕に邪が集まりやすいので注意を要する。

c．実実

“実実の腹は臍の上下共に邪気あり。…”『鍼道秘訣集』

上実下実の腹の事で、腹全体に邪の広がったものは危険であるから、病の順逆をまず見極めてから扱う。邪の出方には二通りある。

１）四逆散証で表在部も深在部もともに緊張して上下とも邪が満ちているもの。

２）表在部は弛緩しているが深在部に硬い緊張（邪）が広がっているものである。

２）は、自覚症状がなくとも危険である。このような場合、まず腹に軽い鍼をして様子をみる。表面が弛緩して深在部が緊張していれば浅く軽く鍼を当ててみて、邪が緩解すればよいし、しなければ逆証である。少しずつ深在部の邪を浮かしながら取る事が大切である。

実実に近い腹証は急いで治療しなければならないが、このときの邪は脾胃が中心で、次に肝相火に注意する。脾胃に反応が出るものは治しにくいが、脾募の邪を中心に緩めるとよい。

d．虚虚

“是の腹は臍の上下皆虚たる腹、最も悪し。負曳の針にて小邪を引き出し療治すべし…”
『鍼道秘訣集』

上下ともに虚した腹の事で、最も予後が悪い。陰陽ともに虚した者、虚労証、衰弱症によくみられる腹であり、表面の邪は少なく、腹壁の底に少し緊張がある。

皮膚はかさかさに枯燥し、腠理は粗である。また表在部だけに少し邪が浮いているものもある。

この腹証は大変難しく、散ずる鍼、負曳の鍼を中心にしたおとなしい鍼を行い、時間をかけ治療回数を多くして徐々に治していくより他はない。虚の虚は、腹部に邪が出にくい、募穴は兪穴に行き、兪穴は募穴に行くという事から、後の背、横の治療をして、お腹に邪が出やすいようにして、腹部に邪を浮かせると、この虚の虚のお腹も少しずつ邪気（小邪）が表面に出てくる。そして表面に出てきた緊張(邪気)だけを丁寧に取っていくというやり方をすると、正気を傷つけずに邪気を下す事ができる。
急いで早く治そうとしてきつい鍼をしても、身体が弱るだけで、逆効果である。

9．腹部は人体の縮図

夢分流の腹診は臓腑経絡の反応をみようとするものであるが、それだけでなく同時に全身の肢体、躯幹の反映も捉えようとするものである(77頁・**図3-3**参照)。即ち腹部全体を全身の縮図と考え、腹という特殊性をみると同時に、全体をみるものである。腹部という局在した空間をみて、小宇宙である身体全体をみる事が重要である。

図にあるように、心下部で頭顔面の状態を伺い、肋骨弓で肩から上肢の状態、肝相火の中程から下のあたりで下肢の状態、小腹で下焦の状態を伺う等がそれである。

例えば右手拇指の調子が悪いときには、大体右の肺先に反応が出てくる。肩に異常のある場合は、脾募に反応が出る。坐骨神経痛で痛むとき、腎の異常でなくても「大巨」に反応が出る。

ここで大切な事は、心下に反応が出たとしても必ずしも心の異常ではないという事である。肺の異常もあるし、頭の異常の場合もある。多面的観察を行ってその判断を誤らないようにしなければならない。そのうえで、上下左右前後としての、空間的気の偏在を捉えるのである。

a．腹診における空間論(六合)的気の存在の捉え方

著者は元々、人体をもっと単純に考えるべきではないかという独特な考えをもっていた。複雑に考えなければならない面と、単純に捉えるべき面があるべきではないかという発想があったのである。そこで、人体を一つの空間物体として考えればよいのではないかという発想に行き着いた。

では空間として身体の中心とは一体どこにあるのだろうか。

そこで身体の中心は臍であると気が付き、臍の周りに空間的気の歪みの反応が現れるはずだという着想をもつに至った。

最初は臍周辺の圧痛を頼りに診ており、例えば右膝が痛い場合に臍の右下に圧痛があるのを確認した。また結膜炎で目が痛い場合にも臍周を探ると上の患側に圧痛があるのを確認した。しかし、膝痛で上に出たり、目痛で下に反応が現れたりする事も発見した。ただし、それは表と裏だけでいえば、人間の体の表だけを示しているといえる。

表があれば必ず裏があり、前、後ろがあれば必ず左右上下もあるのである。

『素問』離合真邪論や『霊枢』終始のなかに、「よく鍼を用いる者は上を見れば下を見る、右を見れば必ず左を考える、表を考えれば必ず裏を考える」という文言がある。このように陰陽の対立面を複雑に展開していくと、当然空間的には前後・左右・上下という設定が自ずとなされてくる。

臍を前とした場合、対応する後ろは懸枢穴(実際には第1腰椎棘突起)が対応するのである。前である臍の左右上下を考えた結果、臍の周りの左右上下を広げるという発想から滑肉門・天枢・大巨という穴に行き着いた。

伝統鍼灸として、江戸末期の石坂宗哲によって四霊穴として重視されてきたのだが、昭和初期では沢田流の沢田健が滑肉門、天枢、大巨を“天地の境”とし、司天在泉の説とを合わせて重視してきた。

再び前後という観点から考えると、まず腹診(腹部)を空間的に考え、“前”の真ん中を中心として身体の上下左右を診ようという立場である。前後は診にくいのだが、巧みにアプローチすれば後ろの反応を前に引き出して治す事もできなくはない。しかし、基本は前で、前の真ん中を中心として左右上下を診ようとしているのである。内傷病における虚実錯雑や寒熱錯雑の複雑な場合に夢分流を用いて治療するのはこういった理由からである。

しかしまた前と後ろは陰陽であるため、“後ろにあるものは必ず前に現れる”という理論も成り立つ。例えば太陽表証において滑肉門を用いて治療するがごときである。

また重要な事に夢分流の診断(邪)・治療の部位は、従来のように点としてではなく、面として、広がりとして捉えられているという事がある。しかもその面は単なる平面ではなく、一定の深み、厚み(表在、深在)をもっている。即ち診断、治療の部位を立体的に捉えているのである。

Ⅳ. 原穴診概論

1. 原穴診

十二経脈の原穴は、三焦の元気が注がれる所であり、臓腑経絡の変調が現れる代表的な穴処である。

原穴診とは、原穴の状態(虚実・寒熱・その他)を診る事で、「臓腑」「経絡」「経筋」等の異常を捉え、生体の気の偏在を察知し、人体の生命の変調を探る診断法である。

補足

※『霊枢』小鍼解に、“粗守形者．守刺法也．上守神者．守人之血氣有餘不足．可補寫也．”(粗は形を守るとは、刺法を守るなり。上は神を守るとは、人の血氣の有余不足を守り、補寫すべきなり。)とあり、「粗」とは下手な医者で杓子定規に単に刺法を守るのみである。「上」とは上手な医者で、人の気血・虚実の状況を把握して、補すべきか、瀉すべきかよく考慮する。生体の気血・虚実の状態は、微妙に穴に現れるので充分注意して、穴の微妙な気の動きを捉え、それを調節する事、つまりここでいう原穴の体表観察が重要となる。また、鍼を刺す技術ばかりにこだわらず、鍼を刺しながら気の動きがどうなっているかを観察する事である。

2. 原穴診の意義

五臓六腑に病があると、体表の十二原穴に反応が出る。『杉山流三部書』に“五臓に病があれば、その原穴を取穴しなさい”。これらを論拠として、五臓六腑、十二経絡がどうなっているかを診るために、原穴診を行う。

命門の火、三焦の元気は五臓六腑の原穴に最もよく現れるものであるから、原穴の「虚実」「寒熱」を診れば、どの臓腑が弱っているかよくわかる。診断・治療の重要な穴である。

原穴は〈井、榮、兪、経、合〉の中間に位置する穴で、〈井、榮〉の熱を漏らす、〈経、合〉の冷えを取る、どちらにも効かす事ができる重要穴である。『難経』六十六難、『霊枢』九鍼十二原井榮兪経合からいうと、原穴というのは、ほとんど陰経においては兪穴のあたりにおいてある。そうすると、「原」という事の意味はいろいろあるが、井榮兪経合の中間、即ち体の躯幹の中枢を司っているという事である。 だから陰経が兪土穴、五行でいったら土である、中央にしてある。これは非常に深い意味があるのではないだろうか。

a.『難経』六十六難の解説

“經言．肺之原．出于太淵．心之原．出于大陵．肝之原．出于太衝．脾之原．出于太白．腎之原．出于太谿(太渓)．少陰之原．出于兌骨．膽之原．出于丘墟．胃之原．出于衝陽．三焦之原．出于陽池．膀胱之原．出于京骨．大腸之原．出于合谷．小腸之原．出于腕骨．十二經皆以兪爲原者．何也．然．五藏兪者．三焦之所行．気之所留止也.”

(経に言う、肺の原は太淵に出で、心(心包)の原は大陵に出で、肝の原は太衝に出で、脾の原は太白に出で、腎の原は太谿(太渓)に出で、少陰(心)の原は兌骨(神門)に出づ。膽の原は丘墟に出で、胃の原は衝陽に出で、三焦の原は陽池に出で、膀胱の原は京骨に出で、大腸の原は合谷に出で、小腸の原は腕骨に出づ。十二経、皆兪を以て原となすは何ぞや。然るなり。五臓の兪は三焦の行くところ。気の留止するところなり。)

“三焦所行之兪爲原者．何也．然．臍下腎間動氣者人之生命也．十二経之根本也．故名曰原．三焦者．原氣之別使也．主通行三氣．経歴於五藏六府．原者．三焦之尊号也．故所止輒為原．五藏六府之有病者．皆取其原也.”

(三焦のゆくところの兪を原となすは何ぞや。然るなり。臍下腎間の動気は人の生命なり、十二経の根本なり、故に名づけて原と曰う。三焦は、原気の別使なり、三気を通行して、五臓六府に経歴することを主る。原とは、三焦の尊号なり。故に止る所を輒《すなわ》ち原となす。五臓六府の病あるは、皆その原を取るなり。)

『難経』六十六難

『難経』六十六難に、「経に言う……」。ここでいう経とは、一応『内経』を意識して『霊枢』経の事を言っているのだと思う。最初に臓の原穴を挙げ、次に六腑を言っている。

「十二経、皆兪を以て原となすは何ぞや。然るなり。五臓の兪は三焦の行くところ。気の留止するところなり。」では『難経』における意味づけが変わっている。

これでわかるように、『霊枢』でいう「原」は“大元”、五臓六腑の“大元”という意味で使われているのだが、その「原」が元気の「元」に変わってくる。これを中国語で、“yuan”と発音するのは、「原」という字がもとである。これが『難経』では、元気の「元」に置き換えられてくる。『難経』の時代に元気論という考えがあり、この元気論が受け継がれて、『難経』の学説に影響したと考えられる。それで、ここの三焦の兪の解釈は、元気論によって、三焦のおおもとが元気の元である、という事をいっている。要するに、「最終的には五臓六腑の病ある者はこれを取れ」というように、『難経』は重ねていくわけである。

b．『霊枢』九鍼十二原の解説

“五藏有六府．六府有十二原．十二原出於四關．四關主治五藏．五藏有疾．當取之十二原．十二原者．五藏之所以稟三百六十五節氣味也．五藏有疾也．應出十二原．十二原各有所出※．明知其原．覩其應．而知五藏之害矣．”
（五臓に六府あり、六府に十二原あり。十二原は四関に出で、四関は五臓を主治す。五臓に疾あれば、当にこれを十二原に取るべし。十二原なる者は、五臓の三百六十五節に氣味を稟《う》くるゆえんなり。五臓に疾あるや、応は十二原に出で、十二原各の出る所あり※。明らかにその原を知り、その応を覩《み》れば、而《すなわ》ち五臓の害を知る。）
“陽中之少陰．肺也．其原出於太淵．太淵二．陽中之太陽．心也．其原出於大陵．大陵二．陰中之少陽．肝也．其原出於太衝．太衝二．陰中之至陰．脾也．其原出於太白．太白二．陰中之太陰．腎也．其原出於太谿（太渓）．太谿（太渓）二．膏之原．出於鳩尾．鳩尾一．肓之原．出於脖胦．脖胦一．凡此十二原者．主治五藏六府之有疾者也．”
（陽中の少陰は、肺なり。その原は太淵に出で、太淵は二つ。陽中の太陽は、心なり。その原は大陵に出で、大陵は二つ。陰中の少陽は、肝なり、その原は太衝に出で、太衝は二つ。陰中の至陰は脾なり。その原は太白に出で、太白は二つ。陰中の太陰は腎なり。その原は太谿（太渓）に出で、太谿（太渓）は二つ。膏之原は鳩尾に出で、鳩尾は一つ。肓之原は脖胦《ぼつおう》に出で、脖胦《ぼつおう》は一つ。凡そこの十二原なるものは．五臓六府の疾有るを主治するなり。）

『霊枢』九鍼十二原

※『黄帝内経霊枢』（東洋学術出版社刊）の訳注では、「十二」ではなく「而」と解釈しているが、当会では「十二」と解釈し、この部分だけ読み下し文を変えた。

ここで重要な事は、『難経』の十二原と『霊枢』の十二原は違う。『霊枢』のほうは五臓を中心とした十二原であって、それに「鳩尾」と「脖胦」を加えている。

一方『難経』は、五臓六腑（心包を含む）に一つずつそれぞれあるという事で、十二原をいっているわけである。

しかしその意味するところは、『霊枢』においては、五臓六腑に十二原があり、これは手足にある。手足において、五臓に疾ある者は十二原を取れという。それでは、十二原というものがなぜこのように効果があるかというと、「五臓の三百六十五節に気味を稟《う》くる所以なり」という考えがあり、これは、全身各所に流注している五臓の経脈の集約がここに出てくるという事をいっているのである。

つまり「五臓に疾あるや、応は十二原に出づ」となるわけである。また「明らかにその原を知り、その応を覩《み》れば、而《すなわ》ち五臓の害を知る。」とも説明している。

十二原は、『霊枢』ではとにかく五臓の異常を観察する重要な所であるし、五臓を主治する最も重要な治療部位である。

V．井穴診概論

1．井穴の古典の意義と臨床応用

a．『霊枢』九鍼十二原

> “黄帝曰．願聞五藏六府所出之處．岐伯曰．五藏五腧．五五二十五腧．六府六腧．六六三十六腧．經脉十二．絡脉十五．凡二十七氣．以上下．所出爲井．所溜爲滎．所注爲腧．所行爲經．所入爲合．二十七氣所行．皆在五腧也.”
> （黄帝日く、願わくは五臓六府の出づる所の処を聞かん。岐伯日く、五臓五腧、五五二十五腧、六府六腧、六六三十六腧。経脉十二、絡脉十五、凡そ二十七氣、以て上下す。出づる所を井と為し、溜《なが》るる所を榮と為し、注ぐ所を腧と為し、行《めぐ》る所を経と為し、入る所を合と為す。二十七氣の行る所、皆五腧に在るなり。）
>
> 『霊枢』九鍼十二原

井穴は五腧穴の一つで、全て手の指または足の指の末端部にある。『霊枢』九鍼十二原にあるように、経脈の流注があたかも水流が始まる源泉に似ているところから「井穴」とよばれる。楊上善の説では「井は、古くは泉の湧き出るところを井と呼んだ。……人の血気は四肢に湧き出るので、脈の出る所を井という」。

著者は、井穴は表裏の経絡をつなぐ「絡穴」としての意味を重要視している。

十二井穴は経脈の末端に位置するが、この部分は陰経から陽経へいくと同時に経脈の流れが細くなり、また次第に大きくなって次の経脈を形成する場所でもあるので、陰から陽を、そして陽から陰をつなぐ「絡」だと考える事ができる。これは、流注がわかっていないと説明できない。

b．『素問』繆刺論における大絡［絡脈］と井穴の関係

> “今邪客於皮毛．入舎於孫絡．留而不去．閉塞不通．不得入於経流溢大絡而生奇病也.”
> （今邪、皮毛に客し、入って孫絡に舎り、留って去らず、閉塞して通ぜず、経に入ること得ず、大絡に流溢す、しかして奇病を生ずるなり。）
>
> 『素問』繆刺論

『素問』繆刺論における大絡（絡脈）と井穴のかかわりについて考察していく。繆刺論のなかで、邪気が皮毛から孫絡にきて、そして経脈に入る事ができなければ大絡という所に溢れる、それは奇病であり奇邪だという。

邪気 → 皮毛 → 孫絡 → 経に入る事ができない → 大絡に溢れる → 奇病・奇邪

つまり、『素問』繆刺論では、外邪による疾患の、皮毛・孫絡と経脈の中間に存在する大絡に邪気が停滞したものの処置を記載している。次に重要な部分を抜粋する。

1）“邪客於足少陰之絡…刺然骨之前出血…”

「邪が足の少陰の絡に宿れば然骨の前を刺して血を出せばいい」とは「然骨穴」が、比較的足の少陰腎経の絡として非常に大きな働きをする。著者の臨床で、例えば卒心痛、あるいは胸痛、こういったものは心筋梗塞とか狭心症であるが、その痛みは、刺痛で鍼で刺されたような痛みがある。その時点でこの瘀血様の刺痛が起こった場合に然谷のあたりをよく診て刺絡すると効果をその場でみる事ができる。

2）“邪客於手少陽之絡…刺手中指次指爪甲上、去端如韮葉……左取右．右取左”

「邪が手の少陽の絡に客すれば……手の中指の次指の爪甲上、端を去ること韮葉の如しを刺せ…左は右に取り、右は左に取る」とあり、これは手の少陽三焦経の井穴「関衝穴」を刺せというように受けとめられる。

3）“邪客於足厥陰之絡……刺足大指爪甲上與肉交者……左取右．右取左”

「邪が足の厥陰の絡に客すれば…足の大指の爪甲上、肉と交じわる者を刺せ…左は右に取り、右は左に取る」とは足厥陰経の井穴「大敦穴」を刺せというように受けとめられる。

4）“邪客於足太陽之絡……刺足小指爪甲上與肉交者……不已刺外顆下……左取右．右取左”

「邪が足の太陽の絡に客すば…足の小指爪甲上、肉と交じわる者を刺せ……いえざれば外顆の下を刺せ……左は右に取り、右は左に取る」とは、足の太陽膀胱経の井穴「至陰穴」を刺せというように受けとめられる。それでも病気が治らない場合は外顆の下「申脈穴」を取っていると思われる。

5）“邪客於手陽明之絡…刺手大指次指爪甲上、去端如韮葉左取右．右取左”

「邪が手の陽明の絡に客すれば…手の大指次指爪甲上、端を去ること韮葉の如しを刺せ、左は右に取り、右は左に取る」とは、手の陽明の大腸経の井穴「商陽穴」を刺せというように受けとめられる。

6）“邪客於手陽明之絡……刺足中指次指爪甲上與肉交者……左刺右．右刺左”

「邪が手の陽明の絡に宿れば…足の中指次指爪甲上、肉と交じわる者を刺せ、左は右に刺せ、右は左に刺せ」とは、足の陽明経の井穴「厲兌穴」を刺せという風に受けとめられる。

7）“邪客於足少陽之絡……刺足小指次指爪甲上與肉交者……左刺右．右刺左”

「邪が足の少陽の絡に客すれば…足の小指次指爪甲上、肉と交じわる者を刺せ……左は右に刺せ、右は左に刺せ」とは、足の少陽胆経の井穴「竅陰穴」を刺せというように受けとめられる。

このように邪が絡に宿る場合には、井穴に取穴する事が非常に多く、繆刺取穴している。

臓腑に発した病は、経脈を通じて、孫絡・皮毛へ抜けようとする。この場合、中間点である大絡に停滞してしまう。そこで、井穴を一つの絡穴と考えると、「絡は絡に応ずる」という観点より、井穴は、体内の深い所にある邪気にアプローチする事ができると考えられる。

そこで「井穴」のアプローチ（刺絡）により、邪気が排出され、慢性、痼疾化した疾患に有効な治療法となるのである。

例えば、兪穴が沈みきって、いろいろな治療を施しても治癒できない場合がある。これに対し、井穴の刺絡を繰り返す事で、兪穴の沈みきっていた状態を浮かせるという事は臨床上多い。

2．井穴の診察診断の意義

1）病が新しい(急性期)ときに反応が出やすい。

2）左右差による経絡の異常。

急性の腹症や急性の疾患の場合、必ず井穴に左右差が現れる。更に、急性の重症疾患には督脈上、あるいは一行線にも圧痛が現れる。これはそのまま井穴診の左右差につながるのである。それゆえ、八綱陰陽の原則に則した補瀉を行えば病は癒えるのである。

3．裏井穴(図3-4)

著者による特殊穴、「裏井穴」の穴処は従来からあまり使用されておらず、しかも「裏井穴」として意識された事もなかった。これは著者が、多年の臨床経験と一種の閃きから発見し、その後、多くの人々に追試を繰り返すなかで、治効の確実さを実証してきた穴処である。

部位は足底にある。足趾の末端には「肝」「脾」「腎」「胃」「胆」「膀胱」等の経絡の起始と終末が出入りしている。足底の各趾のつけ根中央部分に「裏井穴」が存在しているのである。第二趾，第四趾は経絡末端の井穴にちなんで「裏第一厲兌」「裏竅陰」と命名している。第一趾と第五趾には二経絡が流注しているので、臓腑名を冠して「裏肝脾」「裏腎膀胱」と、また第三趾には「井穴」が存在せず、これに出入りしているのは「足の陽明経絡」であり、となりの「厲兌」と同属とみなし、「裏第二厲兌」と称している。「裏井穴」と呼称する位であるから、治効の面では従来からの「井穴」に準ずるものと考えれば、ほぼ当たっているのである。

「井穴」では鍼の刺入が部位的に困難であるばかりでなく、疼痛を伴う事が多いが、「裏井穴」を用いる事により刺鍼が容易となる。

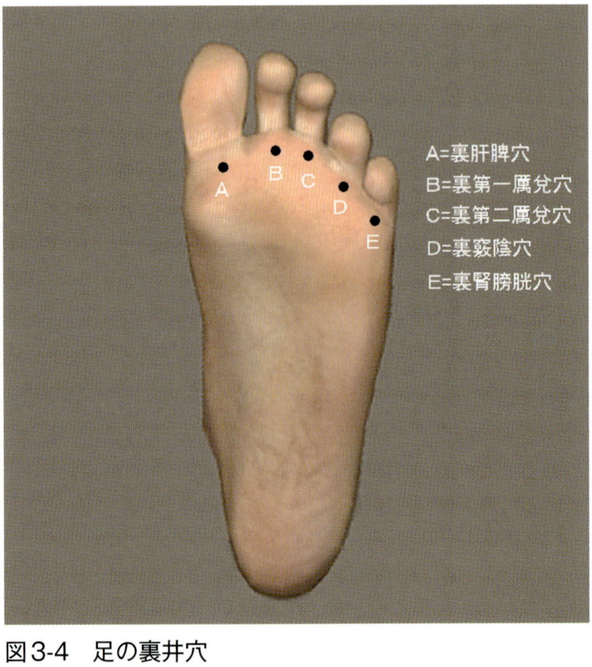

図3-4　足の裏井穴

Ⅵ．尺膚診概論

尺膚診は、空間的気の偏在理論の診断法の一方法であり、空間弁証の証明因子として有用な診断情報となる。

１．尺膚診の出典

尺膚診の出典は、『霊枢』論疾診尺、『素問』脈要精微論等にある。森立之の『素問攷注』中に、尺膚の資料が掲載されている（図3-5）。

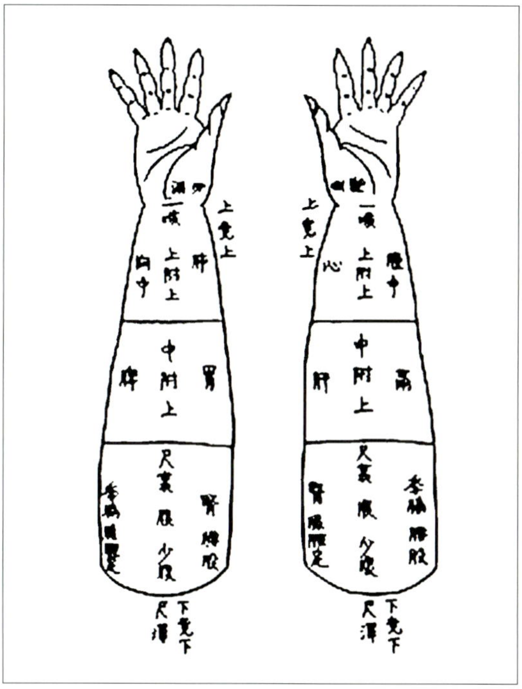

図3-5　尺膚診の図『素問攷注』模写図

2．尺膚診の尺膚と人体の相関

『霊枢』論疾診尺の尺膚診、『素問』の脈要精微論にかかわる部分をみていく。詳しくは『鍼灸治療　上下左右前後の法則』（メディカルユーコン社刊）を参照のこと。

a．『霊枢』論疾診尺

黄帝問於岐伯曰．余欲無視色持脉．獨調其尺．以言其病．從外知內．爲之奈何．
岐伯曰．審其尺之緩急小大滑濇．肉之堅脆．而病形定矣．……肘所獨熱者．腰以上熱．手所獨熱者．腰以下熱．肘前獨熱者．膺前熱．肘後獨熱者．肩背熱．臂中獨熱者．腰腹熱．肘後麤以下三四寸熱者．腸中有蟲．掌中熱者．腹中熱．掌中寒者．腹中寒．魚上白肉．有青血脉者．胃中有寒．尺炬然熱．人迎大者．當奪血．尺堅大．脉小甚．少氣．悗有加立死．…診血脉者．多赤多熱．多青多痛．多黒爲久痺．多赤多黒．多青皆見者．寒熱身痛．
（黄帝、岐伯に問いて曰く、余、色を視、脉を持することなく、独り其の尺を調べて以て其の病を言い、外より内を知らんと欲す。これを為すことといかん。岐伯曰く、其の尺の緩急小大滑濇、肉の堅脆《ぜい》を審《つまび》らかにすれば、而《すなわ》ち病形定まらん。……肘所の獨り熱する者は、腰より以て上熱し、手所の獨り熱する者は、腰より以て下熱す。肘の前獨り熱する者は、膺（胸）の前熱す。肘の後獨り熱する者は、肩背熱す。臂（前腕）の中獨り熱する者は、腰腹熱す。肘の後麤《そ》にして以下の三四寸熱する者は、腸中に虫あり。掌中熱する者は、腹中熱す。掌中寒する者は、腹中寒す。魚上の白肉に青き血脉ある者は、胃中に寒あり※。尺の炬然《きょぜん》と熱し、人迎大なる者は、富《まさ》に血を奪うべし。尺堅大にして、脉小なること甚だしきは、少氣なり、悗（煩悶《はんもん》）の加うることあらば、立ちどころに死す。……血脉を診るに、赤多きは、熱多く、青多きは痛み多く、黒多きは久痺たり。赤多く黒多く青多く、皆見える者は寒熱し身痛む。）

『霊枢』論疾診尺

※『霊枢』経脈　「胃中に寒あれば、手の魚の絡に青多し。」

（現代語訳）

黄帝が岐伯に問う。「わたしは色を望診したり脈診したりする方法を使わず、尺膚を診察するだけで、病気を説明し、外在的な現象から内在的な変化を推測したいと思うが、尺膚を診察する方法はどのようにすればよいか」

岐伯が言う。「尺膚の緊張あるいは弛緩、脂肪がついているか痩せこけているか、滑潤であるか濇滞であるかの状態、および肌肉が堅実であるか脆弱《ぜいじゃく》であるかを診察すれば、どの疾病にかかっているかを確定する事ができます」

……「肘部の皮膚が単独に発熱しているのは、腰から上の部位の発熱の兆候です。手腕部の皮膚が単独に発熱しているのは、腰から下の部位の発熱の兆候です。肘の前部が単独に発熱しているのは、胸部の発熱の兆候です。肘の後部が単独に発熱しているのは、肩背部の発熱の兆候です。前腕の中部が単独に発熱しているのは、腰腹部の発熱の兆候です。肘の後廉から下三四寸の部位が発熱しているのは、腸中に虫がいる兆候です。手掌が発熱しているのは、腹中の発熱の兆候です。手掌が冷たいのは、腹中が冷えている兆候です。手の魚際の白肉に青い色の血脈があるのは、胃中に寒があるのです。尺部の皮膚が焼けるような高熱で、頸部の人迎脈が大なのは、熱が盛んであって、血が失われているはずです。尺部の皮膚が硬く大であるのに、脈が甚だしく小であるのは、気虚を示しています。もし煩悶が加われば、たちどころに死亡するでしょう。」…「絡脈を診察するとき、皮膚に赤い絡脈が多いものは、多く熱証に属し、青いものが多いのは、多く痛証に属し、黒いものが多いものは、久痺です。赤・黒・青がともに多くいっしょに現れているものは、寒熱病であり、身体に疼痛があります」

b.『素問』脈要精微論

“尺内兩傍．則季脇也。尺外以候腎．尺裏以候腹．”
（尺内の両傍は即ち季肋なり。尺外は以て腎を候《うかが》う、尺裏は以て腹を候《うかが》う。）

『素問』脉要精微論

（現代語訳）
「尺部の脈の両傍で、季肋部の状態を診断し、尺外で腎を診断し、尺内で腹部の状態を診断します。」

つまり尺膚のある部分には、該当する臓腑が現れるといっている。尺膚診の図『素問攷注』（森立之著）模写図（97 頁・図 3-5 参照）にあるように、「大陵、太淵」から「尺沢」に至る部分を上附上、中附上、尺裏腹少腹と三つの部分に分けている。

右手の内外で外のほうには、上附上が肺、中附上が胃、尺裏が腎と腰股になっている。

内のほうは上附上が胸中、中附上が脾、尺裏のほうが季脇、膝脛足（膝とふくらはぎ）である。

左手は外のほうで上附上が心、中附上が肝、尺裏が腎、膝脛足になっている。

同じく内は上附上が膻中、中附上が鬲、尺裏腹少腹が季脇、腰股になっている。

これは『難経』の十六難、八難に説く所の、寸口（六部定位）の部位に相当する。この考え方が『難経』に移行した事は一目瞭然である。これが寸口、即ち橈骨動脈に凝縮されていくと、大体よく似た形になる。大宇宙即小宇宙という考え方からすれば、寸・関・尺、これが納まったと考えれば、話は合う。よって『難経』も『素問』脈要精微論から発展したという説は正しいであろう。

問題は、前だけが尺膚の部位なのか。尺膚の肘の後ろと前、それから手首の前と後ろという記載は、『霊枢』論疾診尺に出てくる。

北辰会の見解では、肘を曲げて指先を上にして手を挙げた状態にする。指尖が頭に相当する、腕関節が喉になる、手掌は大体顔面を示す。（詳しくは第 15 章参照）。特に手掌は、前頭葉に大きな影響を受けていると思う。“たなごころ”といって、非常に重要な部分で、手掌が頭部を占める。

右の頬（法令）の所に皮膚がんができた患者に、労宮を中心とする鍼をしたら、一週間ほどして、枯れて取れたという事があった。まさにこれは尺膚と人体の相関を示している。

3．藤本蓮風における尺膚の人体相関図（図3-6、7）

a．手掌→喉、顔全体

※『素問』脈要精微論では、腕関節を喉としている。

b．手背→後頭部、後頸部

c．肘全体→腰、下腹、足（足首、爪先）

d．前腕背側上→肩背（肩、首）

e．前腕背側→背部全体

f．前腕背側下→腰、下腹、足の後部を意味する。肘で終わらず、肘の上腕背側、天井を中心に診る。

※『霊枢』論疾診尺では腕関節のほうが足腰である。

g．前腕腹側→腹部を中心とする。

h．前腕腹側下→腰、下腹、足の前部を意味する。曲沢と尺沢あたりを中心に診る。

i．前腕の陰経側→前

j．前腕の陽経側→後

k．前腕の外側面→足の少陽胆経に相当する部分

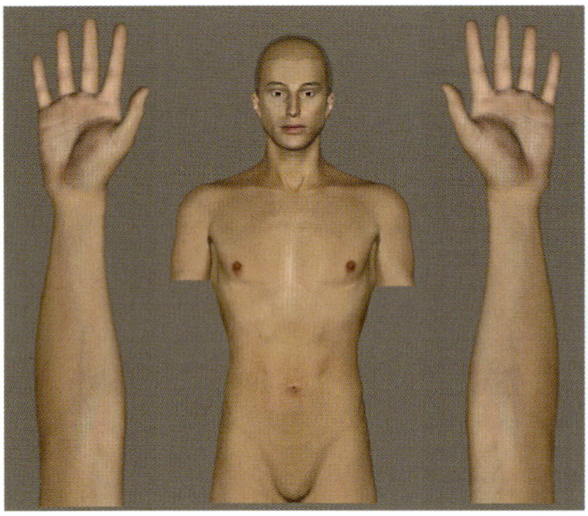

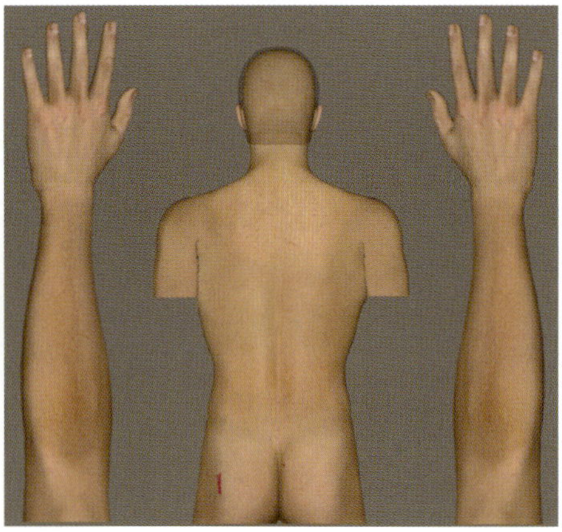

図3-6、3-7 「藤本蓮風における尺膚の人体相関図」

4．上下左右前後の法則のその他の診察法

尺膚診に加え、以下の診察法を総合的に用いて「上下」「左右」「前後」の気の偏在を解析する。詳しくは『鍼灸治療　上下左右前後の法則』を参照のこと。

1）臍・懸枢・百会……臍（神闕）・懸枢・百会の診断法。

2）舌　診………………左右（肝）・上下（心・脾・腎）を診る。

3）脈　診………………左右の寸関尺は気の偏在を一定示す。

4）気色診………………顔面で人体の上下左右の気の偏在を診る。

5）腹　診………………夢分流腹診における人体上下左右の気の偏在を診る。

Ⅶ．衛気診概論

１．衛気診

衛気診とは、体表上に掌をかざして生体の気（衛気）の虚実、寒熱（冷感・熱感）を診る診察法であり、四診のなかの切診に属する。字のごとく、衛気を診断する診察法である。

衛気の診察には、優れた手掌や手指の感覚を必要とする。皮膚に触れずに、穴の近く（体表から３～５㎝ほど離れた位置）にて、手掌（労宮）をかざして衛気に触れる事で、衛気の状態を診る。

衛気が虚していると、術者側の手掌の衛気から患者側へ衛気が流れ、逆に患者の衛気が充実していると術者の手掌の衛気と反発する感覚がある。ちょうど磁石のプラスマイナスの関係と似ている。

衛気診によって、大雑把ではあるがその部位（経穴）の虚実を知る事ができる。熟練してくると、手指で少し触れるだけで衛気の状態もわかるようになってくる。

２．衛気の働き

衛気は水穀の悍気といい、すばやい水穀の化したる気である[※1]。

また衛気は、比較的滑らかで、経絡に入る事はできず経脈外を循行しているのである。衛気は、分肉を温め、皮膚を充実させ、腠理を豊かにし、汗腺の開閉を主る[※2]。

衛気の変化をよく調べると、衛気は人体において防衛作用を果たしており、衛気が異常を起こすと、邪気が衛から入り、百病がそれによって生じる事になる[※3]。

また飲酒すると、酒は衛気に随って外の皮膚に達し、まず絡脈を充たし、絡脈がまず盛満となる。だから衛気が盛満になった後で、営気がようやく盛満となって、経脈を大いに盛んにさせる事になる[※4]。

営衛気血とは、脾（中焦）の運化作用（物資代謝）によって生産される。例えば「肺衛の気」というが、肺の症状はあまりないのに、汗が出て止まらず、疲労してくる等は、衛気の弱りであり、肺や腎も関係するが、中心となるのは脾の臓である[※5]。

※１『類経』十七巻〈疾病類〉痹症、『素問』痹論“衛者．水穀之悍氣也．其氣慓疾滑利．不能入於脉也．故循皮膚之中．分肉之間．熏於肓膜．散於胸腹．逆其氣則病．從其氣則愈．不與風寒濕氣合．故不爲痺．”
※２『類経』四巻〈臓象類〉本蔵二十五変、『霊枢』本蔵“衛氣者．所以温分肉．充皮膚．肥腠理．司開闔者也．……衛氣和．則分肉解利．皮膚調柔．腠理緻密矣．”
※３『類経』二十巻〈鍼刺類〉約方関格之刺、『霊枢』禁服“審察衛気．為百病母．”
※４『類経』七巻〈経絡類〉経絡之辦刺診之法、『霊枢』経脈“飲酒者．衛氣先行皮膚．先充絡脉．絡脉先盛．故衛氣已平．營氣乃滿．而經脉大盛．”
※５『霊枢』本神“脾藏營”、『霊枢』五癃津液別“脾爲之衛”、『霊枢』師伝“脾者主爲衛”

３．衛気の特徴

「衛気」の「衛」は「防衛」の「衛」であり、「衛気」は外敵（外邪）に鋭く反応する。衛気は体表を、営気の流れを護るようにして全身を巡っており、西洋医学でいう免疫機構（防御機構）に相当すると考えられる。

営気は、中焦から漉《こし》取られたもの、水穀の精微であり、栄養に富む物質を含んでいる。衛気は下焦(中焦である程度しぼりとった後に、かすかに出てくるもの)から生産される。この事を岡本一抱は『医学三蔵弁解』の中で、清酒とカストリ焼酎の例で説明している。

a. 衛気の特徴

1）経脈のなかに収まりきらない暴れん坊。

2）営気の流れに沿って護っている。

3）体表を中心にして防御機構を司る。

第４章　体表観察　診察総論

Ⅰ．臨床のなかの体表観察

体表に現れるあらゆるものについての観察が体表観察であり、問診の情報に現れなくても体表観察に反応がある事があり、とりわけ重篤な患者を扱う場合には問診もできず、気色診・脈診・舌診・背候診・原穴診が非常に重要な位置を占めてくる。

例えば、背候診で治療の効果判定を診る場合、心痛の発作を例にすると、脾俞・胃俞・三焦俞・腎俞等の穴に顕著に反応が出ている場合もあれば、厥陰俞・心俞に顕著に出ている場合もある。

特に厥陰俞・心俞の場合、心臓が悪いといっても虚や虚中の実が左側に出てくるものは、軽い場合が多い。心臓の重い疾患であればあるほど、必ず右側に出てくるのが普通である。その場合、心気が弱っていれば、左右の陽池にお灸をすると、右の陽池の九割方は熱さが鈍い。

稀に左の陽池に熱さが鈍い場合もある。この事は非常に面白い事実であり、目で見たり手で触ったり、手をかざす等の体表観察をした後、鍼や灸をする事で、生体がどのように反応するか、効果判定によって、体表の状態を知る事ができる。これも体表観察に入れてもよいと思う。

かつて小野寺直助氏という内科のドクターが提唱した小野寺氏圧痛点があった。これは小野寺氏が按摩の先生から按摩を教授され、臀部を探っていたところ、圧痛点を発見したわけである。その圧痛の加減で胃潰瘍、あるいはがん等という事を判定していた。

西洋医学の臨床においても東洋医学の体表観察を身につける事によって、さまざまなヒントを得、また素晴らしい診察診断術が展開される可能性があると思われる。

たとえ重篤な患者を診る事はないにせよ、患者は「私は心臓病です」「私は○○病です」という名札をつけているわけではないため、我々は東洋医学の立場を貫徹し、東洋医学的にどのような病態かを見破らなければならない。

もちろん、自分の手に余るような患者であれば、優れた先生やあるいは現代医学の医療機関に委ねるという事は選択肢の一つではあるが、ただ“難しい”“無理”と思っただけで、他に委ねてしまうのは診断の放棄であって医療のプロフェッショナルとしてするべき事ではない。

東洋医学を優れた医学だと信じ、それを標榜するのならば、主体性をもって評価を下すべきだろう。体表観察を限りなく丁寧に実践していく事により、従来古典から伝承されている臓腑経絡学説のもつ本当の意味がわかってくる。

このように体表観察は無限の可能性を秘めており、その可能性を引き出すのは、我々の手の感覚や操作である。

しかしよほど、努力と経験を積まないと、それを手に入れる事はできない。宝の箱は自分で開けなくてはならない。簡単に箱を開けてくれるわけではないのであって、深い思いが必ずや宝の鍵を開けさせる事になるのだと思う。

また体表観察をきっちり身につける事は弁証論治の大いなる根拠になるという事も挙げておきたい。

1．体表観察と弁証論治

四診は、望診・聞診・問診・切診であるが、この体表観察を四診合参のなかに位置づけていく事が大事なのである。理念的には中国でも一応、望・聞・問・切をするといっているが、実際の臨床現場ではあまり行われていない。

実際、現代中医学の弁証では弁証の根拠となる症候の多くは問診より得られた所見であり、体表観察を行う事によってしか得られない臓腑の重要な反応を見逃し、弁証の根拠となる症候を問診所見に頼りすぎるような事があれば、正確な弁証はできないだろう。

体表観察は『素問』『霊枢』の原典を根拠としており、『内経』以降、体表観察が衰えた理由としては、時代が下るにつれ医学の中心が鍼灸から湯液へと移って一般化した歴史によるのである。

『内経』以来、湯液を中心として中医学は発展してきたが、同時に大事なものを忘れてきた。その忘れてきたものが“体表観察”であると北辰会は主張しており、我々の弁証・証の決定においては体表観察所見が非常に重要な情報なのである。

よって北辰会は、体表観察を四診合参のなかに位置づけて、場合によっては体表観察のほうを重視する面もでてきているわけである。いわばこういった事は、弁証論治を強く活性化していると考える。

現代中医学が今後伸びていくためには、きっとこの方法を取るだろうと予測している。

著者は、北辰会設立当初(1979年)から体表観察を弁証論治に取り入れている。もっともこの体表観察は、日本の鍼灸の伝統的な一つの診断法にもなっているわけである。

かつてお灸の名人である沢田健は、体表観察だけで診断し治療し、予後の判定まで行っていた。北辰会は幸いな事に、中医弁証に基づく問診情報とプラスして体表観察を行うが、これが正しくできれば、普段慢性病を診ていても、急性病にも応用できる。

2．体表観察の学び方

体表観察は、最初から難しい事はできないが、フェザータッチの練習を背候診、腹診から始め、フェザータッチの基本を、背部兪穴から丁寧に学んでいく。なぜなら背部の穴は大きいため、よく認識できるのである。背部の兪穴一つでもいろいろな事を教えてくれる。

それが認識できるようになったら、腹診で面と点を認識し、最後に原穴診へと進む。原穴が充分に診られるようになったら、かなりのレベルである。

原穴診一つでも、正確に診られるようになるまで5年以上かかる。「北辰会方式をマスターするのになんと時間がかかるのだろう」と思われるかもしれないが、そのような医学であるから仕方がない事である。

ある講習会のように「一日講習を受けたら明日からすぐに使える」等のようなものは中医学とは

いえない。そうではなく、何年かかっても本物の中医学を、東洋医学において非常に重要な体表観察を是非マスターしてもらいたい。

３．診療にあたっての心得

１）人間観察の場合には、必ず自然とのかかわりを重視して季節性等自然環境を充分に考慮に入れて行う事が大事で、例えば、梅雨の時期には、湿気の問題、また風向きの急激な変化、逆風、乾燥等の自然状況をよく観察するなかで、生体観察するという根本理念を忘れてはならない。

２）人は一人で生きていけない。社会的人間を重視する観点、家族、家庭、職場環境等の状況を、あくまで本人の生命、それから人間を大切にするという観点から、やはり無理なく察知するようにするべきである。

３）悩める人間、悩むのは人間であるという理解の下で、診察がなされなければいけない。患者の気持ちを第一に考える事が大事である。

４）診察、診断の中医学の基本的な観点から、弁証を考慮しながら問診する際、患者が理解しにくい内容であれば、自分の体験を基に話しをすればよい。体験談のできにくいところは「一般的にこう言われているが……」等、話し方を工夫して診察を進めていく。

５）診断はあらゆる情報を処理して、東洋医学的に分析、帰納、総合して行う。その論理の過程は、整合性のあるように一つずつ組み立てていく。

６）体表観察は人間の身体を診るわけであるから、デリケートに扱うべきである。そのデリカシーがあってこそ、生体のほうも心を許して、診やすい体表観察になるのである。少なくとも、術者のほうから能動的にではなく、患者のほうからどうぞ診てください、診てくれる事で私をよくわかってもらい、治してくださいという気持ちが現れる診察がなされなければならない。これは非常に重要な事である。

このように術者と患者の相互信頼関係の下、コミュニケーションをしっかり取る事によって、問診・体表観察がなされる。

第５章～第16章では、各体表観察の診察実技を解読していく。

診察実技

第5章　望診

Ⅰ．神色形態の臨床

1．神(望神)

望神は、生命の主宰であるところの神を直観的ないしは客観的に把握していく。

2．色(望色)

色には「気色」と「色」の二つの見方があり、色のほうは光を当ててみる。この場合、艶のない色、それから色の中間色は非常に良くない。

例えば黄疸一つを見ても、真黄色は良いが、青黄色いものは良くない。真黄色ならば陽黄といって『傷寒論』でいう茵陳蒿湯を使う類であり、青黄色いものより、陽証で安全性が高く治しやすい。ちなみに、青黄色くなって艶がなくなってくると、茵陳四逆湯を使う陰黄のほうになるので、非常に良くない状態である。

このようにあらゆる色ですっきりした色は良いが、混ざっていて艶のない色はやはり悪いという事がわかる。

この「色」を診る場合に、単に患者の体表だけではなく、患者の排出した痰や便、場合によっては月経血を診る必要もある。特に小便は射程にいれるべきである。

チベットに行ったとき、チベットではちゃんとビーカーが置いてあって、患者の小便を採っておいて、時々かき回していた。その泡の立ち方でいろいろ診断しているのである。糖尿病の場合はやはり粘っていて、見分ける事ができる。だから患者の身体だけを診るのではなく、排泄物も意識するべきである。

黒便が出る場合は、瘀血の場合か、もしくは出血をして下血したものもある。瘀血の場合は古典にあるように、漆のように艶のある便が出てくるし、いわゆる出血したものは、黒くて艶がない。これらから「艶の有無」が非常に重要であると強調しておきたい。

色に関しては患者の体表の色はもとより、排泄物の色も診る事が大事である。

3．形・態(望・望態)

先天性股関節脱臼では、不自然な歩行をするため、その人の独特な体型というものがある。

それから服を着たままでもわかるが、肩が極端に右下がり、あるいは右上がりになっている場合も、臓腑経絡の異常として捉える事ができる場合がある。

一般に腠理を診ていく場合、毛穴の細かい人は過敏な人が多く、鍼に対しても敏感なので注意すべきである。毛穴の粗い人はやはり感覚的にも鈍い人が多いという事もわかっている。

髪の毛は、身体が急激に弱ってくるといろいろな変化をするが、これは美容師や理容師に「髪の状態で身体が悪いかどうかわかりますか」と聞くと、必ず「急に髪が一方に偏ったり一方から減ったり、急に艶がなくなったりする人は、必ず病気です」と答える。このように専門家に聞くと我々が気づかなかった点を教えてもらえる事がある。

また望診の一つとして考慮すべきなのが、患者の服装である。患者の服装が急に変わったり、髪形が変わったりするのは、心理的に何かあったかもしれないと予測できるし、患者の着ている下着の汚れが意外と病気を発見する事につながるのである。

例えば老人で、下着の前がひどく汚れているのは、尿失禁の疑いがある。そういう事も隙なく診ておく事が大事である。

その他、履物の歪みや減りも大事である。患者の履いている履物がいつも右の踵の後ろが減る場合、命門の火が弱っている事が実際にある。踵のほうばかり、または爪先のほうばかりが減るのは、体重が後ろ、または前ばかりにかかっているためである。経絡でいうと、陽明経と太陽経のバランスが崩れているのである。

とにかくその人の癖というものがさまざまに出てくるので、隙なく見逃す事なく発見し、また、それはなぜ起こるのか、なぜ体重のバランスが上手く取れないのか等を観察しておくと、意外と面白い事実が見つかる。

Ⅱ．気色診の臨床的評価

望診で最も重要視されるのが、気色診と舌診である。ここでは気色診を中心に述べる。

1．気色診の要点

気色診で重要な事は、四診を行い、診る角度を研究する事である。一方からだけ診ていると、他方が抜ける場合がある。

顔一つ診るにしても、右から診たり左から診たり、上から下から診るようにする。気色診ではこういう事も重要な事である。それに加え、少し距離をとって気色を診る事も大事である。距離によって少し変わってくる。

『霊枢』の五色には、十歩離れて診るという記載もある。だから大体4～5m離れた所から、その人の顔がくっきり診えれば良いといっている。昔はその距離から気色診をしていたのであろう。確かに遠くから気色を診たほうがよく診える場合もあるし、近くから診たほうが良い場合もある。

気色を診る場合に、周囲に色のあるもの、赤や青のはっきりした物を置くと、それが顔に反映するので、気色が正確に診る事ができない。こういう物が背景にならないように、できるだけ診療所の内部は薄い肌色にする等、配慮しておく必要がある。室内を清潔感とか温かい感じという印象だけを考えるのではなく、望診をするときに正確な環境となるよう意識する事も大事なのである。

気色診は、重症疾患を診ていくうえでは、順証・逆証を決定づける大きな診察術でもある。この気色が治療により、動くか動かないか、動くにしてもどう動くかが、順逆を決定づける大きな指標ともなる。
一般的には気色の抜けが三角形で、気色が下の広い抜けの部分から上に上がっていって、例えば、腎の領域から印堂のあたりまで波及していくものは相対的に逆証である。
また治療しても全然変化しないものは、大体逆証で、かなり重篤な段階に入っている。
このような場合、治療後、脈が一時的に良好な変化を表しても良い徴候とはいえない。逆にいえば、肝臓がんのような重篤な病であっても、順証の気色の出方をしていれば、西洋医学的評価でかなり悪いと判断された場合でも、まだ大丈夫といえる事が多い。
重症患者を診れば診るほど、その気色診の的確さがわかってくる。だから西洋医学で重い病名が付けられても、気色をよく診る事である。それによって助けられる場合もある。もちろんその場合は慎重さを欠く事は許されない。油断すると判断を間違う場合もあるので慎重な判断が求められるのはいうまでもない。
逆証でも、治療して様子を見ながら、舌と気色の変化が良ければ、少なくとも病を安定にもっていく事ができるし、治す事もできる。
それから、この三角形の問題とは別に、ある一部が異様に色が抜けていても、まだ赤みがあるものは良いが、その一部分が妙に凹んで、独特の色が出てくる場合がある。これが治療しても変わらない場合は、慎重に治療を進めていく必要がある。
水野南北の観相学では、顔のある部分に痕があるものは良くないといっている。水野南北の『南北相法』を参考に読んでおくとよいと思う。
順逆は、この気色診と舌診と脈診で決まるといっても過言ではない。あとは体表観察を充分にすれば、鬼に金棒である。だから西洋医学の検査に匹敵する診方、あるいはそれ以上のものを東洋医学はもっているのである。
西洋医学で助からない患者でも、東洋医学の観点で良い反応が認められる場合、患者さんの家族と話し合って承諾を得て、治療してみる価値はある。

第6章　顔面気色診(気色診)

Ⅰ．顔面気色診

1．顔面の臓腑配当(図6-1・表6-1)

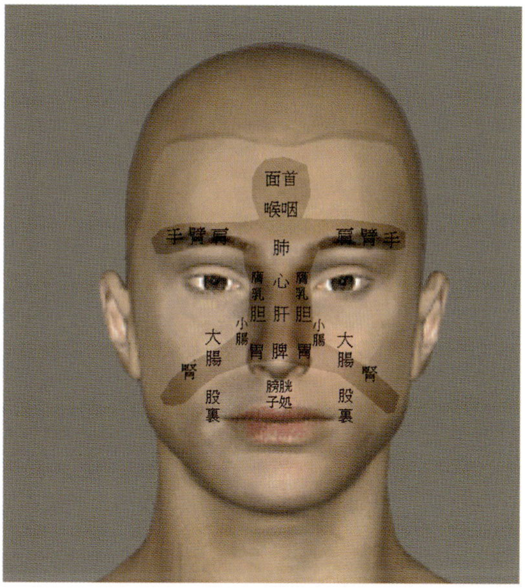

図6-1　藤本蓮風の顔面部の臓腑配当と人体相関図

表6-1　顔面の臓腑配当解説

臓腑	解説
肺	眉毛と眉毛の間、印堂の部が肺に相当する
心	下極とは、山根(目頭の間をさす)。鼻の先(脾)、印堂から少し下がって一番凹んだ所、眼鏡が当たる部分が心に相当する
肝	心の下の鼻の中央が肝である
胆	景岳の注によると、年寿(肝)の左右を胆とする
脾	明堂、または準頭の部、鼻の頭を脾とする。非常に重要な部分
胃	景岳の注に準頭の両傍を上方に為す。則ち迎香の上、鼻隧是なり、とある。鼻翼の部分をさす
大腸	鼻翼の外方、顴髎(けんりょう)の下に当たる
腎	顴髎から少し離れて、大腸の外方に当たる。北辰会は臨床上、腎は人中を中心に鼻の下の部分(人中、禾　の髎り)で診ている
小腸	大腸の部の少し内側
膀胱	鼻の下に当たる部分

2．顔面気色診の診察手順

患者に出会ったとき、瞬間的に気色を診る。更に、患者の側に立って生気が感じられるかどうか判断する事も大切である。

患者側に陽気をもっていかれそうになったり嫌な感じがしたりするのは、患者の状態が悪いのである。がんに冒され余命いくばくもないといわれている人は、言葉を発したり動作したりしていても正気が著しく不足している。古人はこの事を「形残りて神去る」といったのである。実際は死んでいるのとほぼ同じ状態にある。

この嫌な感じを受けるというのは、相手が病気であるかどうかという事と、人間同士の波長というものが影響を与えているようである。

a．診察位置

気色を診る角度をいろいろ変える事が必要で、一方向からだけでなく多方向から診る事が大事である。一方向からだけ診ていると、他方の情報が抜ける場合がある。右から診たり、左から診たり、上下から診ると良い。

b．距離

『霊枢』五色では十歩程度、離れて診て、顔の輪郭がはっきりと見えるものが良いと記載されている。臨床上は、顔面を診る場合は、近づいて診る事も大事である。一つ一つの目、鼻、口、耳それぞれが、それなりに端整にはっきり、くっきりと見えたり、形が整っていることは、観相学的にも、気色のうえでも重要な事である。

それなりに端整な顔立ちが良く、やはり貧相な顔は良くない。眼光が鋭く、その鋭さのなかにも慈愛に満ちていなければならない。ただ鋭いだけではいけない。眉もくっきり、すっきりしていて、鼻筋も通っていて、鼻翼もグッと出ているもの、唇は厚からず薄からず、適当に引き締まっているものが良い。

c．光の状態

明るい所で自然の光のなかで診てから、薄暗くしてみると、気色をはっきり診る事ができる。周囲のカーテンや白衣が緑・青・赤のような色であると、その色が顔面に反映して正しい気色が診られない。なるべく白に近い色にする。

d．診方の順序

1）気色の診方の順序は、皮膚の肌目、腠理、膏の艶、色、浮沈、気色の流れの順である。

2）顔面上の五臓の部位と、面王を中心に診ていく。

3．顔面気色診の診察ポイント

顔面気色診は、他の診察法においても同様であるが、とにかく数多く診る事である。電車に乗ったら、相手に気にされない程度にじっと観察して、研究する事が大事である。家族の毎日の気色の変化をよく観察する。繰り返し診ていると、初めは診えなかったものが、徐々に診えてくる。気色診は脈診に比べ、形がないものを診るわけだから表現に困るので、なかなか伝承するのは難しいものである。脈が良い変化をしても気色の変化が悪いものは、全体として悪い状態が多い。

a．望神

望神における大切な事に“神気の存亡”が挙げられる。さまざまな具体例を挙げながら、神があるのかないのか、脈と証とのかかわり、それらの問題を展開する。

b．気色の臓腑配当

気色を診る場合に、鼻を中心に五臓の反応が現れる。鼻が気色で一番大切である。また、印堂のあたりを診る事が極めて大切である。五臓は鼻の中央に出てくるが、そのなかで特に、天庭から印堂にかけてが非常に大切な部分である。

c．気色の観察

不可視光線下では、気色の艶がなくなると、陰影のように見え、腠理の開き具合がわかり、気色が沈むと、白く抜けたり、青く抜けて見えてくる。そして、それぞれの臓腑配当の気色を診ていく。

d．皮膚(肌)の肌目・腠理

1）皮膚の肌目の細やかさについていえば、肝鬱で肌目の細かいものは非常にデリケートな鍼でないと患者は大体嫌がる。そういう人に限って、几帳面で、仕事をやれと言われるとやり過ぎてくたびれるタイプである。肝鬱があるわりに毛穴が広い人、大きい人は神経質といってもあまり大した事はない。一晩寝ていたら大体忘れているとか、半日もたたないのに一切忘れたとかいったレベルである。神経質なわりに意外とそのような人が多い。そういう肝鬱のレベルと毛穴の緻密さや大きさによって、性格とか病気の病み方まで、癖がわかる。こういった事は、気色に非常に重要な意味をもつので、よく観察する。

2）年齢に関係なく、肌のきれいな人は身体が若い。肌が汚くなると、身体のほうも衰えてくる。

3）酒を飲み過ぎたり、胃腸を荒らしていると、熱が鼻の頭にこもって腠理が開いてきたり、ひどい人はイチゴのように赤くなるが、これは脾に熱がこもるからである。

e．艶(膏沢)

正色(正常な気色)は潤って膏《あぶら》の艶があり、すっきりとした色。生気の充実した膏の乗った色である。

①重度の胆石で、手術後死亡した人を診た事があるが真黄色になり、やはり艶はないものであった。真黄色と青黄色では真黄色のほうが良いが、結局気色の論で、膏気があるかないかが決定的なものである。何色であれ、それに膏気があるのかないのかが重要で、どの色が悪いというよりも、艶があるかないかに注意すべきである。膏気がなく、黄色になったものはやはり良くない。

②老人で膏気がないのに、ピカピカ光っているのは、皮が薄くなって光る場合と、一見膏があるようだが、いかにもピカピカ、テカテカで、何か正気のない光り方というのがある。膏気のある光り方は、いかにも正気のある艶という事で理解したほうがよい。気色を言葉で表すのは難しい事である。80歳位の患者さんががんで亡くなった。その患者さんは結構艶はあるのだが、その艶は正気がないものであった。

③正気の虚が進行していくと身体の艶がなくなってくるが、逆に異常なほど艶がありすぎるのは仮の現象なのでかえって良くない。著者は今までの臨床のなかで数え切れないほどの死に病を診てきたが、大体は艶がなくなっていくものである。しかし稀にひどく油を塗ったように艶が出る場合があるが、これは異常反応で、身体に残っていた膏を一気に外へ浮き出させた反応であり、

結果的にはほとんどが死に至るものである。
④気色だけでなく、例えばがん患者で、黒い便が下りてから一気に弱ったという患者がいた。その黒い便は、臭いけれども、艶がなく墨のような黒い便であったという。これは瘀血ではなく、出血して正気が漏れた事を示す。ところが『傷寒論』『金匱要略』にあるように、瘀血を下した場合、同じ黒でも漆のような艶のある黒いもので、それを下した場合にはすっきりする。このように正気が漏れる場合には、必ず膏の艶がない。それは大便その他の排泄物、皆同じである。顔面気色も同じく、五色のうち、どんな色だろうと、艶があるかないかが大事である。膏気っているものは、本当に元気があるからである。逆に膏気がないのは、年齢に関係なく、良くない。「膏気があるかないか」という事が非常に大切である。

f．五色（表6-2）
気色を診るうえで艶を重要視するため、『素問』脈要精微論の五色を参考にしている。

表6-2　五色における艶の有無の相対表

艶ありの気色	五色	艶なしの気色
白絹に朱を包んだような赤	赤	赤土のような赤（黒みを帯びた赤）
青玉のような青	青	藍のような青（沈んで暗い青）
白絹に黄金を包んだような黄	黄	黄土のような黄
鵞（がちょう）の羽のような白	白	塩のような白（枯骨）
漆黒のような黒	黒	黒土のような黒（すすけた黒）

g．浮沈
1）赤くなったとき、風呂に入ったり、酒を飲んだときには気色が浮いてくる。
2）死期が近づき、五臓の部位全部が抜けている人は危篤状態になると、一般的には気色がどんどん沈んで、上のほうに抜けていく。そして神気にはっきり出てくるのがわかる。
3）特に艶があって浮くものは良いけれども、沈むものは良くない。

h．気色の流れ・広がり（図6-2）
色は“沈む”という表現を、“抜ける”といっている。『霊枢』五色ではこれを“沈む”“浮く”という言い方をしている。特に浮いて出てくる場合は比較的良いわけであるが、抜けている（沈んでいる）ものは大体正気の弱りを示すようである。

気色からいうと、まず白く抜ける、次に青く抜ける、それから青黒く抜けるのが一番逆である。

それから気色の流れ・広がりは、上から下へ、下から上へ、外から内へ、内から外へと気色が流れる。

この気色の流れをどのように診るかというと、幅の広いほうから狭いほうに向かって流れるという事、そして気色の流れが特に内から外の場合、下から上に向かって流れる場合、非常に病が重くなる傾向がある。
1）気色が流れるという事は、ある部分で気色の幅が広いのに、他の部分では幅が狭くなる。例えば腎の部分が広くて上に向かって狭くなる。あたかも三角形のように気色が抜ける。この場合、三角形の広い基底の部分から上方に流れているとする。上から下へ流れるもの（逆三角形）は良いが、下から上に流れるもの（三角形）は重いと診る。

2）外（顔面の正中線の外側）から内（顔面の正中線の内側）に抜けてくるものは、内から外に抜けてくるものよりは良い。下から上に抜けてくるものと、内から外に抜けていくものがつながってくると、更に悪い（腎から上に抜け、脾胃から外に抜けているもの）。

3）逆証の場合、日ごとに気色の抜けが広がっていく。下から上に抜けるのが特徴。色が青黒いのは一般的に良くないが、白く血色がなくなった感じで死亡する場合もある。とにかく気色が広がる事は非常に良くない。

4）上に向かって白く抜けていくものは重い状態であるが、青黒く抜けて艶がなくなり、上に向かって抜けていくものは更に重い。白く抜けていくものも、時間がかかって悪化するものである。青黒いものは急速に悪化していく。

5）治療しても全然変化しないものは大抵逆証で、脈が一時的に変わったとしてもかなり重篤な段階に入ったものと判断する。

6）気色の抜けが三角形だけでなく、異様に色が抜けているもの、あるいは未だ赤みのある場合は

	順	逆
気色の流れの方向	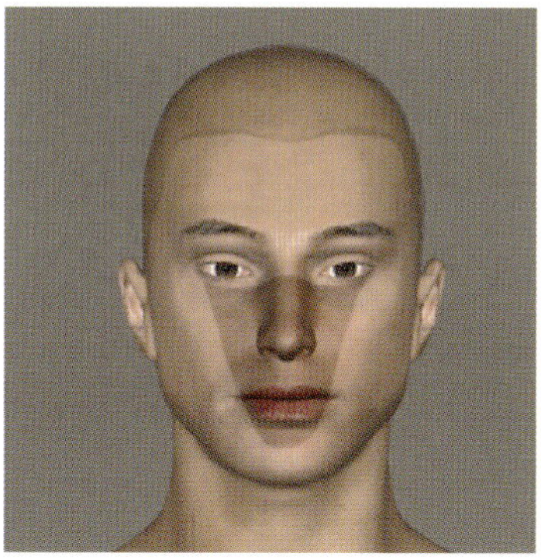 逆三角形で、上から下へ気色が戻ってくる	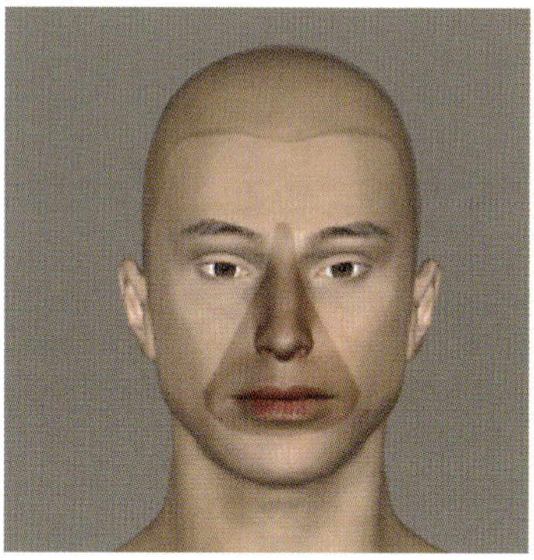 三角形で気色が下から上に上がっていく
気色の広がり	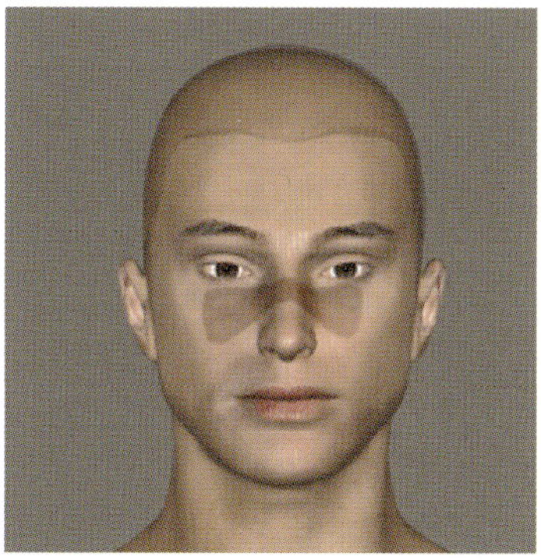 外から内に抜けてくるものは良い	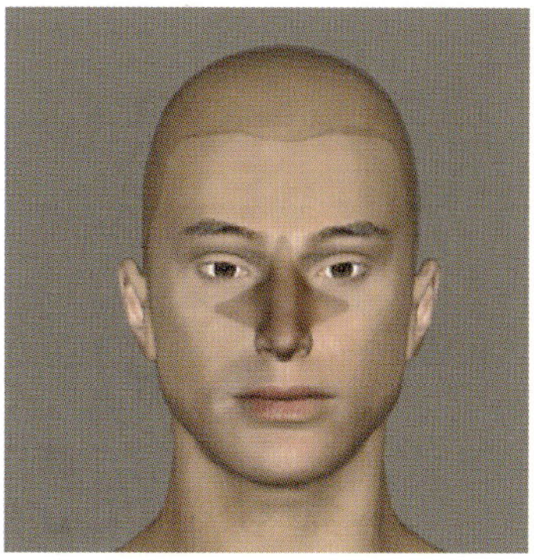 内から外に抜けて行くものは悪い

図6-2　気色の変化における順逆の判別方法

良いが、妙に一部くぼんで独特の色があり、治療しても変化しない場合も慎重に扱う必要がある。

4．顔面気色診　診察上の注意

a．気色を診る場合

周囲に色のあるもの、赤や青のはっきりした物を置くと、それが顔に反映するので背景には注意が必要である。診療所の室内は薄い肌色が良いとか、医者の白衣が良いというのも単に清潔感とか暖かい感じという印象の問題だけではなく、望診を正確に行う事ができる。

b．瞬間的に気色を診る

患者の側に立って正気が感じられるかどうか判断する。

c．毛穴の開き具合、その部位も大切である

穴でも大きく虚が広がっていくと、必ず毛穴の開きも広がっている。場合によってはルーペを使用してよく観察する。

d．発汗部位にも注意

額に多く汗をかく人は脾胃にかかわる。鼻頭、脾の部分の発汗等顔面の臓腑配当に合わせ考える。

e．女性で化粧をしている場合

五色を診る事ができないので、そのときは化粧の乗り具合で気色を診る。

気色の沈んでいる所は、いくら塗っても化粧が乗らない。化粧がムラになるから、その部分の気色が抜けていると考えれば良いわけである。

なぜなら化粧の乗りの悪いところは膏が出ていない。化粧の乗りの良いところは、膏が出ているから化粧が乗ってくるわけである。

睡眠不足等で化粧の乗りの悪いのは、その部分の膏が出てこないからである。つまり、その部分の気色が抜けているという事である。

f．人中の深さが重要な意味をもつ

深くて立体感のあるものが良い。浅くて平らなものは良くない。

g．日焼けしたとき

きれいな色に焼ける部分と変な色に焼ける部分があり、その変に焼ける部分が大体気色の抜けた部分である。そういう場所は一般にシミができやすい。

h．顔の黒子、シミ

五臓の配当に合わせ意識する事が大切である（皮膚診参照）。

5．顔面部の望形（面形）

1）形は固定した状態を診る。
2）顔面の形を診る場合、左右のバランスが重要。
3）小鼻の開き、眉、口唇の左右差、顎の形状等を診ていく。丘疹や吹き出物の出る位置、水溝（人中）の状態もチェックする。水溝（人中）は下焦の状態、腎の力を反映する。水溝を診る場合、深さが重要な意味をもつ。深くて立体感のあるものが良く、浅くて平らなものは良くない。
4）五官の状態も診ておく（肝は目、心は舌、脾は唇、肺は鼻、腎は耳）。
5）左右のバランスについては、原因として顔面の経絡、経筋の異常によるものか、臓腑の異常によるものかは別として情報として取っておく事が大事である。
6）口唇の腫れ・乾きすぎ（脾瘡）・口唇が切れる等も、脾の臓の弱りと診る。
7）女性で口唇のまわりにカミソリ負けのような傷ができるのも、脾の病である。これが下に偏れば腎に関係する。

6．顔面部の望態（面態）

動態、動く形を診る。睫毛・眼瞼の痙攣（眼戦）・チック症状等も診る。

7．その他の望診

a．耳の望色

耳は腎との関係で、耳が赤黒くなって、いかにも枯れているように見えるのは、腎の陰虚の極みといわれる。ちなみに耳全体が全身の縮図であるという事は、古典にあまり出てこない。また血虚、特に肝腎陰虚による血虚では著明に耳が白抜けするので重要な診断点である。

b．口唇の望色

口唇にも脾の臓の働きが出てくる。脾の働きが正常であれば、口唇は薄いピンク色で、生き生きとしている。唇の色が普通の人と比べて血色が悪かったり暗かったりするのは、よく肝臓の悪い人にみられるが、東洋医学的には脾の臓が傷んでいるとみる。

脾の臓が悪い場合、唇の色が悪くなるが、眼の縁も暗く黒ずんでくる。もちろん瘀血によっても起こるが、脾の臓がかなり悪い場合にも、このような症状が現れる。

唇は脾の外候であるが、肝の外候にもなっている。肝臓がんの末期等には、唇が黒くなってくるので、脾胃だけを意識していてはいけない。中心は脾であるが肝も絡んでいるので充分注意する。

1）口の周囲が黄色になっているのは、脾の関係と考えられる。口唇は脾なり。目は肝、舌は心、鼻は肺、耳は腎という事である。
2）脾胃に熱がこもってくると口唇にできものができてくる。また陽明に熱がこもったために起こる精神疾患等には唇が口紅を付けたみたいに異常に赤くなる事がある。
特に女性は化粧をする事が多いので、何回かに一度は必ず化粧を落とした状態で診る事が大切である。

第７章　眼診

Ⅰ．眼診の手順

眼診では、眼神（神気）の有無が最も大事である。

1．眼神を診る

a．眼光

観相学においても眼光が鋭く、鋭いなかにも慈愛に満ちた目があり、眉もくっきりして、鼻筋も通っていて、鼻翼もグッと出ているもの、唇は厚からず薄からず、適当に引き締まっているものが良いわけであるが、観相学でいう良し悪しは、結局五臓六腑のバランスがうまく整っているかどうかの裏返しである。

臓腑が病むという事は、性格に歪んだ面があるために臓腑が病むともいえるのである。

目がよく見える事は、瞳子（ひとみ）と深い関係がある。

『類経』注では“目之明在瞳子．瞳子者之精也．”といっている。瞳は骨の精であるので、腎気が消耗すると目がかすんで見る事ができなくなる。

したがって暗くなって目が見えないという事は腎陰の不足であり、これが肝腎陰虚へと移行していき、目の精を養えなくなっていくのである。ここで老人性の老眼、白内障、緑内障等の病理が説明できる。ちなみに若い人の近眼は一般的に陽虚型が多いとされる。

b．眼の動き

人の体は千差万別であり、その体の敏感さを知るうえでも、まず患者の体に触れる前に患者の目の動き、所作等を注意して診ておかなければならない。

こちらが話をすると、目がよく動く、回転する人は、頭の回転の良い人である。逆にこちらが一生懸命話をしても、とろんとして目が動かない人は、頭の回転が悪い。

しかし、いつもは目がよく回転するのに、今日に限ってとろんとしているというときは、神が働いてない証拠であるから注意が必要である。

鬱病の人は、目がとろんとしている。心神が弱り心血不足となると虚ろな目をしている。嘘をついている人は、目を横に頻繁に動かす。

眼球を左右に動かす運動には足少陽の経筋が関係している。

斜視等を治療する場合はこの足少陽経筋を意識しないといけない。そしてこの足少陽をある側面で支配しているのが、手少陰なのである。

2．眼診の診察法

眼診では、眼戦・充血・黄疸・怒肉・血虚の状態等を診察していく。

１）眼戦

上下の眼瞼が震えているもので、虚実を鑑別する必要がある。脾胃気虚・気滞・肝風・血虚生風・風熱等が考えられる。

２）充血（目赤）

白目が赤く充血するもので、虚実を鑑別する。実際の臨床において、肝は目を主るため肝の病が多いといえる。気滞・上逆・肝風・風熱・時邪・邪熱伏絡・酒毒内蘊・肝胆実火・肝腎陰虚等がある。

３）黄疸

白目が黄色の場合、やがて全身に黄疸が出る兆候といえる。黄疸を診断し治療する際のポイントとなる黄疸の主症状は「全身の黄ばみ」「眼の黄ばみ」「黄色の小便」であり、もっぱら眼の黄ばみ※1が特徴となる。往々にして両眼がまず黄ばみ、続いて黄ばみが全身に波及する。

臨床上では黄疸の色や光沢、病歴と兼証をもとに陰黄、陽黄、急黄を区別していく。黄疸は両眼の黄ばみが特徴となるが、その検査は自然の光を当てながら行い、眼球結膜の下にある脂肪斑※2と鑑別する。

※１ 眼の黄ばみ：黄ばみは白目全体に均等に出現する。
※２ 脂肪斑：黄ばみはまばらで部分的に突出している。多くは強膜の内眦側に出現する。

４）怒肉（怒肉攀睛）

西洋医学的にいえば翼状片に当たる。

眼裂部球結膜が先端を角膜に向けて三角形を呈し、角膜上に侵入したもので、瞳孔（瞳神）に達すると視力障害が起こる。主に火熱の内盛で陰津が消耗して目が滋養されなくなり生じる。

中医学的には、肺経瘟熱、心火、肝火、脾胃湿熱、腎陰虚、術後復発（翼状片の術後反復して発生したもの）が考えられる。

西洋医学的には、ほこりや紫外線等による刺激が影響すると考えられていて、中年以上に多い病気である。

５）血虚の状態

白目が青白くなる、眼瞼の裏が白くなる、爪が白くなる、手足の先が白くなる等は血虚を示す。下眼瞼を下げ、赤みの程度で血の量がわかる。

赤ちゃんの目は普通澄んでいてきれいであるが、どうかすると白目の部分が青光っている。これは肝気が盛んになり、気が立っているので、肝兪に軽い鍼か、小児鍼をして気の溜滞を取り除いてやるとよい。

6）分泌物

目から膿が出るのは湿熱が関係している事が多い。子どもの目やにの場合、脾胃の内熱によるものは、足の陽明（厲兌からの刺絡、足三里に深めの鍼等）から熱を漏らす治療を行う。

b．眼診の診断と予後

重症の患者を診れば診るほど、眼神の状況が非常に重要となる。

生気が満ちてきて邪気が退いてくると、目が輝き、眼力が出てきて、しゃべるときに目玉がよく動き出す。

ところがだんだんと病が悪くなってくると体力もなくなって、目の動きが悪い、目の輝きがない、鋭さがない等が出てくる。

患者が来たとき、それから治療後どういう風に眼神が変わるか、日々のこの観察が非常に大事になる。

特に末期がん患者では眼神に異常が出てくるが、初期・中期でも出てくるので注意深く眼神を観察する事。

3．眼科の臨床

a．目の異物感（コロコロ感）

目やにが出たり、目がコロコロしたりする症状が出てくる。脾胃に湿熱が生じた場合等足の陽明経も意外と目の疾患にかかわる。陽明の熱の場合は足三里がよい。

b．眼瞼下垂

古典では、上眼瞼は太陽経、下眼瞼は陽明経が支配するとあるが、臨床的には、上眼瞼も下眼瞼も陽明が関係する。

c．口眼喎斜（顔面麻痺）

口眼喎斜（顔面麻痺）の病理を寒熱の観点から考えると、筋に熱邪がある場合は、筋が緩み、したがって目をつむると上眼瞼が閉じない。

冷えがあると、そこが強ばって頬が引きつり、口も曲がる。即ち緩んだほうは熱が関係し、引きつったほうは冷えが関係する。

しかし、目や口には「足の厥陰肝経」も入っており、口眼喎斜の原因になりやすい。あるいは「足の少陽胆経」も顔の両側を流注する関係から、局部的な左右差の問題として口眼喎斜を意識する必要がある。

d．発育不良の子どもの斜視

金製古代鍼（鍉鍼の一種）を虚側の心兪に当て、心の気をうまく通じさせると治しやすい。

e．酒を飲みすぎると目の焦点が合わなくなる

これは心が緩んでいる姿である。このような場合でも、心兪穴に銀製古代鍼で瀉法するか、あるいは神門穴を上手に使うと戻ってくる。

f．脳の手術や脳の異常等で目の焦点が合わない場合

神門穴への鍼や灸で効果が出る。古典では述べていないが、手少陰経は臨床的に目系から髄海へつながっていると思われる。したがって髄海の陰経と密接なかかわりがあり、癲癇や脳に腫瘍がある子ども等は手少陰経で治している。穴ではやはり、心兪穴・神門穴が非常に重要になってくる。

g．中心性網膜炎・視神経萎縮

中心性網膜炎・視神経萎縮は、心が関係する。神門穴を主穴とし、臨泣穴を補助穴として治療した経験がある。これも心神と肝魂が関係していると思われる。もちろん、手の少陰経は、直接目にも入っているという事もあるが、一応肝とのかかわりが深いとみている。後谿(後渓)穴、腕骨穴を使っても一定の効果を上げるように思われる。これらの穴の使い分けについては今後の課題である。

h．パソコンを長時間使用したために起こる目の疲れ

いくつかに重層しているようである。一つには光を見つめるために肝血が消耗し肝腎陰虚を起こしてくる。眼が乾いて涙が出るのはそのためである。そして足太陽経が眼のなかに入る事から、眼精疲労を起こすと、頸に凝り感を覚える。

また上天柱穴付近にも凝り感が現れるが、これは足太陽経と足少陰経の経別が流注しているためである。この場合、太陽経を緩めると目の疲れが非常に楽になる。

感冒に罹り眼が痛くなるのもやはり足太陽経が眼に入っているからであり、外邪が経脈に入るからである。

i．お年寄りの流涙

「眼風」と表現し、眼が風邪を引いたと表現するが、これも太陽経が関係する。この場合、頸や肩の凝りが取れるように太陽経を利用して治療すると涙眼が治る。

j．春先の結膜炎

肝は肝木というように木気が強い臓であり、木気が盛んになる春になると肝気も高ぶりやすくなる。したがって春先に起こる結膜炎のほとんどは、肝気の異常を疑ってよい。

肝兪・胆兪の一行に熱をもっているから、それを鑱鍼で切って血を絞ると治る。

鑱鍼の切り方は、なでるだけ。そうすると少し血が滲んでくる。切っていないようで切っている程度の切り方に効果がある。

鑱鍼で切った後を絞って少し血が滲んでくるくらいの切り方が良い。いかにも切り口に肉が見えたというのは良くない。

昔の人は肩背部を鑱鍼で切って瀉血して、眼科疾患の治療をしていた。その場合肩凝りもすっと

取れて、目も楽になる事がある。また熊胆を盃一杯の水に少量入れて溶かし、褐色になればそれを目に注いで洗ったりしていた。

k．異物の刺激による目の充血

目に異物が入って炎症を起こした場合は、目を通じて肝の内熱が起こったとみる。治療は、肝兪、胆兪を鑱鍼で刺絡する。

l．緑内障・白内障

緑内障は肝と脾が大きく関係し、白内障は肝と腎が大きく関係する。腎陰虚＋肝鬱のタイプが一番多い。

1）緑内障の症例

緑内障を長期に患い眼圧が上がり、更に萎縮しはじめた症例がある。眼球が縮小し、それが三叉神経に影響してひどい三叉神経痛を起こし、眼科では眼球を摘出して義眼を入れて三叉神経を治める方法しかないと言われた。しかし、これを肝脾の湿熱と弁証し鍼治療で治した。

m．白目が青く光る

赤ちゃんの目は普段澄んでいてきれいなのが普通であるが、白目の部分が青く光っているときがある。

これは肝気が盛んになってちょっとノイローゼ気味になっているので、肝兪穴に軽い鍼か小児鍼をして気の溜滞を取り除いてやるとよい。

n．トラコーマ（急性および慢性角結膜炎）

脾胃の内熱が原因となる事が多いので、厲兌、胃兪を用いる。

o．麦粒腫

商陽、厲兌から刺絡する。

p．視力の低下（後天的近視）

腎経と関係がある。

q．光明穴

光明穴は、眼目の病、特に物が見えにくいとか、暗いとかの症状を治す作用がある。これは、足厥陰肝経との表裏関係で作用しているのである。

r．眼の下のクマ

黒くクマが出るのは、脾胃の弱り、もしくは瘀血であり、腫れ気味になるものは、水邪によるものと考えられる。

第8章　爪甲診

爪は肝の応(肝応爪)で、特に肝血の反応が現れやすい。

I．爪甲診の手順

a．望診により、爪甲の状態を観察する

1）半月と色

爪甲診では、まずその人の元気の状態を半月で診る。一般的に半月が出ているほうが元気であるが、半月がしっかり出ていても弱っている人もいる。その場合、爪の色に必ず異常が出ているので見落とさない事が重要である。しかし元気になってくると、半月のないものは出てくる事もあり、半月が出ていても爪の色が悪い場合は、その色がきれいな色に変化してくる。瘀血の場合は、爪甲が非常にどす黒い。

2）縦筋《すじ》(皺)・横筋《すじ》(皺)

体の気血の栄養状態は爪の筋(皺)で診る。爪の筋のキツイものは、やはり栄養状態が悪い。全体として爪甲に筋があってがさがさと艶のないもの、特に老人の爪甲を診るとよくわかる。しかし爪水虫で、爪に筋のできているものは別である。

爪甲の縦に筋があって、横から見ると、ポコポコと筋があって艶のないもの、それは気血の不足、あるいは栄養状態が悪い事を示している。

爪甲の横に筋が入っている人がいる。指を詰めたりして起こったものは別として、どの指にも同じところに横筋が入っているものは、そのときに体に大きな異変があった事を示す。大体において爪は全部伸びるのに約6ヵ月かかるため、その月割り計算すると、横皺の位置で、およそ何ヵ月前に体の異変が起こったかが窺える。

b．爪際の状態を診る

爪際が赤い、あるいは暗赤である場合は、鬱血している状態であり、刺絡をするときは、この部分を狙ってやると、非常に有効である。

また爪際が黒っぽい場合は、爪甲の場合と同様、瘀血の反応とする。

c．爪甲を押さえて、気血の巡り(血虚の状態)を観察する

爪甲を押さえて放したとき、血の色が戻りにくいものは、血虚である事が多い。

第9章 聞診

Ⅰ．聞診の実際

1．におい

体臭はその人の食べ物に反映されやすい。例えば、動物性のたんぱく質、脂を摂っている人達は、体臭が出やすいし、菜食主義者、ベジタリアンはあまりにおいがしない。

動物でも同じである。草食動物は相対的に嫌なにおいはあまりしない。肉食性の動物はやはり臭い。それと同じ事である。

重症の肝臓病、重症の腎不全になったものは、においがかなりはっきり出てくる。

著者は鼻が敏感なので、大体尿毒症の気のある人ならば、3ｍ以内から、場合によっては5ｍくらい離れていてもにおいがわかる。普段からそういう事を常に意識していると、嗅覚も発達するので研究してもらいたい。

嗅覚が敏感になってくると、女性の生理も始まったかどうかにおいでわかる。こういう事も意外と診断の参考になるときがある。糖尿病のある段階を過ぎたものも、独特の体臭がする。

体臭、それから口臭や腋臭は、もっともっと探究されてよいと思う。

腎不全の患者はクレアチニン濃度が10以上になると体の外に小便のにおいがする。口臭やその人が着るパジャマ、ベッド付近も当然小便のにおいがしてくる。

クレアチニン濃度が10を超えた患者の例で、胃の気の脈診で弦急がそれほどひどくなく、明らかに数脈になっておらず、舌診においても逆証を示していなければ、脾兪、胃兪に適宜、鍼や灸等で正しい治療をすると、小便はあまり変わらなくても、臭い大便が出だし、口中の小便臭も消えてきて、ベッド付近やパジャマのにおいが取れてくるといった症例があった。

人間の体は腎臓が悪いからといって、全部が駄目だという事はない。西洋医学的診断で、ある臓器だけみていると重症に思えるものでも、人間の生体というのはバラバラにならないという東洋医学の発想で診ていくと、このような成果をもたらすのである。

第10章　切診

Ⅰ.「触れる」「触れられる」のプロフェッショナル意識

触れる側と触れられる側は互いに影響しあう事については概論で述べた。

手掌・指先を繊細にし、そして患体は変化するという事を前提にして診る必要がある。触り方ひとつで生体は変化するものである。

肉食を好むような術者であれば身体に熱がこもっており、そのような手でしつこく触っていると体表はどんどん変化する。一人の術者が体表観察し、次にまた別の術者が診た場合に経穴の反応が反対側に移動するような事がしばしばみられるが、そういった事ではいけないのである。

まず治療家が病んでいない事が重要であり、更に言うならば、たとえ病気であったとしても患者を診る際にはプロフェッショナルである。プロフェッショナルであるからにはその手は、言うなれば「神の手」になっていなくてはならない。そのくらい真剣なものでなければならない。

だから術者が常に病気にかかるようではいけないし、たとえ一時的にそうであっても患者に触れ始めたら「神の手」にならなければならない。

客観化について取り沙汰される昨今ではあるが、客観的(指標)等についてどうこう言わなくとも、それに捉われる事なく体表からの情報をキャッチできなければならない。それができないようであればそれはプロフェッショナルとはいえないだろう。また、それができないのであれば西洋医学の基準に従って診察・診断したほうが簡単である。

しかし東洋医学には西洋医学とは異なった方法論がある。一生をかけるという気持ちで東洋医学を実践するのであれば、そこでは最高のセンスが磨かれなくてはならない。それは当然の事である。また体表観察のうえで重要な事の一つに「触れられる側が快感を覚える」という事がある。やればやるほど患者さんに「止めてください」と言われるようではいけないのである。触れる、触れられるという事自体が、「宇宙的生命の共感」であるから、当然気持ちが良いものでないといけない。少なくとも不快感があってはならないのである。つまりそこには「単なる客体としてのモノをいじくりまわす」といった発想があってはいけないという事を強調しておきたい。

1．接触による診方について

接触による診方というのは、基本ではまず体に触れてみる。そもそも切診の切というのは、患者と術者が肌をピタッと合わせて診る所に現れるところの診方といわれている。

切るという字の漢字としての意味は、接触の接という意味である。だから体に触れるといっても、その触れる診方がいろいろあるように、緊張弛緩という診方もあれば、発汗の有無という診方もあり、寒熱の有無という診方もある。

こうしてみると、この方法は合理的にみえて機械化できそうに思えるが簡単にはできない。これだけ複雑な感覚を使い分ける事は、やはり人間ではないとできない。

まずこの触り方の基本は、最初からいきなり穴に触れるのではなく、患者をリラックスさせることから始める。アメリカの精神科の先生が当院(藤本漢祥院)を見学したとき、子どもが「キャッキャッ」と喜んで鍼を受けているのを見て、「ここでは子どもは全然泣かないですね」と驚いていた。なかには泣く子ももちろんいるけれど、当院ではほとんどの子どもはニコニコして鍼を受けている。そういうなかで患者がリラックスしているときに、体がちゃんと本当の反応を示してくるから、切診をするときに、がさつな触り方をしてはならない。丁寧に触る。これが患者をリラックスさせるのである。リラックスさせる事が、確かな診断情報を与えてくれる基本になるという事を、覚えておいてもらいたい。

Ⅱ．フェザータッチ

フェザータッチは、手掌を体表に馴染むよう柔らかく密着させ、術者が患者と気を通わせて行われる診察法の事で、限りなく軽く、かつ広く、奥行きを感じながら行う。単に軽くタッチするのではなく、「軽いタッチであればこそ奥行きを診られる」という意識をもたせる事により、結果的に広い範囲を触知できる。またそのタッチが実現できれば、患者は包み込まれるような安心感を得る。

フェザータッチには、手掌全体で行うフェザータッチ(図10-1)と、指頭の指腹で行うフェザータッチ(図10-2)がある。

1．手掌全体でのフェザータッチ：労宮診

体表観察を行ううえで大事な事は、重病を診てきたなかで編み出した労宮を中心とした手掌全体での観察法である。これを労宮診といい、寒熱を候うのに非常に優れている。

気の停滞は、その虚実にかかわらず“冷え”として現れる事が多い。例えばこの“冷え”は、腹部における天枢・滑肉門・大巨あたりによく現れる。同じ患体においても朝・昼・夜等の時間経過のなかで場所が変化する。寒熱の診断法の特徴は、緊張弛緩とか発汗で診断できないものに、非常に有利に使えるというところにある。しかも大雑把に左右の虚実を診るのにも、非常に優れた手法である。

労宮あたりに感じる寒熱、このときの“冷え”は、冷えの場合もあるし、気の停滞している場合、特に穴が弱っているときにも出てくる。

例えばある肝臓がんの患者は、右の章門に熱感があり、左の章門は冷えていたが、別の肝臓がんの患者は、右の章門が逆に冷えているという事があった。しかしながら実際は両者とも深部に熱がある。ではなぜ熱感と冷感が起こるかというと、がんが外へ向かって出てくる場合、がんが体表に近づいてくると、熱そのものを感じることができる。しかしながら深い所にある肝臓がんは、体表

においては気の停滞として反応し、逆に“冷え”を顕《あらわ》すのである。

このように体表に触れる寒熱は、同じ病気であっても必ずしも一致しない事がある。

熱感の場合は実際にも大体は熱なのだが、冷えの場合は純粋に寒とは限らず気の停滞、穴の病的な状態を示す場合が多く、寒熱にかかわらないのである。

望診・衛気診・それからフェザータッチでも緊張弛緩、発汗等の所見が重症になってくると通用せず、反応として現れない体もある。

そういった場合に、寒熱(冷感・熱感)が意外と有効な診断法になる。

この診断法が上手になるためには、犬等動物の背中を触って診断治療していくとよい。人間というのは強欲で複雑過ぎる面があるため、より単純な動物で研究すればわかりやすい。

このように手掌全体(労宮を中心)によって得られる寒熱(冷感、熱感)は非常に大切で、特に重症患者を扱う場合、非常に有効な物差しとなる。

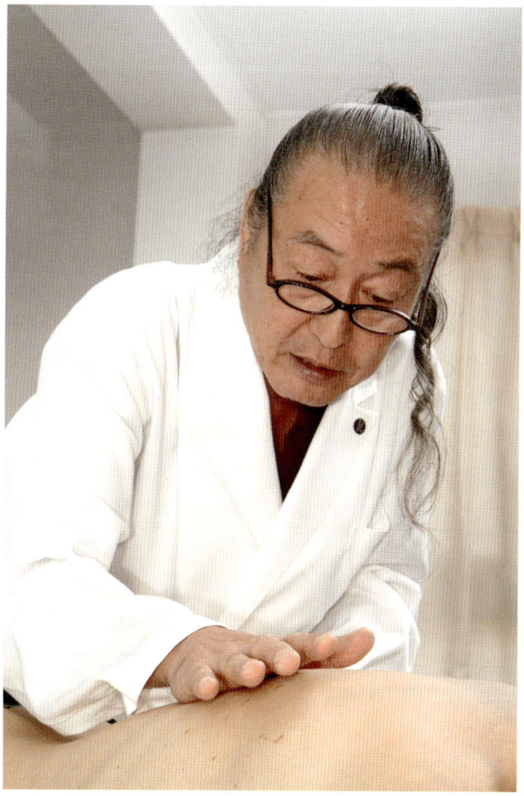

図10-1　手掌全体でのフェザータッチ

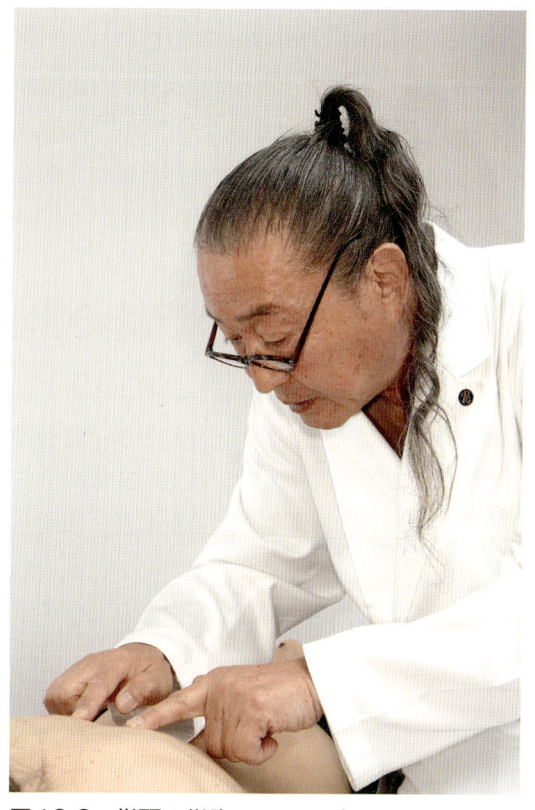

図10-2　指頭の指腹でのフェザータッチ

2．指頭の指腹でのフェザータッチ

指頭感覚(特に第一、第二、第三指)を鋭敏にし、細かい穴の反応を捉える。これは微少の発熱・発汗等を鑑別できるようにするためである。手関節、指関節を柔軟にしておくことも大切。

3．指目でのフェザータッチ

労宮診や指頭で虚実や寒熱等を診たあと、更に、指頭の指紋の中心点と指先の中間あたりの部分で、感覚の最も鋭敏なところ(ここを「指目《ゆびめ》」とする)で診ていくとよい。

4．フェザータッチのまとめ

まずは労宮診でもって、その穴のより大きなエリアを対象に、熱感や冷感のみならず、気の虚ろ具合を察知しながら、反応のある部位を察知する。むろん、手掌全体や労宮の感覚がまだ鋭敏でない場合には、何も感じないだろう。よって、フェザータッチをする事になる。

フェザータッチは、術者の示指の指頭全体で患者の経絡上や経穴を軽く触れて、衛気の状態も察知しながら経穴の反応(弛緩や緊張、寒熱や発汗、虚実の左右差等)をみる事を目的とするが、その場合に、穴の大きさ(弛緩エリアや凹み具合等)や広がり具合(穴の反応エリア)を察知しなければならない。つまり、穴という一点よりも、その穴よりも少し大きな範囲、より長い線上(経絡上)のエリアでの反応の特徴を探る。このとき、指腹のみならず、指目も巧みに使って、何らかの反応を最も呈している穴に着目し、より立体的にその穴の反応を捉える努力をする。これらの一連の方法で総合判断し、最終的に、反応のある穴の形態を捉える事ができればベストである。

特に指目でもって、フェザータッチの範疇としての軽い圧を少し加えたり、何らかの反応を呈している穴の構造(弛緩部の深さや形状・硬結の中心・寒熱の中心等)を察知し、刺鍼する際の刺鍼中心点がおおよそどこにあるかを探る事ができるかどうかが、刺鍼効果を左右する。

Ⅲ．術者・患者の認識の相違

体表観察で、普通であれば圧痛が出るはずなのに、圧痛を訴えない患者がいる。その患者が正常な感覚をある程度もっているかどうか、疑ってかからなくてはならない場合である。

これは臨床をしているとよくある事で、この感覚的に鈍感な人は、自分で鈍感だと思っていないから、こちらが講釈しなくてはならない。例えば督脈上の圧痛が絶対出ているはずなのに、全然感じないという人もいる。本当は感じているのだが、それが圧痛であると理解できていない。とにかく術者が思う事と患者の感覚が一致しない事がたくさんある。そういう場合は、それを丸ごと理解する事が大事である。

実際には苦痛がいろいろあるはずなのに、あまり言わない人はどこで弁証し証明していくべきかというと、脈診や舌診、その他の体表観察で絶対動かない証拠をつかまえてしまう事である。

そしてそれに対する治療が本当に効いているか、効いていないか鑑別をしながらやると、自信をもって患者に対処する事ができる。その結果正しい情報が得られるであろう。

また問診において、こちらが質問した事に対して正確な反応ができない人、質問に対して全然次元の違う応えが返ってくる人は、よほど上手に問診をしないと、とんでもない材料を証拠にしてしまう場合があるので注意しなければならない。

Ⅳ. 体表観察の方法

a. 体表を目で見る（図10-3）

気色を見る、可視光線的に色を見る。

b. 手をかざしてみる（図10-4）

手掌全体で、温・冷感等を掴む。

c. 手で触れてみる（図10-5）

手掌全体で、温・冷感等を掴む。

d. 指頭（指腹）で体表に触れる、そして観察する（図10-6）

e　体表を指頭で按ずる、そして観察する（図10-7）

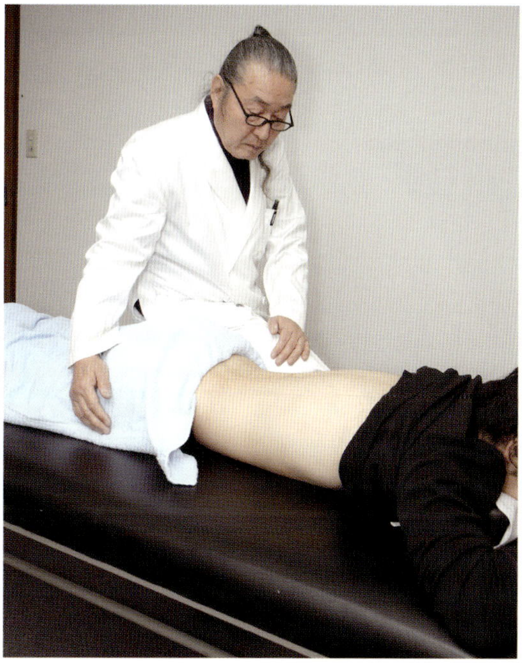

図10-3　体表の気色を観察する

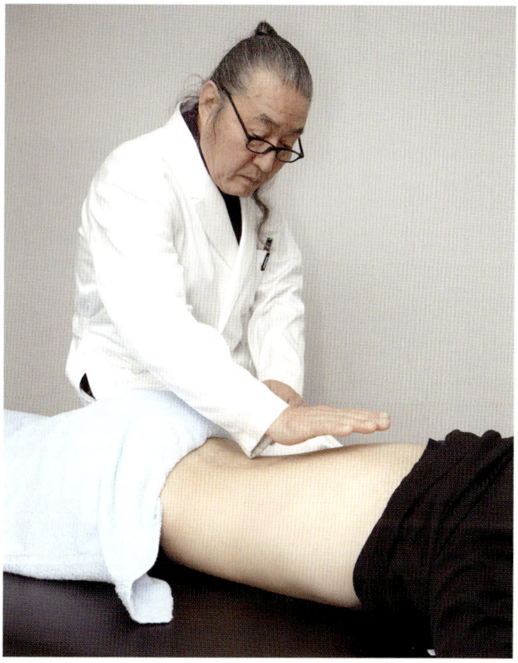

図10-4　手をかざして温・冷感等を掴む

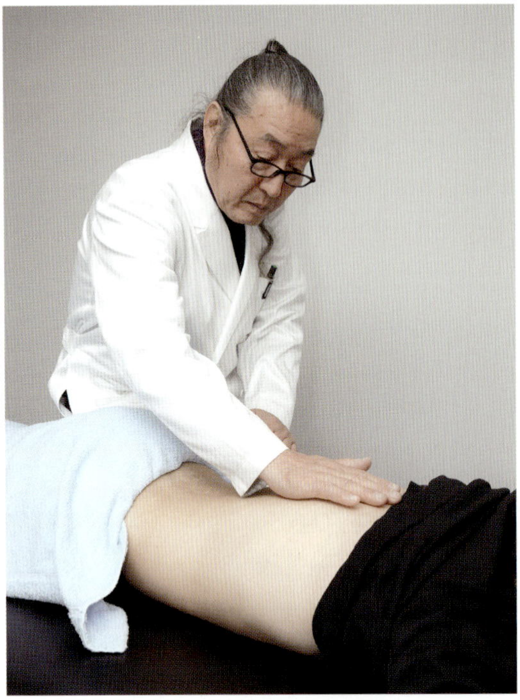

図10-5　手で触れて温・冷感等を掴む

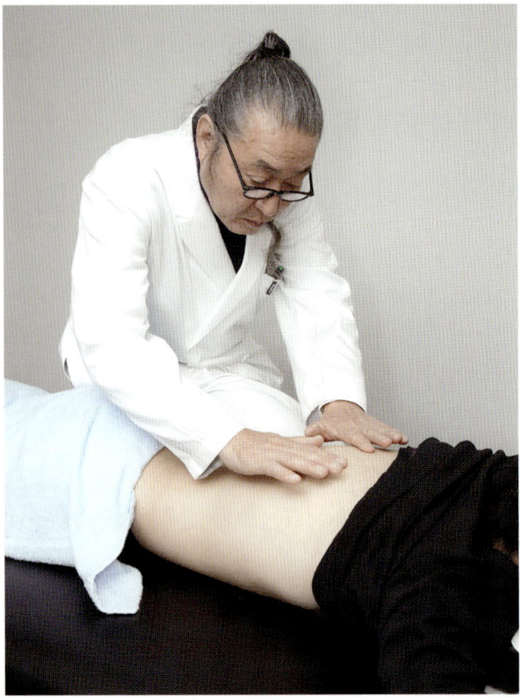

図10-6　指頭(指腹)で触れて観察する

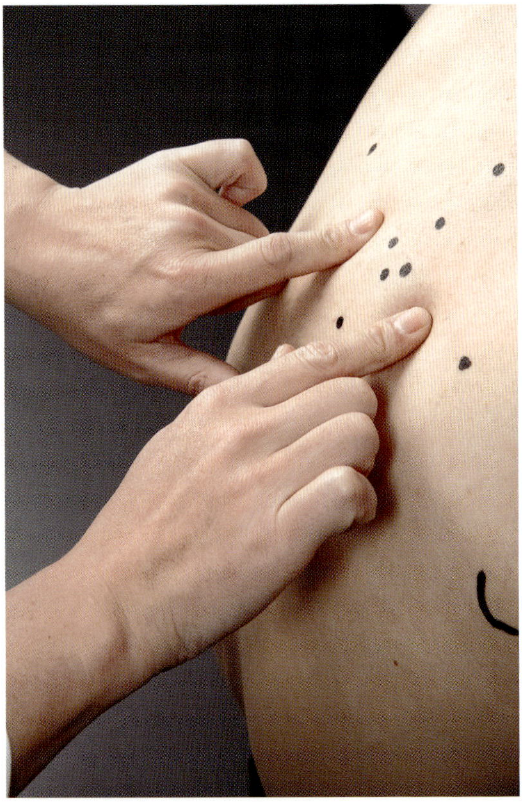

図10-7　指頭で按じて観察する

第11章 背候診

Ⅰ．背部の診察の姿勢と取穴

1．背部第一行・第二行・第三行線

背部兪穴の取穴は、棘突起に接して第一行線をとり、棘突起の高さで第一行の兪穴（第３椎であれば肺兪の第一行という）を取穴する。既存の第一行線を第一行線とし、第二行の兪穴は棘突起間に取穴する。第三行は既存の第二行線にとり、棘突起の高さで兪穴を取穴する（図11-1・図11-6）。

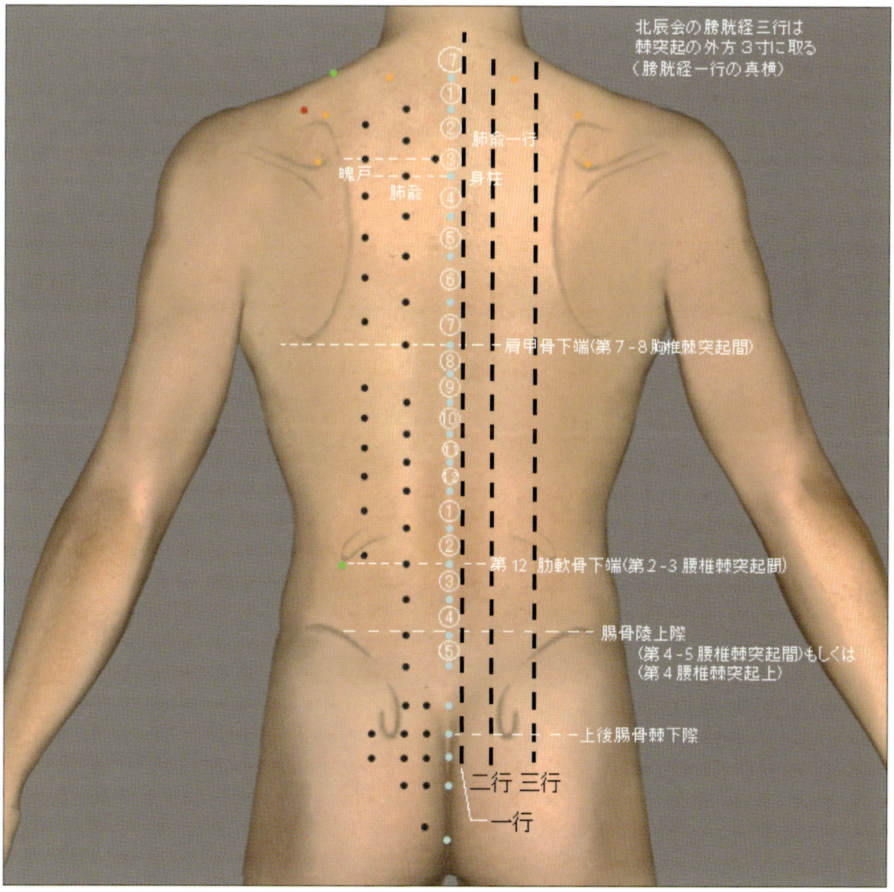

図11-1　背部兪穴配置図（第一行、第二行、第三行の位置関係）

2. 姿勢

a. 座位

1）膈兪以上の取穴は、座位（図11-2）にて顎を両手で抱え、両肘を合わせた状態で診る（開甲法／図11-3・図11-4）。

上背部の開甲法は、できるだけ左右の肘をつけ、肩甲間部の皮膚を緊張させ、また頭部をやや前屈させる事によって、背中の上下の皮膚が緊張し、兪穴の反応（発汗・緊張・弛緩・冷感・熱感等）が見やすくなる。

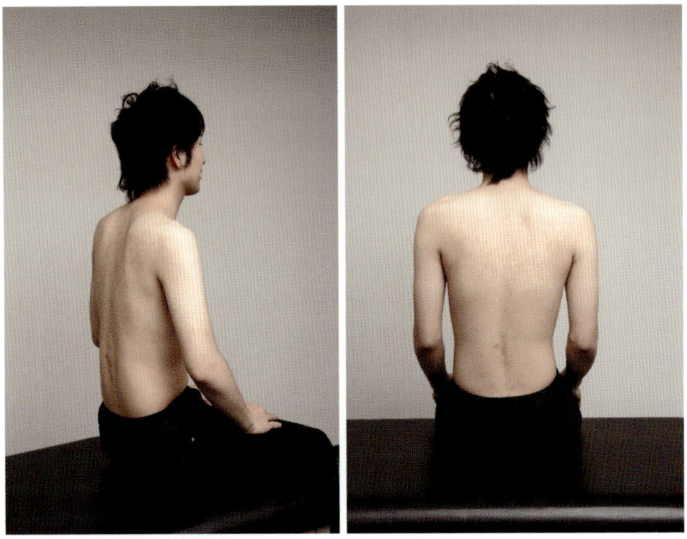

図11-2　通常の座位

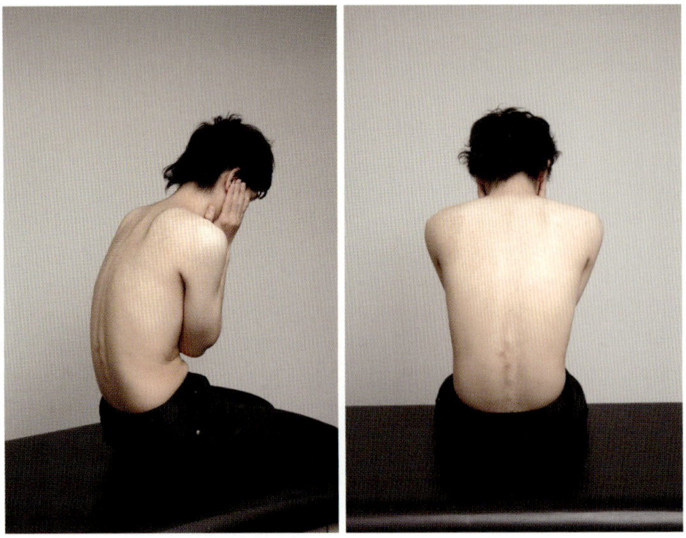

図11-3　後ろから見た開甲法

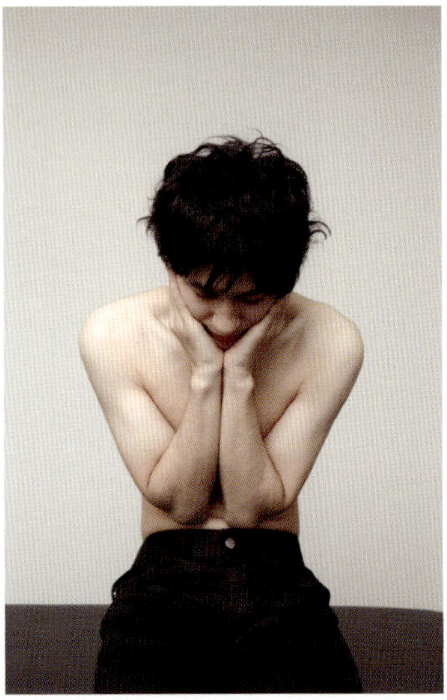

図11-4　前から見た開甲法

b．伏臥位姿勢

1）膈兪以下の取穴は伏臥位にて診る。(図11-5)伏臥位にて行う。

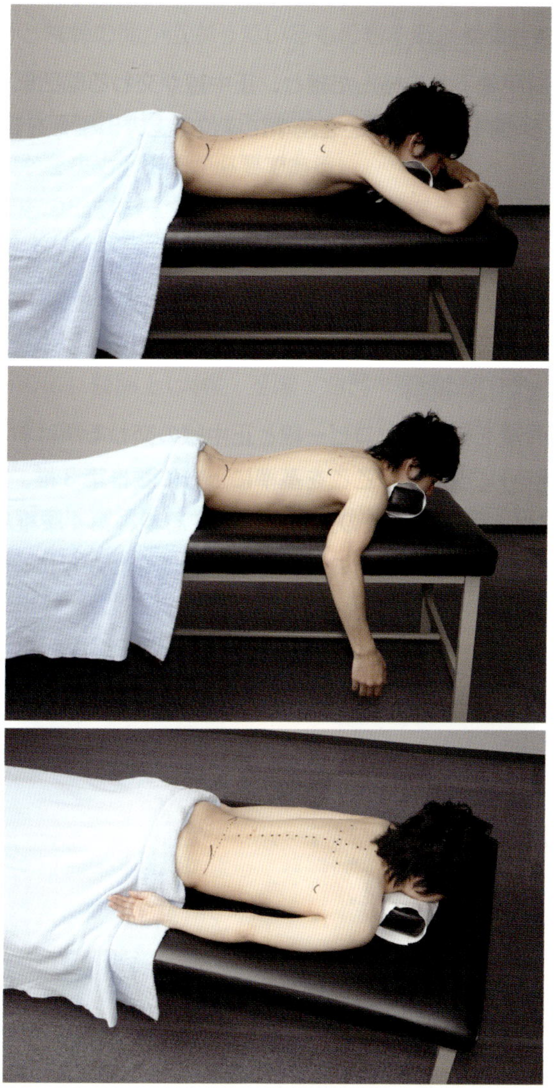

図11-5　患者がリラックスできる姿勢で行う。

c．椎骨の見分け方（図11-6）

1）第７頸椎・第１胸椎棘突起間：大椎穴

首を左右に捻ると、第７頸椎は動くが第１胸椎は動かない。それを指標として、この動く骨と動かない骨の間に大椎穴を取穴する。

この動かす方法でも、大椎穴が確定する場合と、確定しない場合がある。

第７頸椎、大椎のあたりで椎骨が二つから三つ出ている事もある。

例えば二つ出ていれば、必ず下を大椎とする論説があるが、大椎等が取りにくい場合は、病態反応を逆に利用する。例えば、他に異常がないけれども、風邪だけ引いている場合、必ず督脈では身

Ⅱ．診察手順

1．手順①　望診

患者より少し離れて気色、色、形態の変化（背中の彎曲、棘突起の状態、筋肉の状態等）を大雑把に診る（図11-8・図11-9）。

患者に近づいて脊椎のカーブ、皮膚の状態（腠理、毫毛、色素沈着、できもの等）、筋肉の膨隆、陥凹等を診る。

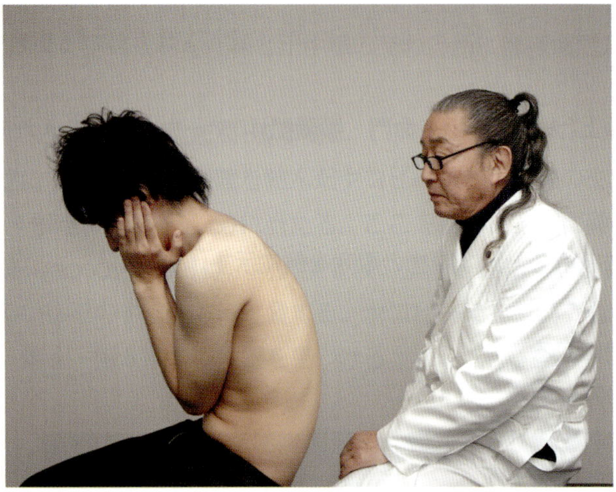

図11-8　座位
患者の真後ろから視る事がポイントである。

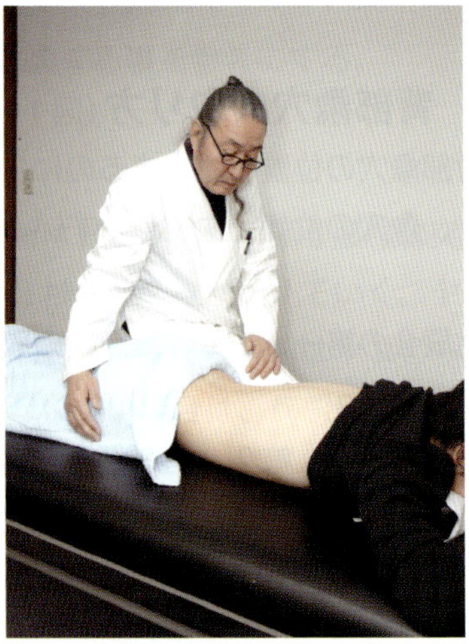

図11-9　臥位

a．背部の気色診のポイント

基本的に気色は背候診、腹診にも同じように出ると考えてよい。

初めに遠くから診て、どの部分が抜けているか診ればよい。体表観察には二通りあり、穴として反応を起こしている場合と、内側にある臓腑の異常がそのまま体表に浮いて見える場合があるが、これは意味が違う。

1）背候診でも気色診と同様、艶のあるもの、ないものが大切な鑑別ポイントである。

2）背候診での気色診は難しいので、顔面の抜けをよく診ておいて、背部兪穴の体表観察をして、顔面ではどこが抜けているかという事とあわせて、背候診の気色を診ていくように練習したらよい。

3）気色が抜けたり、色がまだらになる事がある。お風呂に入って温もると、体表がまだらに発赤する人がいるが、これはあまり良くない状態である。この場合、他の部分との比較で色抜け部分が体全体を現しているのか、部分を現しているのかを診る事。いずれにせよ四診を総合して考える。

4）上背部の産毛

産毛が多く生えているのは、その部分の正気が弱っていて、体表を守るために産毛が生じているものである。剛毛の場合は、寒さを防ぐために生える場合もある。腎兪だけに剛毛が生えるのは、丈夫なために生えているものである。エネルギーが溢れて毛が生えていると考えられる。日本人の女性でひげがうっすらと生えている人は丈夫である。督脈上の毛穴が異常に大きくなっているのは、その関係する兪穴に何か異常があると考えられる。

b．形態学的観察

筋の付き方を形態学的によく研究する事は、体表観察では非常に大切な事である。骨格筋の走行がわからなくては、虚実を間違えたり、筋肉と筋肉の境目を穴と錯覚したりする。事実そのような場所に穴があるが、穴と穴でないものを的確に判断する事が大切である。そのためにも、骨格筋の構造と形態について基本的に知っておく事が必要である。

1）形態学的傾向

①脊柱起立筋の発達の仕方は、五臓六腑の強弱に影響する。
②大殿筋、脊柱起立筋の発達状態と内臓は関係があり、大殿筋、脊柱起立筋の発達をよく診る事。
③仙腸関節の柔軟さ、次髎穴の状態は健康状態、運動能力と関係がある。
④殿筋の発達と肛門が締められるか、力が入るかは下焦の力を示す。
⑤良い姿勢が取れない人は、筋肉、骨等のバランスが取れていない。
⑥歩くと下半身の発達を促す。上半身は下半身で守られている。生活習慣、筋の発達、運動により配穴を決める。
⑦ウエストの細い人は胆経が弱い。腰痛になりやすい(足とのバランス)。

2．手順②　切診〈衛気診〉

衛気診、手をかざして背中の冷感、温感等を診る(図11-10・図11-11)。

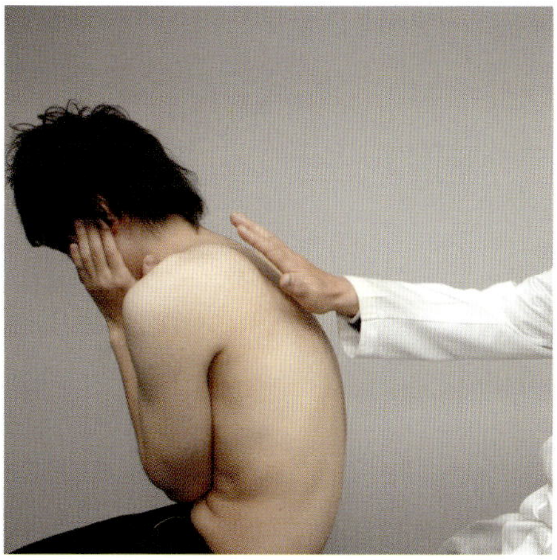

図11-10　上背部の衛気診

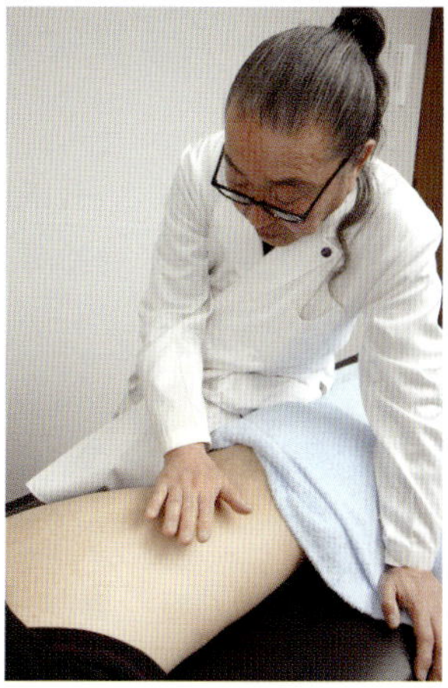

図11-11　下背部の衛気診

3．手順③　切診〈フェザータッチ〉

1）フェザータッチ・指頭で触れる

手を接触して温冷、乾湿(風寒の邪があれば大椎～身柱、風門～肺兪付近が冷たくなる)、皮膚のざらつき、筋肉の張り等をよく観察する(背筋と運動の関係をよく診る)(図11-12・図11-13)。

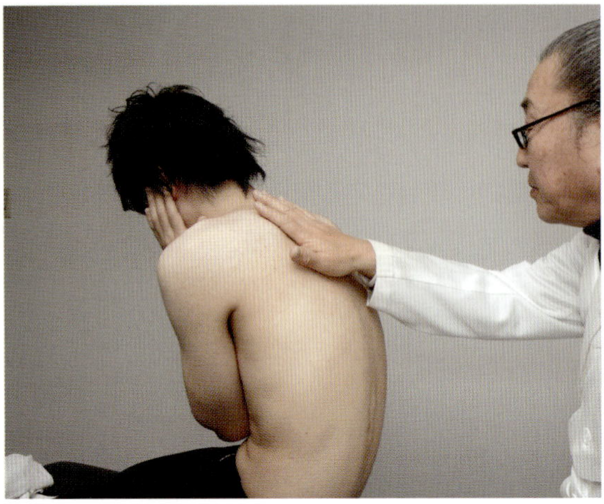

図11-12　座位

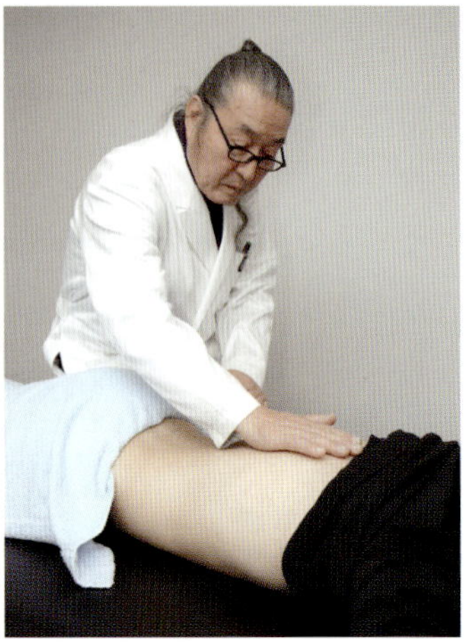

図11-13　臥位

フェザータッチに関して、初級は片手で、上級は両手で行う。掌の全ての部分をセンサーとして働かせ、寒熱虚実を診る。

b. 背部のフェザータッチのポイント

背候診で体が太ってダブダブしている人は、きつく押さえるとよくわからない。

軽く触れて初めて穴の反応がわかるわけである。また体質によってアプローチの方法が多少違う。筋肉質の人の場合は、少しきつく押したほうが穴の反応は診やすく、ブヨブヨとした人は決して強く押してはいけない。穴が沈んで診えなくなってしまう。軽く触れないといけない。背候診の難しさである。

4．手順④　切診〈督脈・第一行の体表観察〉

1）督脈の体表観察

棘突起の不整列、棘突起の大きさ、棘間の間隔(急に広くなったり、狭くなったりするもので異常があれば頑固か慢性的なもの)を診る。これら形体レベルでの異常があれば、関係する臓腑に慢性的あるいは頑固な病がある可能性が高い。

①体の左右のバランスを診る。

②督脈上の虚実、圧痛を診る(図11-14、図11-15、図11-16、図11-17)。

2）背部第一行について

背部第一行は、華陀挟脊穴(『肘後備急方』が出典)あるいは挟脊穴・肘椎(『千金翼方』が出典)という穴が存在する。江戸時代、石坂宗哲の『鍼灸説約』(1812年)には、華陀挟脊穴について『後漢書』華陀傳と記載されている。

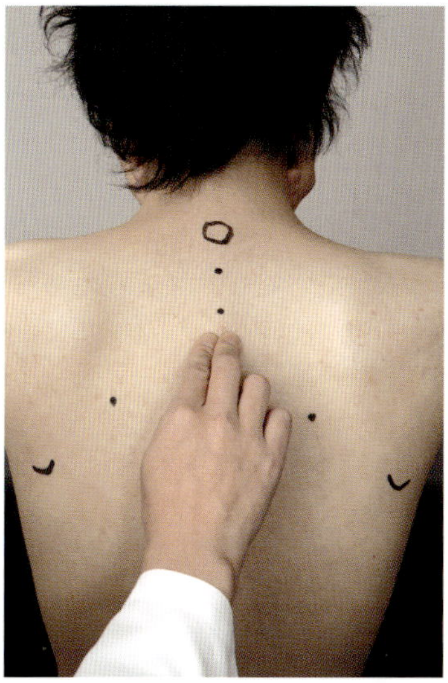

図11-14　督脈の観察（上背部）

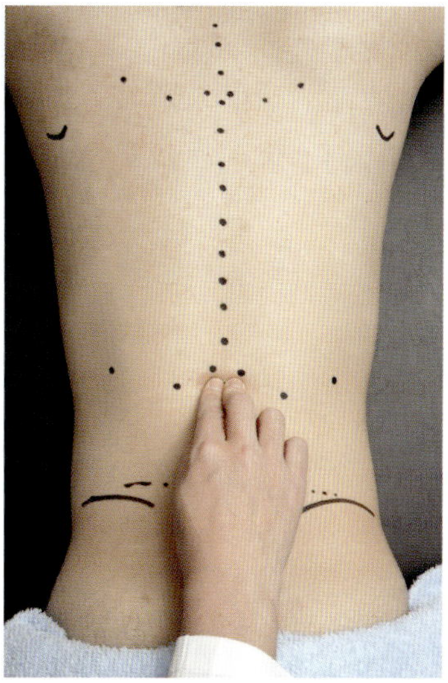

図11-15　督脈の観察（下背部）

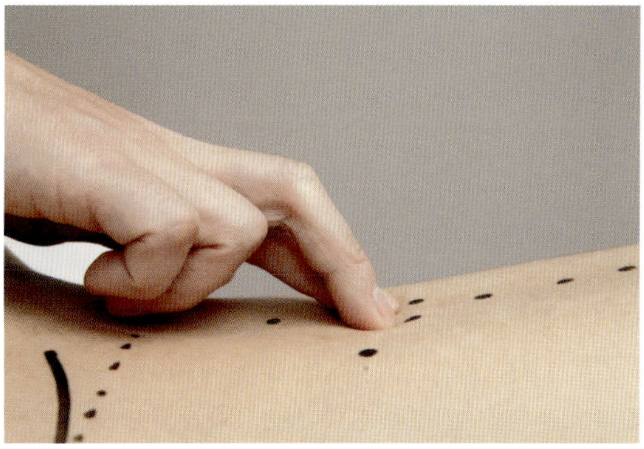

図11-16　督脈の穴処を捉える

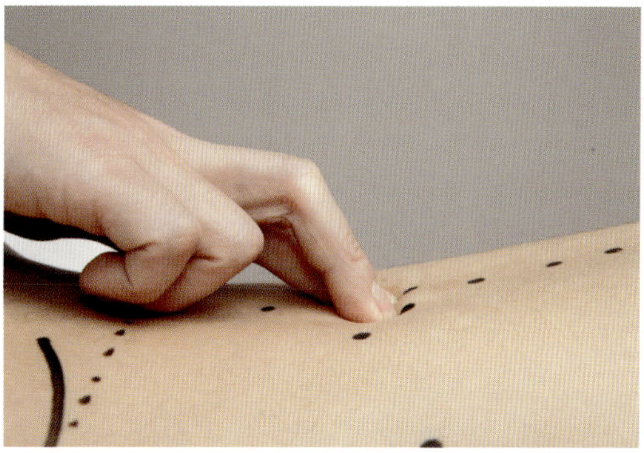

図11-17　指を沈めて穴処を的確に捉える

督脈の穴処を指腹で、まず表面で捉え（フェザータッチ）、それからゆっくりと指を沈めていき、棘突起間の構造を触知して指が止まった時点で、上下にこすりつける。

その後、沢田健が、「石坂宗哲等も華陀の挟脊穴として応用範囲の広い事をいっているが、自分のように第一行として組織するまでには至らなかった」と述べている。

これらの六所の定位は、第１胸椎至第５腰椎、各椎棘突下傍開0.5寸である。しかし、臨床上、北辰会方式では、第１胸椎至第５腰椎の各棘突起の傍開0.5寸のところを背部第一行として位置づけて、診断及び治療点としている（華陀挟脊穴は棘突起“間”の横0.5寸であるのに対し、北辰会で用いる背部第一行は棘突起のすぐ真横0.5寸に位置づけている。つまり、背部第三行と同じ高さに取穴するという事になる）。

3）背部第一行の体表観察

棘突起の骨に指を沿わせて、少し圧をかけて縦に動かし、圧痛及び硬結の左右差を診ていく（**図11-18、図11-19、図11-20**）。

①背部の空間診

空間診の診察法として「第１腰椎棘突起の周囲」の圧痛・硬結等を診ていく（『鍼灸治療　上下左右前後の法則』参照）。

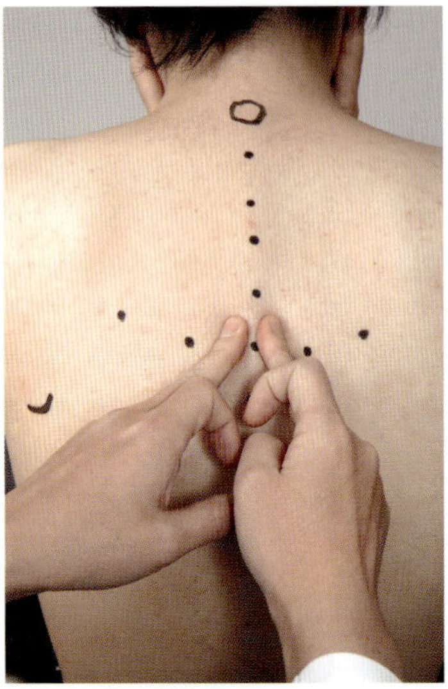

図11-18　座位

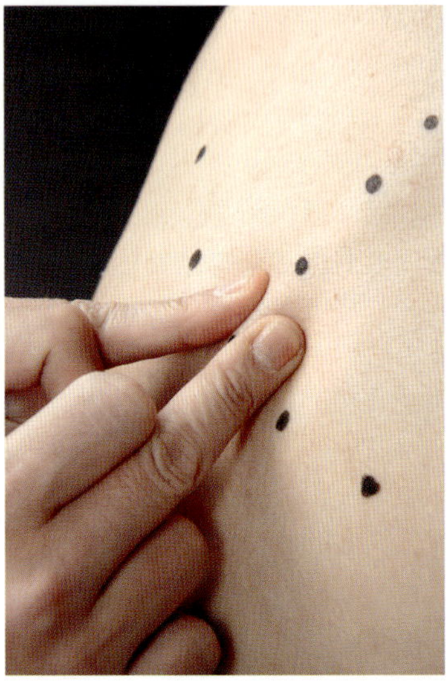

図11-19　座位

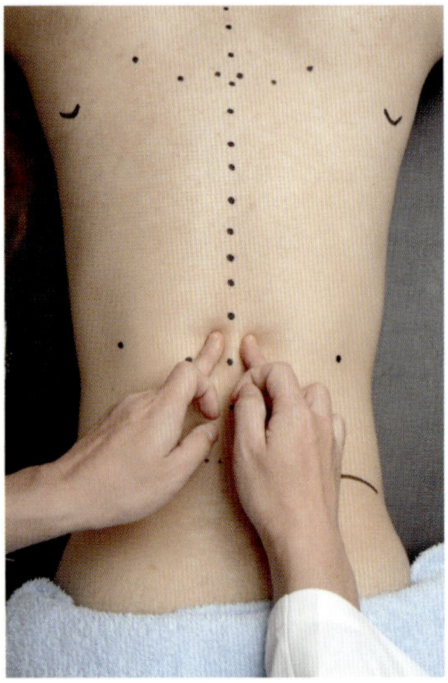

図11-20　臥位

硬結があれば骨側を土台にして按じると圧痛が出やすい。

b．督脈・第一行線の体表観察のポイント

1）督脈上や第一行線には、急性疾患や熱等の反応が圧痛としてよく現れる。第一行線は内熱をよく診立てる場所でもあり、内熱を取る事ができる非常に有効な穴処である。背部兪穴の第一行線を軽く触っていくとある所に熱感がある。北辰会がつくった鑱鍼で、ほとんど表面に傷がつかないように軽く２、３回擦ると、翌日には少し発赤している。これで充分熱が取れる。

5．手順⑤　切診〈背部第二行の体表観察〉

a．背部第二行の体表観察

第二行は、外方１寸５分であるが、脊柱起立筋の頂点を目安にして触診していく（フェザータッチ手順⑤図11-21、図11-22、図11-23）。

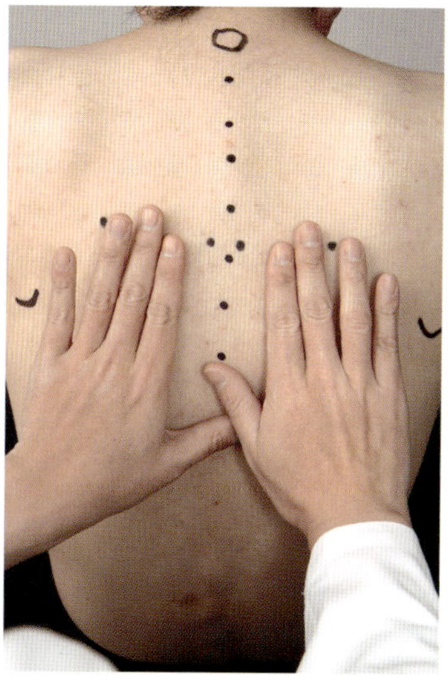

図11-21　座位

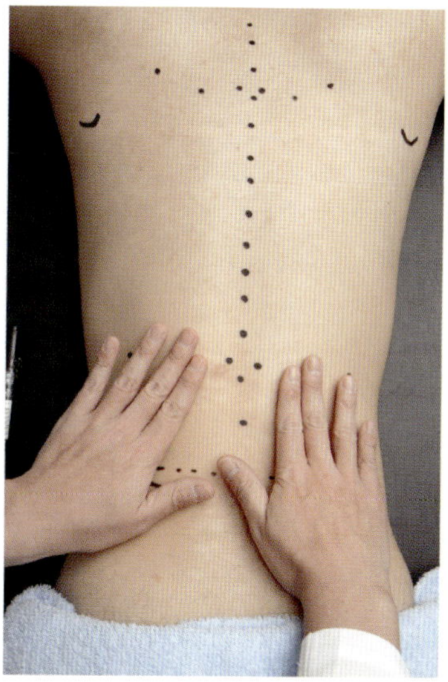

図11-22　伏臥位

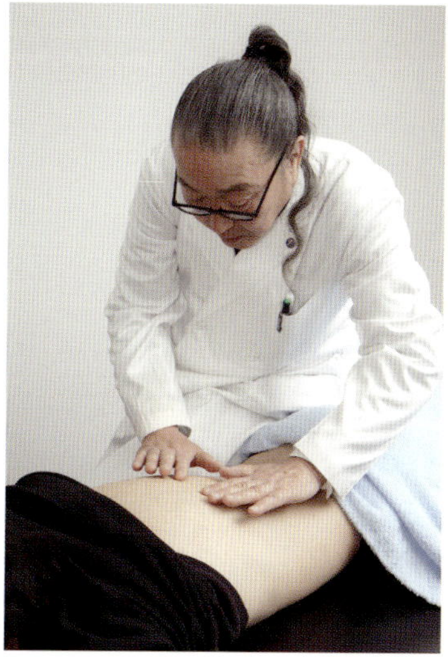

図11-23　伏臥位

指頭で按じて穴の構造を把握する(フェザータッチ手順⑤　図11-24)。

筋肉は上下に起始停止しているため、左右を中心に、左右上下に指を動かして診る。穴の表面の状態、次に表在、深在へと慎重に診ていく。病が重いほど反応は深くなる。

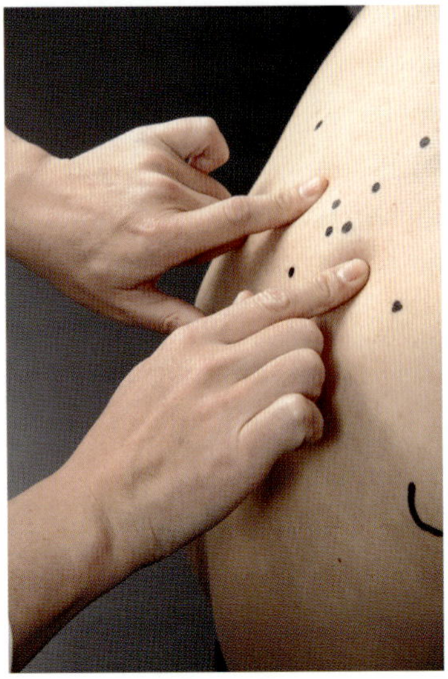

図11-24　指頭で按じて穴の構造を把握する

b．第二行線(背部兪穴)の体表観察のポイント

第二行線は、臓腑と直接かかわる兪穴を診る事になる。特に左右差を中心に、穴の顕著な反応を診ていく。

伏臥位で脊柱起立筋が緩んでいる人を、立たせて脊柱起立筋を緊張状態にすると、背部の表在がわかりやすい。また、背候診の穴が沈みきっている場合、どこを触っても沈んでいるというのはやはり危ない。

重い病気の患者を扱う場合に、だんだん重くなると、仰臥位、伏臥位ができなくなるが、よく穴を観察すると、悪化すると穴がだんだん広がってくる。いかに元気になったとしても、やはり穴が広がるのはよくない。

しかし背部兪穴は、各臓腑の状態を弁証するために診るものであるが、経絡でいえば膀胱経である。よってどの兪穴も沈んでいたりして主従がはっきりわかりにくい場合は、膀胱兪の左右差を診て、左右のバランスを取るようにまず治療すると、多くの穴の反応が消えていく。そのなかで残った穴が中心になる傾向がある。

また後頸部の強直が合谷穴で取れる場合がある。これは、手陽明経筋の流注に「脊を挟む」とあるからである。

更に、脾の悪い人で背中の凝りを訴える人がいるが、足陽明経筋の流注が「上循脇属脊」とあり、脾の経筋が背に付く関係で説明ができる。

6．手順⑥　切診〈背部第三行の体表観察〉

a．背部第三行の体表観察

第三行は、外方 3 寸の位置にあり、この部位は、腸肋筋、下後鋸筋が斜めに走行し、肋骨も斜めに走行しているため、肋骨間に沿って斜めに指を動かし触診していく（図11-25、図11-26、図11-27）。手順は、第二行に準ずる。

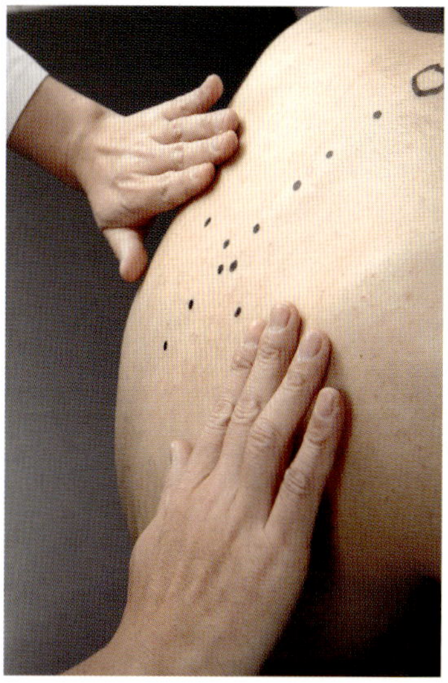

図11-25　第三行の触診（上背部）

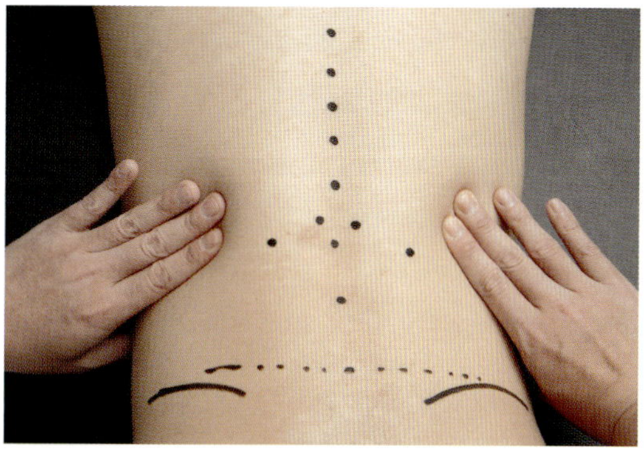

図11-26　第三行の触診（下背部）

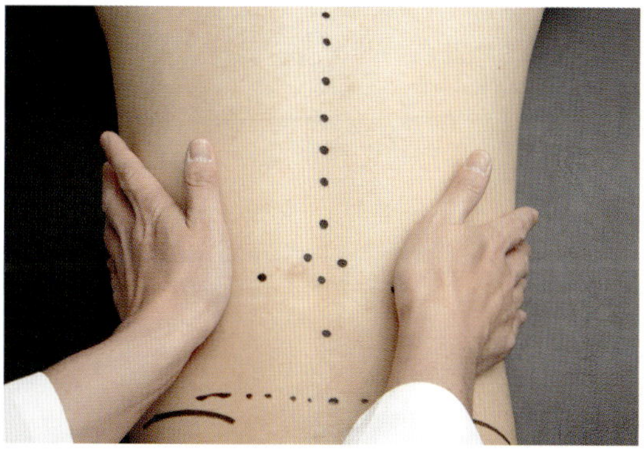

図11-27　労宮診で診る場合

b．第三行線（背部兪穴）の体表観察のポイント

外側の第三行線の穴は背部の第二行線の背部兪穴に準じて、穴の反応がどちらに出ているかで、出ているほうに取穴する。肝兪と魂門、胆兪と陽綱、脾兪と意舎等同じような意味合いをもつ。

肓門、志室付近の硬結やゴリゴリは中年以降の人にみられやすい。腎の弱りと関連する。

Ⅲ．背部の刺鍼

1．背部兪穴の刺鍼法

背部兪穴は、正気の状況と邪気の状態を反映しているため、補瀉をする場合もやはり重要な穴処となる。特に重症の消耗性の疾患に背部兪穴を使う場合は、正気と邪気とを見分ける事が重要となる。

四肢末端の穴よりも背部兪穴のほうが刺鍼しやすい。それは穴が大きいためで、穴の虚実や刺入時の正気の虚や邪気も見分けやすいからである。また、虚でも実でも穴の反応が小さくなったり、はじめあった硬結が緩んできたりした場合、症状は改善されたとみてよい。

例えば脾兪に一本刺してみると、「最初は緊張した感じがした後、スーッと取れた」というのは気滞。「ガシガシとして、軽石に当てたような感じがする」、あるいは「石や岩に当たって全然入らない感じ」あるいは「ひからびた餅に鍼を刺したような感じがある」ような場合は瘀血。「そんなに硬くないけれどもネバネバ粘る」ような場合は湿痰の邪気。「鍼を動かせば動かすほどグッグッと、強く締め付けてくる」ものは熱邪。そういった事が背部兪穴は穴が大きいため、非常にわかりやすい。刺鍼は、基本的には撓入鍼法※で行う。

※撓入鍼法：蓮風鍼法の一つで、鍼管を用いず、撚鍼もせずに、押手の皮膚の押圧と刺手の刺圧でもって切皮を行う。特徴は、切皮の際に鍼の撓《しな》りを利用し、刺手と押手の調整でもって違和感なく刺入しているところである。つまり刺入する穴に合わせた鍼を用い、押手の圧と鍼の撓《たわ》みを利用して刺入する鍼法である。

刺入の基本は、表在の浅い所で留める。虚を補う事、左右の穴のバランスを取る事が目的である。

虚中の実の穴の場合、一番弛緩している虚の中心に1～2分以内にある深在の硬結のギリギリ上まで刺鍼し、置鍼する(図11-28)。一定時間後に抜鍼し、手で触れて、左右差、気の集り方(虚の状態の改善)を確認する。

気が集っているか鍼を入れて確認するために硬結を貫いたり、虚中に硬結があっても取らない事が刺鍼において重要となる(図11-29)。例えば、表在弛緩、深在硬結の穴に鍼をして、硬結が取れてしまったら、悪化したとみる(図11-35a)。なぜなら、効果判定が良好な場合、むしろ硬結は

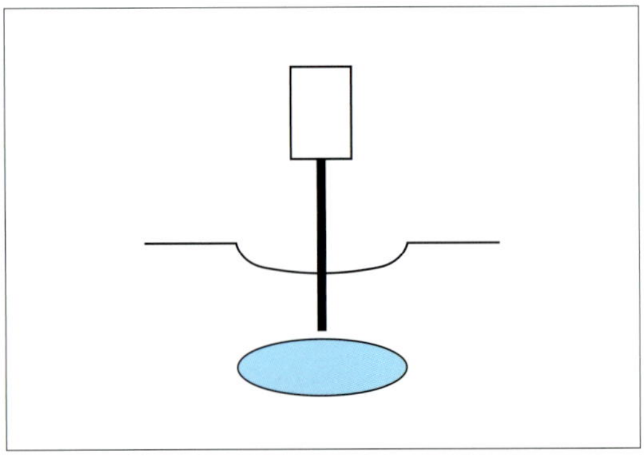

図11-28　正しい刺鍼

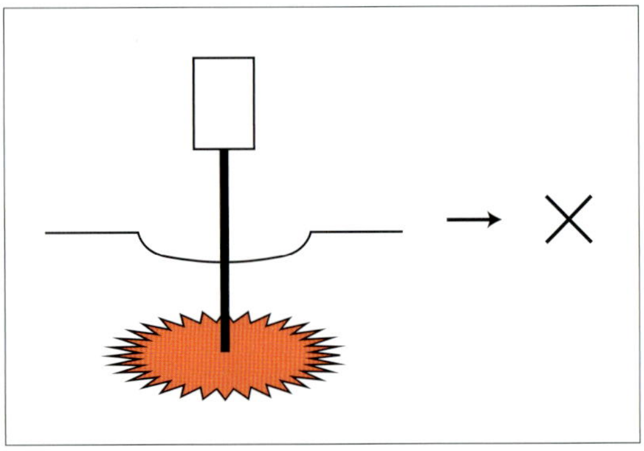

図11-29　誤った刺鍼

硬くなって浮いてこなければならない(図11-35b)。

最終的に、どんな方法で刺入しても良いが、表在に気を集めようとする事が大切となる。弛緩していた穴の下に硬結があっても、それを刺し抜いたり、その硬結を響かせたりしてはいけない(図11-29)。硬結の上で鍼をとどめ、気を動かす事が重要となる(図11-28)。

その他、背部の手技として、石坂流や坂井流の鍼を応用して、穴の調整もできる。古流派の石坂流鍼術は、背部兪穴の邪気を取る事に非常に長けていた。

2．背部兪穴の病理変化及び効果判定

穴の変化を追う事により、弁証及び刺鍼が正しかったかどうかを判断する事ができる。背部の穴は比較的大きいため、病理変化を追いやすく効果判定に役立つ。

a．背部兪穴の虚の病理変化

背部兪穴の虚の状態は病の進行に従って、進行する。虚の穴である第一虚、第二虚、第三虚のバリエーションを紹介する。

1）第一虚

表在弛緩、深在は弛緩、硬結ともなし、深在正常(図11-30)。

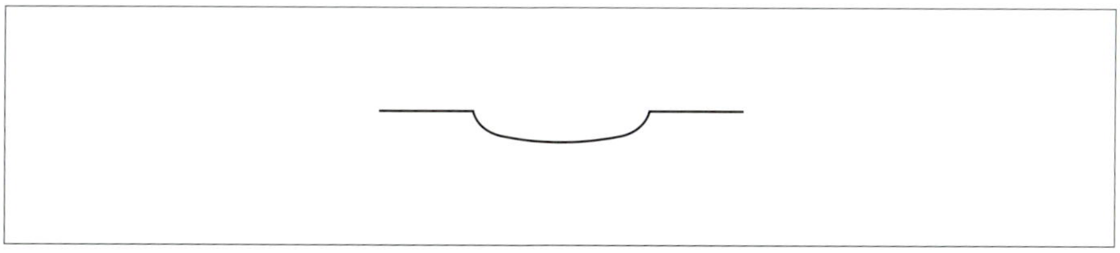

図11-30　第一虚

2）第二虚(虚中の実)

①表在弛緩、深在硬結、緊張あり(図11-31)。

②表在弛緩、深在索状の硬結あり(図11-32)。

深在索状の硬結は集っているものよりも、散在しているもののほうが病は重い。索状硬結は、コンニャク状(グニャグニャ)の範疇に入る。古くて重い。

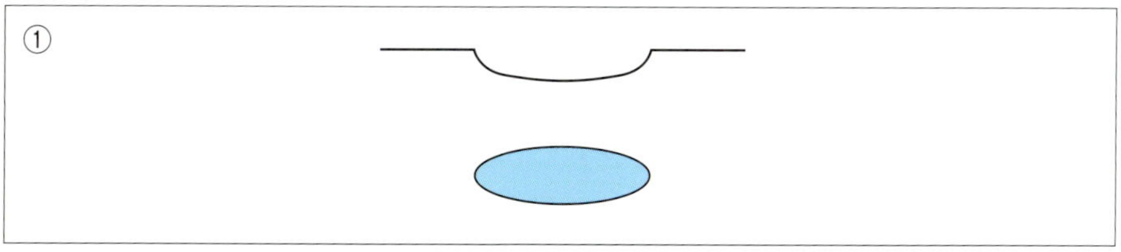

図11-31　第二虚

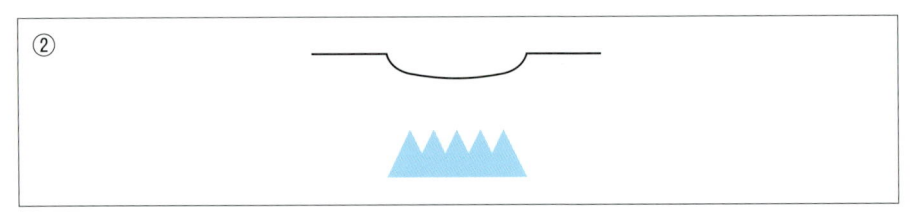

図11-32　第二虚の範疇

3）第三虚（虚中の虚）

①表在弛緩、深在弛緩またはコンニャク状（グニャグニャ）（図11-33）。

②表在、深在ともに弛緩し、コンニャク状（グニャグニャ）（図11-34）。

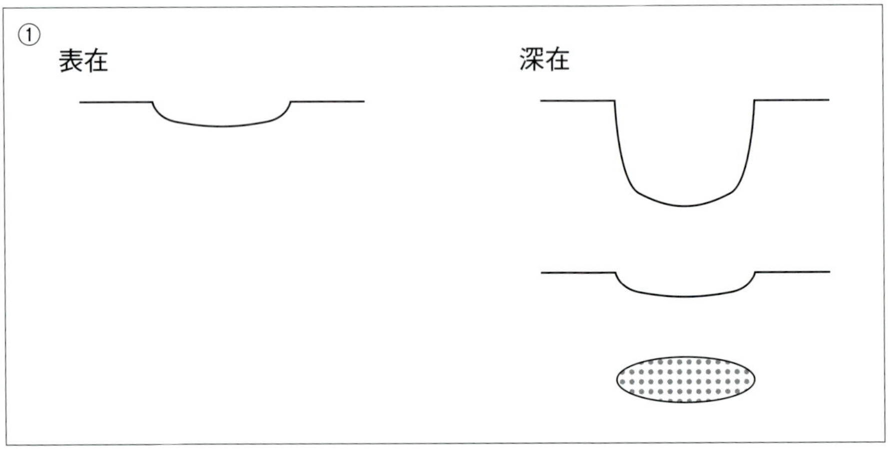

図11-33　第三虚

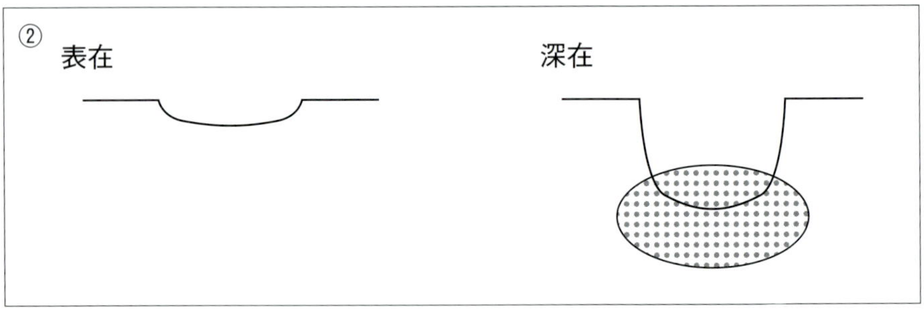

図11-34　第三虚

このように背候診で、穴処の反応はバリエーションが多い。

また硬結に関しても、硬いほうが病としては新しく、ねちゃっとしたものやコンニャクのように軟らかいものは古い。虚中の硬結が、硬く緊張したものではなくコンニャクを押したような感じで触知されるものは、古い病である。

正しい刺鍼は、表在に鍼をして、気を集めて、表在が充実してくると、深在の硬結は自然と緩んでくるか、あるいは浮いてくる（図11-35b）。更に表在で治療を続けていくと表在が充実し、深在

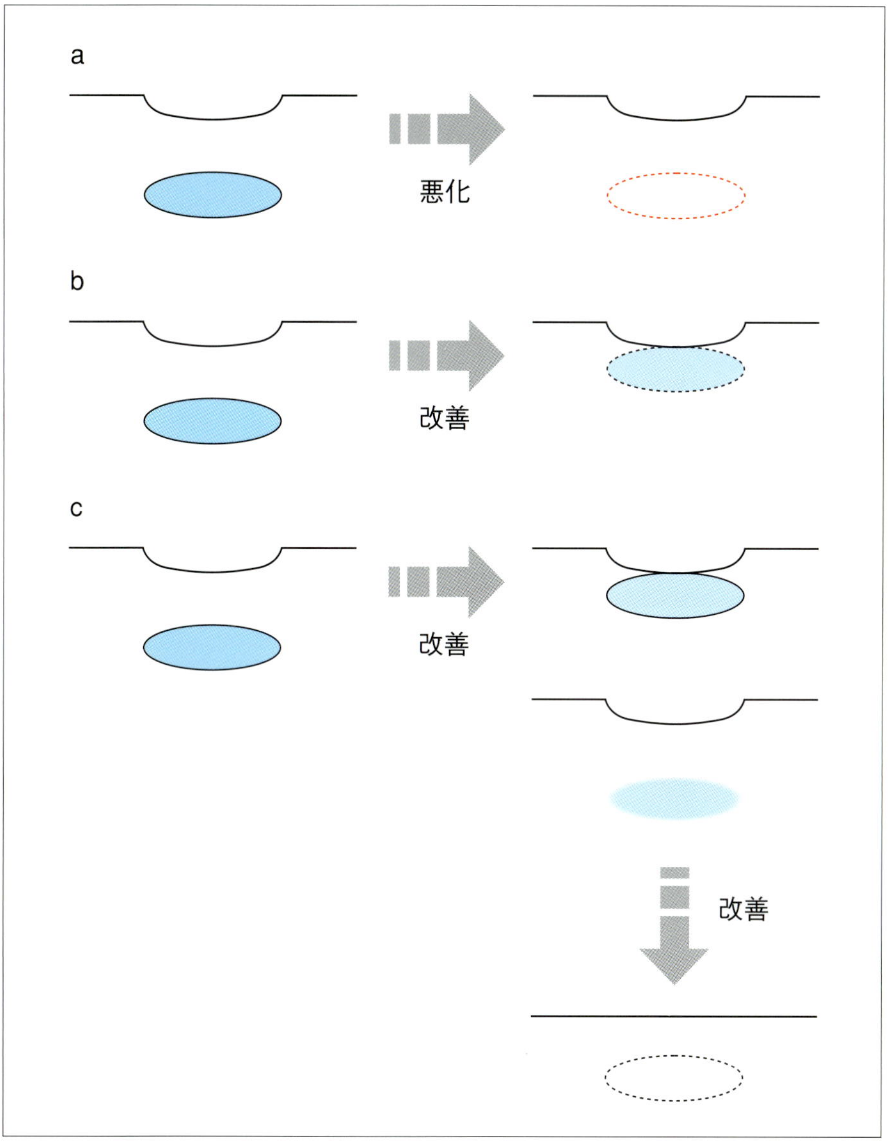

図11-35a，b，c　虚中の実の変化による改善と悪化のパターン

の硬結が取れて、正常な穴の反応を示すようになる(図11-35c)。

つまり、穴はその反応が表面に出るようにもっていく事。それを“穴を浮かせる”という。穴が診にくくなってきたら、病は悪化してきている。穴が沈んできているという。

“穴が沈む”とは、表面にあまり反応が現れず、深い所に反応があるのが基本である。

深在部における虚が横に広がる事を“沈む”と表現する。虚中の実の場合は、その深在の実がぼやけて横に広がる。虚中の虚でも深在部が横に広がる。多くは虚の穴に現れる。回復してくると、虚中の実の場合は、深在部の実がはっきりしてきて表在に近くなってくる。虚中の虚の場合は、横の広がりが狭くなってきてはっきりと形を成してくる。

b．重篤な場合の効果判定

穴は深さと広がりをもっている。病が重くなるほど、穴の反応(緊張・弛緩・発汗・陥凹等)は広がり、深くなる。

背候診の穴が沈みきっている場合、どこを触っても沈んでいるのは、危険である。触ったり、灸をしたりして穴が浮いてくればよいが、何をしても浮いてこないのは、気が動かないという事である。どんなにピンピンして元気でも、かなり重い段階に入っていると考えられる。

また病が重くなると、穴の反応がつながってくる。例えば、脾兪と胃兪、三焦兪と腎兪がともに虚して、ひどく陥凹してつながっている状態等は、逆証のときに診られる所見である。

効果判定としては、病が軽くなるほど穴の反応は小さくなっていく。

1）虚中の実の範囲の広い場合

広範囲に沈んだ硬結が刺鍼により、硬結が小さくなり浮いてくるものは予後良好の目安となる(図11-36)。

2）第四虚

第四虚の場合、沈んだ穴が少しでも浮いてくれば予後良好の目安となる(図11-37)。

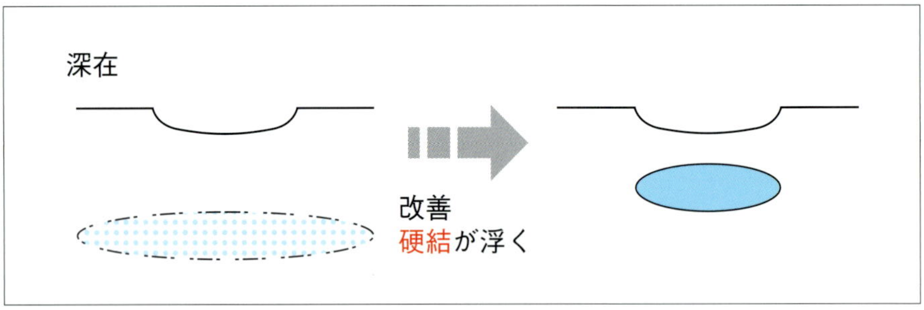

図11-36　虚中の実の範囲の広い場合

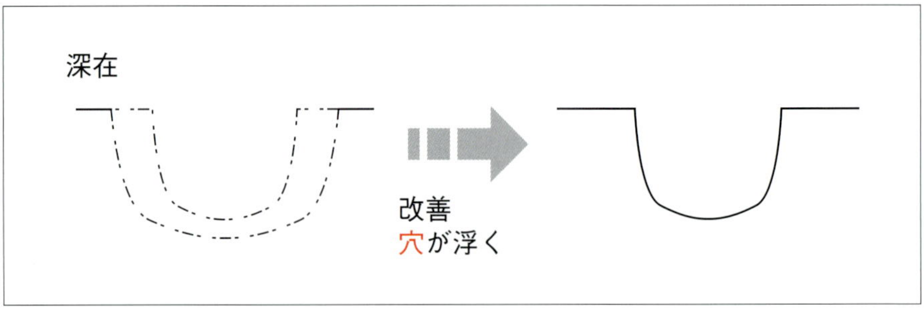

図11-37　第四虚

Ⅳ．背部兪穴の主治

北辰会では、弁証論治を基本とした背部兪穴の体表観察と治療により、多くの臨床所見の法則性を発見している。

1．督脈上の穴

a．大椎

大椎は陽気の調整を行う穴であり、肺陽虚によって背中が妙に冷たくてなかなか温もらない場合に、大椎にお灸をすえて陽気を集めるとうまくいく。

刺鍼の場合はほとんど横刺、皮を摘んで刺すのが安全である。皮一枚に刺して、置鍼した後にポッと真っ赤になるのが一番良好である。鍼や灸を施して、温もる、赤く反応するのは非常に良い場合が多い。そこが全然反応しなかったり、逆に青ずんできたりする場合は、生体に大きな異変が起きているはずである。

b．身柱

身柱穴は、上焦の気の停滞を追い払う。その他、肺気不宣、肺気虚等に用いる。一般に肺の臓に問題がある場合は、肺兪に左右差が出てくるが、左右差が出てこない場合には、身柱に置鍼する事で左右差が現れる場合がある。

c．神道

神道は、心神にかかわる穴だから慎重に行わなければならない。神道はかなり強烈な働きをする。

後述の厥陰兪、心兪で詳しく述べるが、ここの反応の出方によっては、心臓の器質的問題とかかわり、その中央に神道が位置するため、鍼をする場合は慎重に行わなければならない。

d．霊台

清熱解毒(霊台、両督兪、脊中、両脾兪)に用いる。

e．至陽

膈兪との関係で血、湿痰にかかわる。清熱作用。

f．命門

1）急性の腸管出血

脾気の統血作用を高めるために、先天と後天の相互関係を利用し、命門の力を借りる事によって戻せる場合がある。食道管からの出血、腸からの出血、胃からの出血等いろいろあるが、脾兪・脊中の反応よりも腎兪・命門に反応があれば、命門に多壮灸すると止血の効果が得られる。

2）妊娠出産

妊娠出産は、命門の火が盛んになっていく過程である。元来瘀血とは非生理的、病理的産物であるが、妊娠に関しては生理的瘀血状態、生理的血の結集等と呼ぶべきか、つまりは、胎児は母胎の気血、特に血が胎内に結集して成長していくと考えられる。

体に本来はないものがどんどん育っていくわけであるから、アレルギー学説の立場から、妊娠、出産というのは非常に興味深いといわれている。元来、人間の体は排出したいから早産等は起こりやすい。それを起こらないようにしているのが命門の火である。だから命門の火が弱いと、逆に難産になる。この場合、右の至陰に三壮～十一壮、お灸をすえる。これで効かない場合には、第 2 腰椎と第 3 腰椎の間(命門)にいわゆる竹杖の灸(立位で臍と同じ高さの督脈上、妊娠時は多少垂れてくる事を考慮)を多壮灸する。臨月に入っていてうつ伏せにできないから座位で行う。すると命門の火が盛んになり、出産を促す事がある。

難産に合谷・三陰交を使う場合は、ある意味で生理的な瘀血を病的産物の瘀血と置き換えて、いわゆる気を巡らす事によって治療をするのである。

合谷・三陰交で出産させる意味と、至陰を使って命門の火を高めて出産させるのとは意味が違う。したがってその診立てができないと駄目である。

薬指よりも次指のほうが敏感であるため、寸関尺に指を当てておいて、その部を忘れないようにしておいて尺位の部分に次指を当てて診て、右の尺位の命門の脈が左の尺位の腎の脈より大きくなるように治療をしていくと大体安産になる。

場合によっては、妊娠初期 3 ～ 4 ヵ月のときに命門の脈に中位から浮位にかけてかさかさした枯脈が出るか、弦急脈が出たら直ちに早産が起こる。名人であればそれを鍼で治せるであろう。脈診に従って、お灸や鍼も加減すべきである。

g．腰陽関

腰から下の陽気が弱ったもの、あるいは陽気の停滞したものに反応が現れる。

h．十七椎下・鳩杞

鼻翼の下の周囲の気色と十七椎下・鳩杞の圧痛によって女性の月経がまもなく起こるか起こらないかの診断ができる。

i．督脈の臨床応用

急性病の臓腑の異常は、督脈上の圧痛と井穴診に反応が現れるが、これは古来の説と臨床的に一致する。そして、太極陰陽論(拙著『東洋医学の宇宙—太極陰陽論で知る人体と世界』緑書房刊参照)からみても、督脈というのは非常に重要な意味をもち、この事を展開すれば、任・督が左右の境界で、少陽胆経の少陽経が前後の境界である。上下の境界は帯脈である。これは太極陰陽の境界である。

急性病のなかでも、特に腹痛やイレウス等は、督脈上の圧痛と井穴診で診る。最近では「平衡の法則」を研究している。

例えば、背部兪穴で右と左が極端に左右差の起こっているものは、即この左右差は戻りにくい。その場合にその左右差のある兪穴の間にある督脈上の穴に圧痛が出てくる。ここを使う事で劇的に左右差を戻す事ができる。このような法則性を発見している。

古くからいわれる「急性病は督脈上の穴と井穴をみろ」という意味が、この法則によってようやく理解する事ができた。

太極陰陽という考えからみれば、この境界の部分に反応が出てくる。その場合、境界の部分を平生に使っても良いのだが、下手をするとかえって悪化する場合もたくさんある。それは、一つは虚実をしっかり鑑別できておらず瀉法に効き過ぎた場合や、虚実の鑑別はできていても、それだけ激しく効く穴であるために置鍼時間や鍼の深さ、太さを適切にできなかった場合に起こりうる。

著者もこれで失敗した経験をもつ。督脈を使用する場合、下手をすると非常に危険である。

急性腹痛で五臓のどこに異常が起こっているかというのを診るためには、督脈上の背部の穴処、身柱、巨闕兪、神道、霊台、至陽の圧痛を診て、神道に強度の圧痛があり、また命門、懸枢、脊中、筋縮の圧痛を診て、筋縮に強度の圧痛があった場合、肝の臓に大きな異変が起こって、急性の腹痛が起こっているというのが判明する。そして、各手足の井穴の圧痛と原穴の反応を診て、合致し、急性のものならば一気に調整する事ができる。

2．第二行線上の穴

背部の五臓六腑の表裏関係にある臓と腑の反応(例えば脾と胃や肝と胆等)が大きく違うものほど病は深い。背部の同じ高さの穴で、左右の穴の虚実が大きく崩れているものは問題である。

背部兪穴の異常の出現部位は、原穴診とほぼ同側に出る事が多い。

a．肺兪

1）診断点として使用

肺の臓に異常がある人は、肩・背中・項・首のあたりが痛むか、胸・背中に発汗しやすく、温感、冷感が出やすい。臨床的には身柱穴や肺兪穴は診察点であり、治療点でもある。

2）発汗現象による虚の状態をよく示す

3）穴の広がりに注意

風邪はあまり引かないが、小児喘息の既往があったり、肺の症状は出なかったけれども、レントゲン所見には何か黒い所が見られたりする場合等は、同側の肺兪から厥陰兪・心兪にかけて穴がつながったように大きく広がる。これは西洋医学的にみても肺の臓に大きな異変を生じている場合がある。それがその時点で病的意味をもつのか、あるいはかつての古い病気の状態を反映しているものかは、その状況によって判断が異なるが、とりあえず肺の臓の異常として明確に出てくる事も事実である。だからその穴の広がりをまず小さくする事が先決問題となる。

4）肺兪は、第一行線の穴と第三行線上の穴(魄戸)と連動する

肺兪は肺の一行とも関連があり、また同時に魄戸とも連動するので、肺兪に刺鍼して魄戸の反応も取れる場合と、魄戸の反応を取る事で肺兪の反応も取れる場合がある。つまり両側の第三行線の穴との連動がある。多くは呼吸困難・咳、痰を吐く。ある種の皮膚病等は皆、肺の臓にかかわるから肺兪が関係する。

5）肺がん

肺がんを多く診てくると、やはり肺兪の穴が潰れている事が多い。

初期の段階では、肺兪の穴が左右差を起こしていき、進行してくると小さい穴がだんだんと広がり、更に進行すると、風門から厥陰兪あたりにつながっていく事が確認できる。また左右差があまりみられなくなり、最終的には全く左右差が出なくなる。

このような事は、体表観察をしていると、自ずとわかる。日々臨床の場で体表観察を繰り返して行っていくと、危険な病気（腫瘍等）が大体どの場所、位置にあるかという事くらいは、レントゲンやMRIを使わなくてもわかるようになる。また、北辰会方式の空間論を応用すれば、前後、左右、上下のどのあたりに傾いているかが全部わかってくる。おそらく臓腑経絡学を発案した古人達も体表観察を行い、見つけていたのではなかろうか。

また、体表観察で肺がんではないかという場合に、例えば肺兪を中心にいうと、左の肺兪が、最初は虚中の実という形（第二の虚）で出てくる。それに古代鍼を使ったり、毫鍼で上手に横刺すると、左が非常に緊張したのが浮いてきて、右が普通の穴の反応をするという段階においてお灸をする。明らかに穴の状態が左右ではっきり差が出てきている場合は、普通の順証の場合であり、灸をすえると左右の穴に熱さの差があるものである。

逆証のものは、灸の熱さの左右の差が出てこない。この事は何を意味するのだろうか。初心者の誤解を招くといけないが、穴が深いのである。穴が悪化し過ぎて灸の熱が到達しないのである。したがって左右差が出てこない。この左右差が出るまでお灸をする。それで戻らなければ、がんと断定できないけれども、そのような何か悪いものができているといってもよい。

このように体表観察は重い病気に罹っているかどうかを把握するのに非常に重要な情報を提供してくれるのである。

肺がんの患者の背部兪穴を診ると、患側の穴が大きく広がってしまう場合には動かない。健康人の体は、ある程度病気をしていても正気の充実したものは、穴を触っているとだんだん穴が変化する。左右差も右左と移ったり、穴がだんだん小さくなったりするのがわかる。

ところが重いものに限って、変化はほとんど示さないし、鍼を刺したり、灸を施したりしても紅《こう》紋《もん》さえ起こらない段階に入ってくる。

b．厥陰兪・心兪

1）厥陰兪と心兪の左右の反応が非常に重大な意味をもつ

診断学の観点から重要なのは、左の厥陰兪、左の心兪に反応が出やすいか、あるいは右に出やすいかである。あるいは左に出ているけれども、右も結構悪いという事になると、これは心の臓のポンプとしての作用が著しく低下している事を示す。「証」でいえば心気虚（これがひどくなってくると陽虚につながってくる）の問題がかかわってくるので、治療は慎重にする必要がある。その場合には、陽池に灸を交互にすえていくと、右が鈍くて、左に熱さを感じる事が多い。重症になると、左右の熱感が平均化している場合があるが、繰り返し治療していくと左右差が出てくる。屈折していて、伝統医学でいう「常」と「変」という現象を示す事もある。したがって灸の熱感の左右差は出るのが、一般的には安全といってよい。

しかし一般的にはよくても、慎重に診なければいけない。虚里の動も診ないといけない。その他胃の気の問題にかかわるものも調べなくてはいけない。また季節の問題等から順証、逆証の診断をはっきりさせなくてはならない。

右の厥陰兪・心兪に出る場合は、非常に危険な事が多い。

2）厥陰兪、厥陰心包経は、ポンプ作用に関係する

心兪よりも厥陰兪のほうが心の臓のポンプ作用にかかわり、血脈を主るという部分に大きく関係する。例えば、心筋梗塞の患者で、心筋梗塞を何度も繰り返し、心筋の２／３が死んでいて、冠状動脈一本でつながっていた。負荷試験では100ｍほど歩く事もままならない状態である。その患者は、最初は右側厥陰兪に反応が出ており、治療を施していく事により、右側厥陰兪の反応が左側に出だし、負荷試験も朝晩に１時間15分ずつ歩いても大丈夫になってきた。しかし、脈力や舌診状態は非常に良くなっているのだが依然として心臓の腫れとか、心電図は大きな異常を示している。東洋医学の立場では、少なくとも厥陰兪の反応が右側から左側に移ったという事と、舌の色もきれいな色になり脈力が出てくるものは、まず良性反応であるといえる。よほどの事がない限り大きく異変を起こさないと確信したうえで治療をしている。初心者が簡単に真似をすることは禁物である。しかし、経験を積み、慎重かつ適切な判断ができるようになれば、いずれこういう重篤な疾患にも対応できるようになる。

3）舌尖部の荒れ

舌尖部が荒れやすいのは心の陰血不足である虚と、心火旺による実タイプがある。いずれにしても心兪に実熱であれば実の側、熱感のある側の心兪に軽く瀉法を慎重に行う。

また、睡眠不足の場合、舌の先がピリピリと痛くなる。それに伴って、心兪、特に左の心兪あたりが凝ってくるが、これは心陰が不足しているからである。眠らないという事は、陰を養わないために、相対的に陽が勝つ。陽が勝てば陰が負けた姿、それが心陰不足となる。

4）心筋梗塞、狭心症

心筋梗塞、狭心症では右側の厥陰兪、心兪に反応が出やすいので注意が必要である。

特に穴として、右側が虚中の実として出ている場合は、逆証が多い。左側に虚や虚中の実が現れるのは、まだ安全である。ちなみに心気虚・心陽虚がひどくなると右側に虚の反応が顕著となる。

5）心肺のかかわり

肺と心は膈上にあって相互に助け合っている。西洋医学でも循環器と呼吸器はつながっているというが、東洋医学でもある部分はつながっている。呼吸困難が起きた場合、反応によっては心兪穴や神門穴の治療をするほうが、太淵穴よりも効く場合がある。これは「遠くて近き関係」「屈折の理論」というべきものである。

西洋医学的な心臓の機能の一つである血液を循環させるポンプ的な作用が、東洋医学的な心臓ではないという論があるが、これは臨床的にみても間違いである。

慢性の喘息や気管支炎等の患者の背部兪穴を診ると、当然ながら肺兪穴・風門穴に反応が出るが、これらの穴処よりも心兪穴、厥陰兪穴に反応が出る事も少なくない。この場合、反応が出てい

兪・胃兪の反応は、絶対的だと思ってよい。

脾兪・胃兪両穴は健康であれば、必ず反応がみられるもので、もし反応が皆無に近いか、または手を当てても反応しなくなったというのであれば、胃の気が極度に衰亡しているという事である。つまり、この穴処が緊張したり広がったりする間は良いが、だんだん広がり過ぎて、平坦化してくると重い病気になり、なかなか回復しない。ときには、死に至る場合もある。そういう事から、悪い脈のとき、悪い気色のときには、必ず脾兪・胃兪の穴処をよく診るべきである。腹部でいえば、胃土と脾募の状態を、原穴では太白穴、他の穴では公孫穴、足三里穴をよく調べる事が大切である。また穴が広がり、平坦化するという事は、深い所に隠れているわけであるから、常に穴の反応が表面に浮くように工夫する必要がある。

1）肝臓病の予防

脂肪肝から肝臓がんを起こす予防策として、肝兪や脾兪の邪気を払っておく事が大事である。またその前提として、気滞病理説の考え方に基づいて合谷に鍼をして、その後、肝兪や脾兪に瀉法を施す。

2）慢性消耗性疾患の治療

脾兪・胃兪は慢性消耗性疾患の場合に邪気がよく現れる穴処。浅く刺して置鍼をすれば気を補い、深く刺すと、邪気である気滞、湿痰、瘀血、邪熱に効く。五番鍼で大体1寸～1寸5分くらい刺す。

慢性消耗性疾患の典型であるがんの場合、脾兪・胃兪はその表面が弛緩しているのに深在部が非常にゴリゴリして簡単にはその硬さは取れない。それが更に肝兪・胆兪が相まってくる。または、太白と公孫がつながってしまう。場合によっては公孫が陥没してしまう。このような場合には多くは悪性腫瘍を発生している可能性が大である。西洋医学的な検査には出ない場合があるかもしれないが、間もなく出ることになるだろう。逆にいえば、こういった穴処の反応が良くなる方向にもっていくと悪性腫瘍であっても治療が上手くいくであろう。

脾兪・胃兪、肝兪・胆兪と重なって穴処に反応が出てくる場合は重症の慢性消耗性疾患を患う事が多く、急性では心臓発作、脳梗塞等の危険な疾患に陥っていく。

3）突然死

背部兪穴を丁寧に診ていると、突然死する者は、脾兪・胃兪の穴が大きく広がり、やはり太白、公孫の穴が非常に大きくなっている。これを見逃さなければ、頓死する事はまずない。それが最終的に脾の問題であるとしても、肝や心、肺が絡み、それらが脾を傷める場合がある。いずれにしても胃の気がかかわって突然死というものがあると、著者は考える。

f．三焦兪・腎兪

三焦兪は、位置的にも胃兪と腎兪の間であり、当然脾胃の病と腎の病を同時に治す事ができる。場合によっては腎兪よりも三焦兪に腎の病の反応を呈する事がある。その反応の出た側を取る。

特に正気の弱った患者には、このような穴処に灸をすえた場合に紅斑が出るかどうかが、かなり重要な事で、徐々にでも紅斑を示してくれば良いが、全然この反応を示さないもの、また脈が変化しない場合は危険な状態である。

三焦兪・腎兪の深さは１寸～１寸５分。三焦兪の外側には盲門、腎兪の外側には志室があり、穴処の反応が強度であればそちらを取る。穴の広がりがはっきり出ている場合は、そちらのほうを取る。盲門とか三焦兪は、穴の出方で取っていく。効能としては同じような働きをする。

このように、三焦兪と腎兪は二つにして一つである。例えば、一般的に腎陰虚の多くは左の腎兪が陥没、発汗、弛緩等虚の反応が出る。あるいは左の三焦兪が虚になる。腎陽虚は右の腎兪があるいは右の三焦兪が虚になる事が多い。ただしまれにその反対に出る場合もあるので固定観念で診てはいけない。腎陰虚が中心なのか腎陽虚が中心なのか、高齢になると腎の陰陽ともに虚する事になる。どちらが虚かといった場合に、穴の反応をみればわかる。だから年寄りでも夕方になったら熱が出て掌がほてり、口がよく乾き、紅舌で無苔となる場合、左右の腎兪と左右の三焦兪の穴の反応を見ると、左が多くは虚になっている。そして、末端の太谿（太渓）とか照海も大体同側に出ている。即ち陰虚の場合は左側に、陽虚の場合は右側に片寄ってくる。

内熱傾向か、冷えの傾向か、内が冷えているのか、あるいは内に熱があるのかという事に応用すると、腎兪や三焦兪が左側で虚に傾くのであれば内熱傾向である。右のほうであれば、陽気の弱りを示す傾向にある。舌診やその他から陽虚か陰虚、あるいは内熱か内寒かを診るが、同時にまた腎兪・三焦兪の反応によっても陰陽虚実がわかる。

１）髄膜炎の子ども

背候診をすると髄膜炎の子どもは、腎兪の周囲に熱がこもっている。特に左の腎兪に反応が出やすいのではあるが、それを古代銀鍼で熱を抜いてやると、熱がどうしても下がらなかったのが、あっという間に下がる。

２）腎の弱り

体表観察で大腸兪穴、志室穴あたりが陥凹していれば、腎の弱りと診てよい。また下腹部や腰部に色が抜けたような白い点のようなものがあれば、腎虚の可能性が強い。これが悪化してくると、皮膚全体が黒ずみ、そのなかに白点が現れたりするものもある。そして腎虚の腰痛の特色の一つは、腰の中心から外に向かってじわっと痛むのである。陽虚の場合は、復溜穴、腎兪穴を取穴し、陰虚の場合は照海穴を取穴する。

g．小腸兪

女性の人中を診ると、この部分が生理期間中は青白くなって、そして毛穴が開いてくる。一部熱証の者は、その部分が赤くなって、ひげ剃り跡のようになっている。それを見れば生理中だという事がすぐにわかる。その場合、小腸兪や十七椎下・鳩杞あたりに圧痛が激しく出てくる。

h．大腸兪

１）大腸の腑を治す

古典では、五臓の病は背部兪穴、六腑の病は募穴を取るとある。だから大腸兪よりも天枢のほうが腑を整えやすい。

邪気がよく現れる穴処で、深さは意外と浅く１寸内外で大体処置する。

同じ穴処を使っても鍼の材質や状況、それから深さによって穴の効能が断然変わるものである。

3．第三行線上の穴

a．膏肓

1）脾胃の反応を示す。

2）腎の反応が上に衝き上げてきた状態を示す。
腎虚を一時的に急激に戻す場合に使用する穴。腎虚の場合必ず気が上にあがり、ここが凝ってくる。

3）心包自体が衝き上げて、そういう邪気を受けて困窮している姿を表す。それがきつくなると実際胸が苦しくなったり、胸がもやもやしてしんどくなるが、瀉法鍼により、一気に痞えが取れてくる。

b．志室・肓門

志室や肓門には、男女ともに30歳を過ぎると反応が強く出てくる。これは老化を示している。逆にこのような穴処を活性化させる事が実は若さを保つための秘訣の一つである。若さを保つためには、邪気をためない事も大事である。

4．背部兪穴図（図11-38）

背部兪穴の注意は、第一行（棘突起両際）、第二行（膀胱経）、第三行（膀胱経）を中心に、その他背部に位置する他の経絡の経穴を含む。その全体図を確認する。

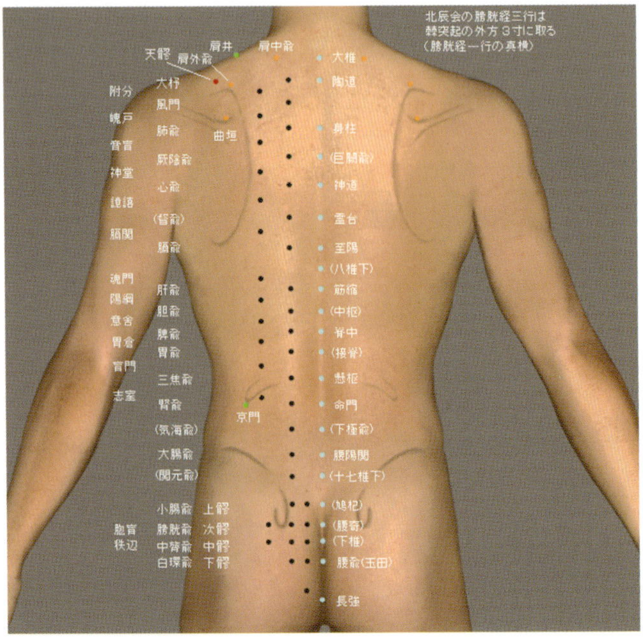

図11-38　背部兪穴図

第12章　腹診

Ⅰ．夢分流の研究による腹部の診断的意義

夢分流の腹診図を用いて腹診を行う(図12-1)。

夢分流腹診の診断的意義は「腹部における人体の気血の左右上下のバランスの崩れ(気の偏在)を診る」ことにある。夢分流がいう「邪」とは、腹診概論で詳しく述べているので、ここでは省略する。

また、腹部打鍼術の治療的意義は「腹部のみの治療で全ての臓腑経絡を動かし、病を治する事ができる」と考えている。

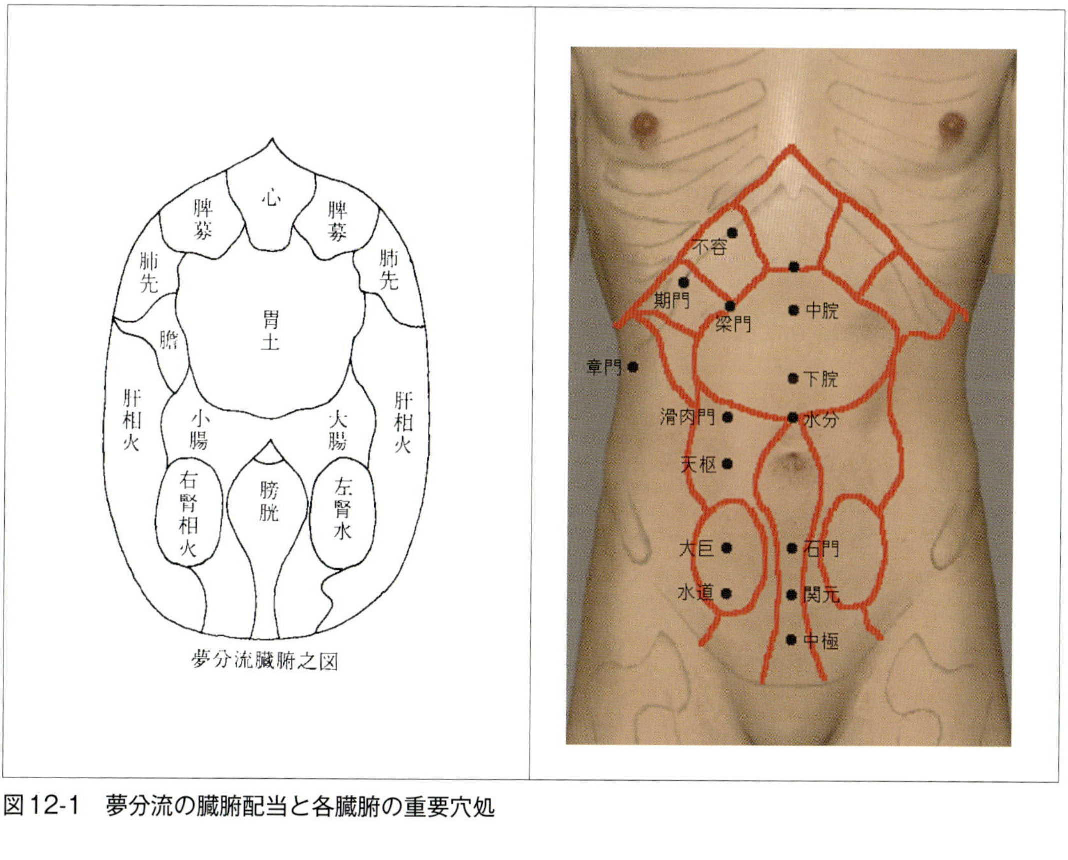

図12-1　夢分流の臓腑配当と各臓腑の重要穴処

1．面と点の診察

夢分流では大雑把に心(心下)、脾募、胃土等の面で分類している(図12-1)が、『獲麟籍』(本城義軒著)では経穴として鳩尾、上脘、梁門、滑肉門等を挙げ、かなり細かく分けながらも“面”をもって診断治療をしている。

このように、腹診について議論する場合に“面”と“点”という視点が大事となる。

日本において腹診術が大いに発達したといわれているが、この腹診術で高名な医者に吉益東洞がいる。吉益東洞一派の門人の稲葉文礼が著した『腹証奇覧』、和久田叔虎が著した『腹証奇覧翼』があり、こういった先人は湯液専門ではあるが、鍼灸的な診断学から腹診を展開させたのだろうと、医史学的に見当をつけている。

鍼灸家の腹診は大体点即ち経穴の意識から面にまで展開し、そしてそれをまた、最終的に点(経穴)にまとめていく傾向がある。よって、北辰会の行う夢分流の腹診は「腹壁の緊張＝邪」と捉え、腹部は面と点の立体的二重構造をなしており、点から面へ、面から点への両方の診察を行う事ができる。まず邪を捉えるため、臓腑配当の面として診た後、最終的には点として認識する(図12-2)。例えば脾募に邪があった場合、脾募のどのあたりに打鍼するのか、という問題がある。

脾募は陽明胃経の不容穴を中心として診るが、実際穴位は一定しておらず、上にあったり下にあったり、肋骨弓の上に出たり下に出たりと、さまざまである。経穴の反応がどの程度広がりをみせているのかを判断する事は非常に重要である。特に逆証に近い重篤な疾患を扱う場合、その穴がどの程度広がっているかという事は重視する必要がある。

例えば、子宮がんから胃がんに移行してきたものを治療して効果を上げた事があるが、初診時では渋脈を打っており、右の脾募の付近が非常に冷えていた。ちょうど手掌を広げた範囲位に広がっており、探っていくと不容穴自体が非常に大きく広がっていたが、治療後、がんに伴う症状がほと

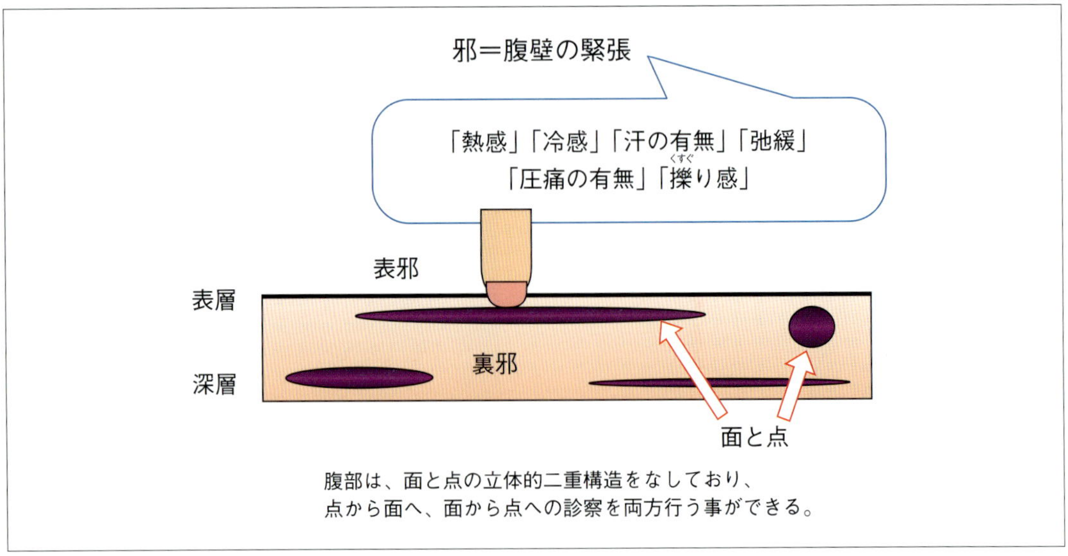

図12-2　邪の立体図
『素問』陰陽応象大論に“故善用鍼者．從陰引陽．從陽引陰．以右治左．以左治右．以我知彼．以表知裏．以觀過與不及之理．見微得過．用之不殆．”とあり、この認識方法は、中医学の病因病理の認識方法のなかの「以象測臓」と同様の考え方である。

んど消失し、効果判定は、脾募の反応がほとんど消えてしまった。これは内なる臓腑の働きが体表に的確に反映している事の証左である。

故に丹念に腹診を診ていく事が大切である。しかし診る事によって生体が変化していく事が前提であるため、時間をかけて診るという事が丁寧というわけではない。触りすぎると生体の状態が変化してしまい、結局正しい情報が得られなくなってしまう。つまり短時間で丁寧に診る訓練が必要であり、それができるようになるには何年もかかるものである。

面から点へ、そしてその点の位置と広がりの状態によって順逆を評価する事ができ、かつ打鍼によって治療してどのような反応を起こすかという観察が非常に重要になってくる。

2．腹部の邪の出方・邪の変化とその特徴

正常な健康人の腹壁は、健康な赤ちゃんの腹を触ればわかるように、フワフワして弾力があり、皮膚表面が滑らかであり、細かい毫毛が生えていたりしない。

また腹壁の色は、健康な色を示し、肋骨弓が狭過ぎる事もなく、広すぎない事が大切である。また臍の状態はほぼ丸く、ある程度深さがあるのが重要である。これが下に引きつれたり、横に引きつれたりするのは良くない。浅過ぎるのも良くない。軽く中脘・関元を触って一定の緊張状態がある事。それから、左右の天枢を中心として、一定の緊張状態がある事。こういった腹部の状態が健康な腹壁といえる。

一般に腹診における邪の変化として、例えば下痢をしたり、風邪を引いたりすると、うっすらと浅い所（中脘や左右の大巨、または臍の周囲等の表在部）に緊張が出てくる。更に、こういう急性病を繰り返していくと、緊張が徐々に広がって全体に及ぶ。

邪の出方は次のようなパターンに大きく分けられる。

a．表在部全般に緊張が広がり、深在部も硬くなる

邪が表在・深在全般に広がったものは危険である。

多面的観察を行って順逆の診断を行う必要がある。

b．表在部の邪がなくなって、深在部の邪だけが残るもの

深在部の邪は、いわゆる硬いものではなく、ビニール袋にコンニャクを入れたような緊張であり、気をつけて診ないと健康体と間違える。

c．表在部の邪がなくなって、表在部も深在部も弛緩する

気をつけて診ないと健康体と間違えやすい。

d．表在部だけが緊張してくる

現代人にはａの邪の出方は少なく、多いのはｂ～ｃのパターンである。

更に病が重くなると、緊張が消退し、何の反応も示さなくなる。

病が重いのに邪が全然感じられなくなると、大抵は死に至る。これが腹部における邪の変化過程である。

Ⅱ．腹診の診察手順

1．手順①　姿勢

患者をまっすぐ仰臥位に寝かせ、緊張を取り、ゆったりさせる。術者は患者の側方から腹診する。

2．手順②　腹部の望診

色・気色・膏沢・腠理の広がり・左右の肋骨弓の広がり・臍の偏り・シミ・黒子《ホクロ》・アザ・手術痕等を観察する。

3．手順③　腹部の切診(上下左右)

a．腹部のフェザータッチ(図12-3、図12-4)

腹部の場合も、フェザータッチが基本となる。術者は必ず温かい手で腹診する事。冷たい手は、触られただけで病が悪化する事がある(特に虚寒証の患者は、腹部を冷やされると、病が悪化する事がある)。触られて気持ちが良いという触り方が正しい診方である。

くすぐったいとか、痛みを感じるようにすると腹部が緊張するため、正しい診方ではなくなる。

圧痛を診るときには痛みの検出は必要であるが、平生は気持ちの良い触り方をする事。腹部は体の陰の部分なので、粗暴な触診(腹壁を強く圧迫、揉捻する等)は、それ自体で病を悪化させる事がある。

術者は、手指、手掌、手首、肘、肩の力を抜いて指腹または手掌を大きな面にして、腹壁に接触する。

更に、手掌または指腹でソフトに気持ち良く触れ、腹壁に接触している指腹または手掌を軽く揺らして緊張を味わうように診る。

何度も何度も同じ部位を触診しない事。繰り返す触診によって、腹壁は急速に変化して、正確な腹壁の情報が得られなくなってしまう。単なる腹部のマッサージになってはいけない。

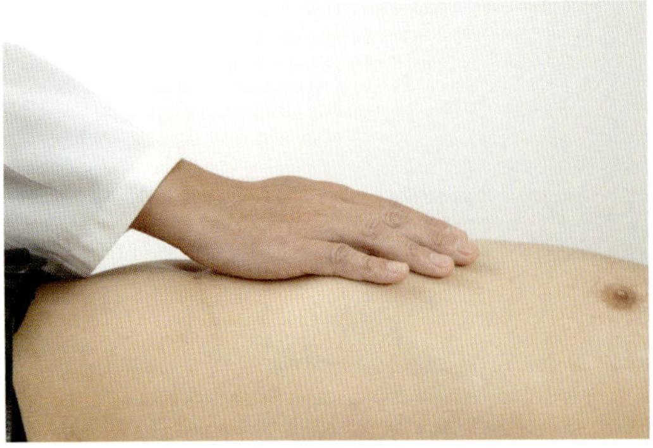

図12-3　手掌でフェザータッチ

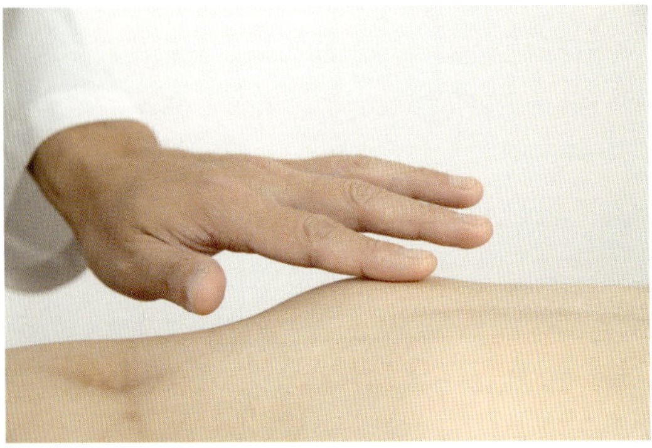

図12-4　指腹でフェザータッチ

b．上下左右の全体のバランスを診察する

まず緊張を中心に、腹部の上下・左右を大きく診る。

1）上下

手は中脘と関元を中心にして置き、呼吸に合わせて腹壁の緊張の度合い（上下のバランス）を診る（図12-5）。

2）左右

身体の正中を合わせ、両手を左右天枢に置き、呼吸に合わせて左右の腹壁の緊張（左右のバランス）を診る（図12-6）。

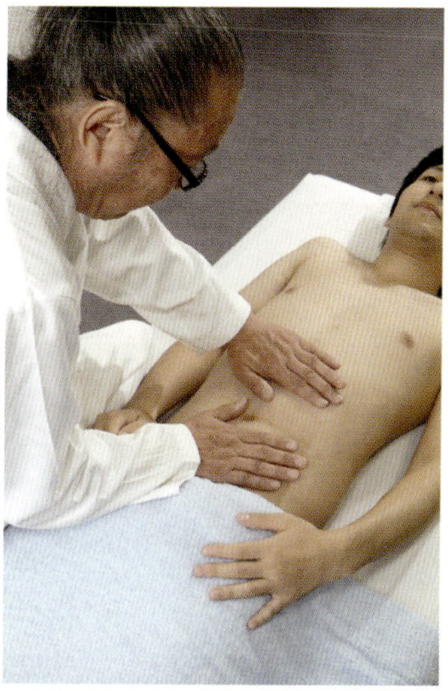

図12-5　上下の診察

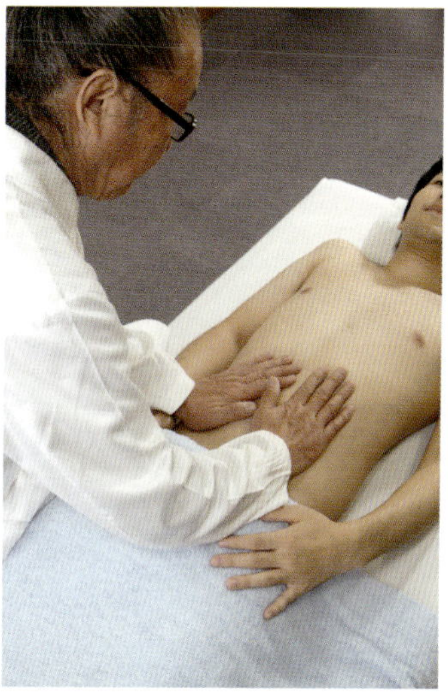

図12-6　左右の診察

4．手順④　腹部の切診（臓腑配当）

a．臓腑配当部（図12-1）を診察する

腹部全体の大きな気の偏在を確認してから、臓腑配当のそれぞれの部分を細かく診る。

まず手掌を腹壁に軽く触れるか触れない程度に当て、腹壁の表在（皮毛部分）全体を上（心下）から下（下焦）に向け、順に診る。

表在を診た後、腹壁に垂直に徐々に力を加え、深在部全体も上（心下）から下（下焦）に向け、順に診る。下から上へ診ると気が昇る事があるので注意する。

診察する際のポイントとして、腹壁を表面の皮毛の部分（表在部）と表面の皮毛の下、裏の部分（深在部）に分け、表邪（表在部の緊張）を診てから順次、裏邪（深在部の緊張）を診るように心がける（浅い所から深い所へ。いきなり深在部を診ると、表在部が変化して正確な表在部の情報が消えてしまう）。

診察は、緊張・弛緩・冷感・熱感・圧痛・硬結・動悸・発汗・乾燥・くすぐり感（拒按、喜按）・手術痕等を観察する。

1）心（心下）

片手で心の部位（巨闕・鳩尾）を診る（図12-7）。

2）脾募

片手で左の脾募を診る。右も同様に行う（図12-8）。

3）肺先

片手で左の肺先を診る。右も同様に行う（図12-9）。

4）胃土

片手で中脘を中心に胃土を診る（図12-10）。

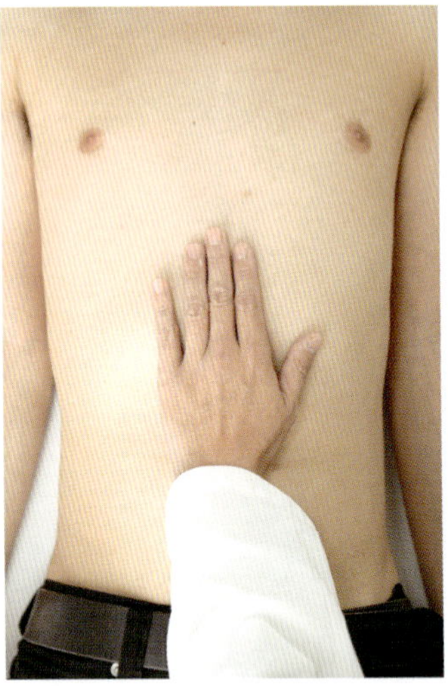

図12-7　心（心下）の診察

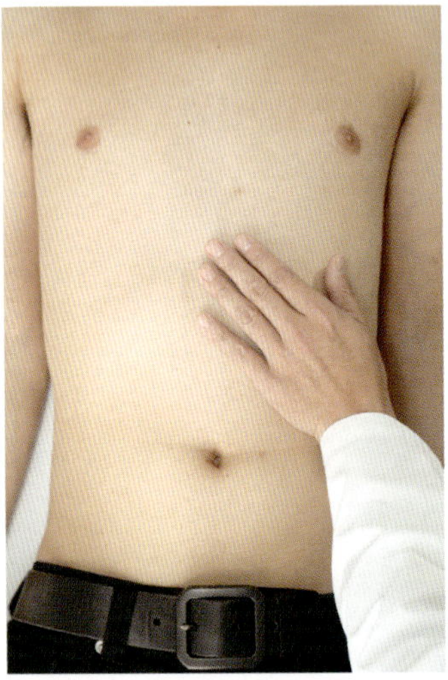

図12-8　左脾募の診察

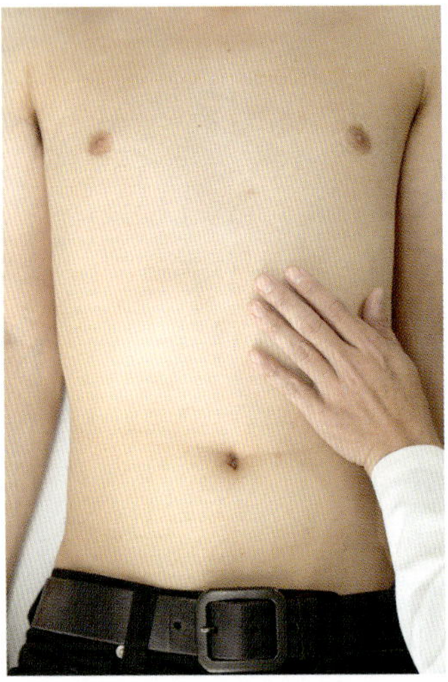

図12-9　左肺先の診察

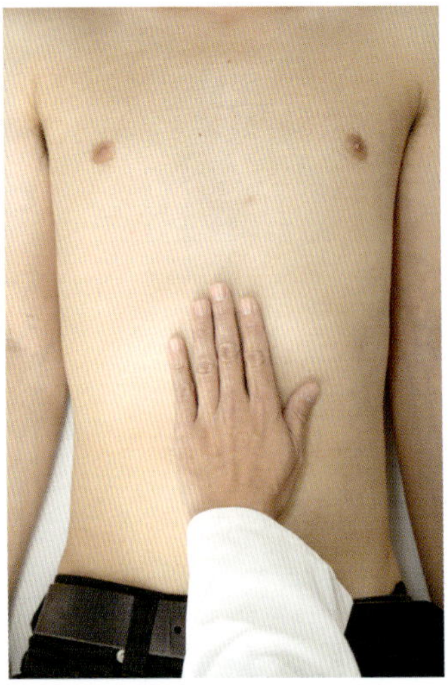

図12-10　胃土の診察

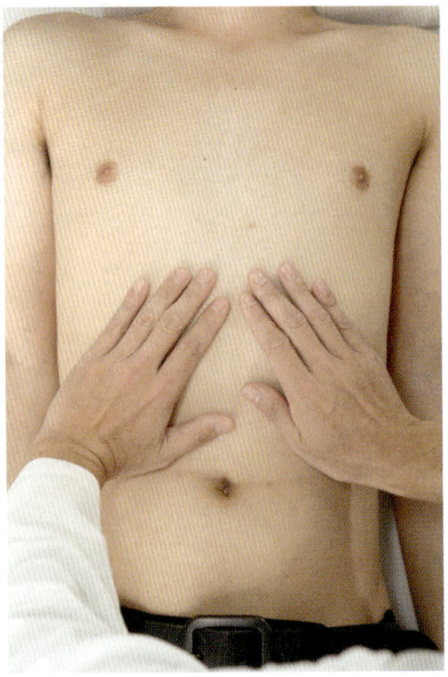

図12-11　左右脾募の診察

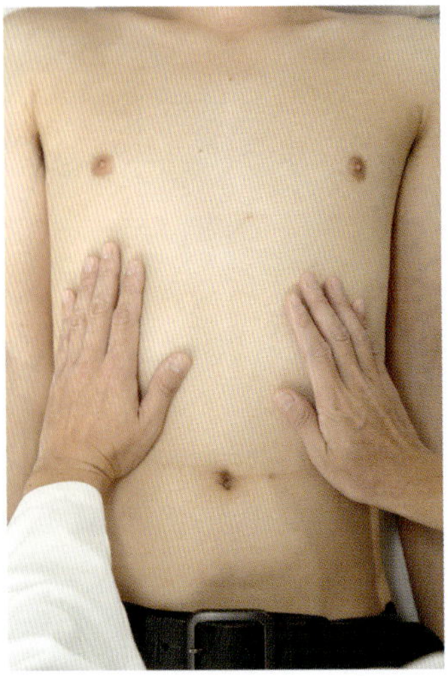

図12-12　左右肺先の診察

5）左右差の状態

両手で左右の脾募と肺先を診る（図12-11、図12-12）。

6）肝相火

左右の肝相火を診る場合、仰臥位で、体が曲がっていると、肝相火の左右の緊張が間違って出る場合がある。肝相火を診るときは、左右均等に診るように注意する。施術者は、患者に覆いかぶさる（患者と術者の正中線をあわせる）ようにして、左右を均等な圧力で触診する。

①肝相火の範囲は広いため、上、中、下に分けて診る（図12-13、図12-14、図12-15）。

②両手で両方の肝相火を手掌全体で密着させ、厚みを感じながら把握する（図12-16）。

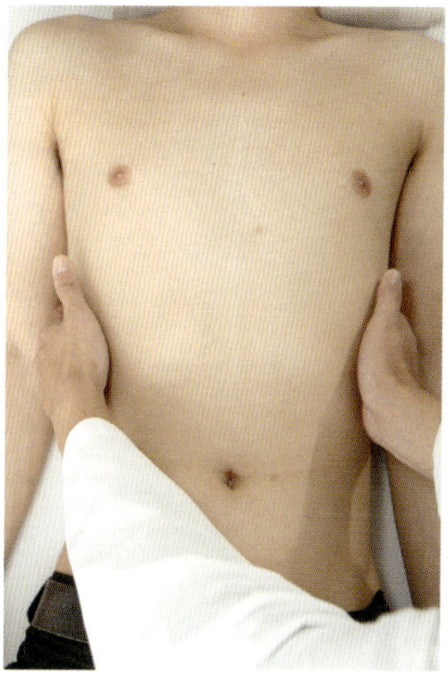
図12-13　左右肝相火（上）の診察

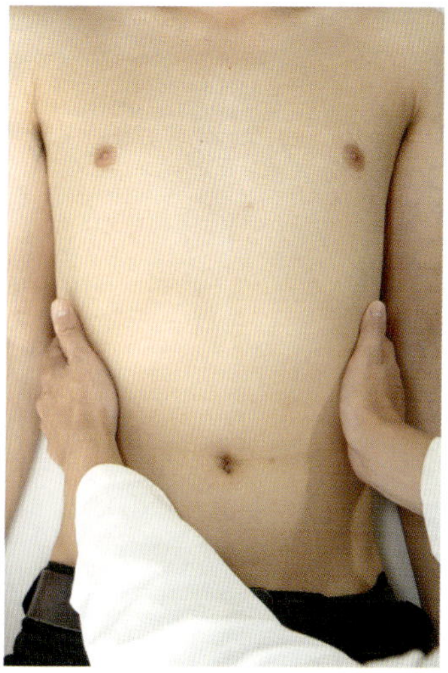
図12-14　左右肝相火（中）の診察

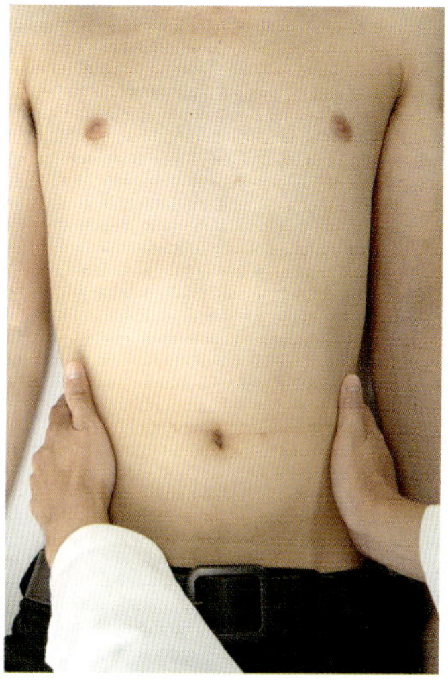
図12-15　左右肝相火（下）の診察

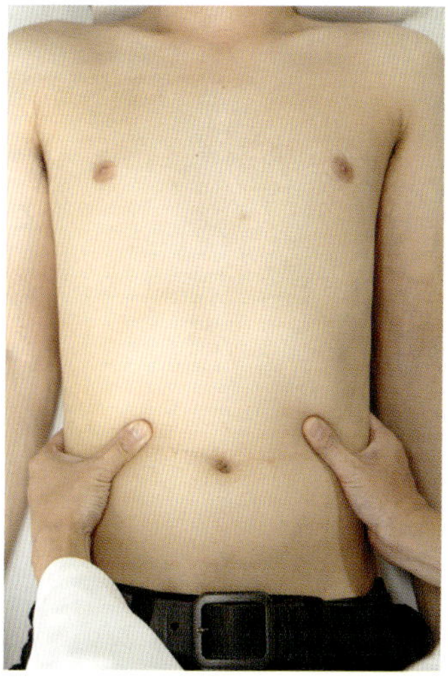
図12-16　左右肝相火の厚みを診る

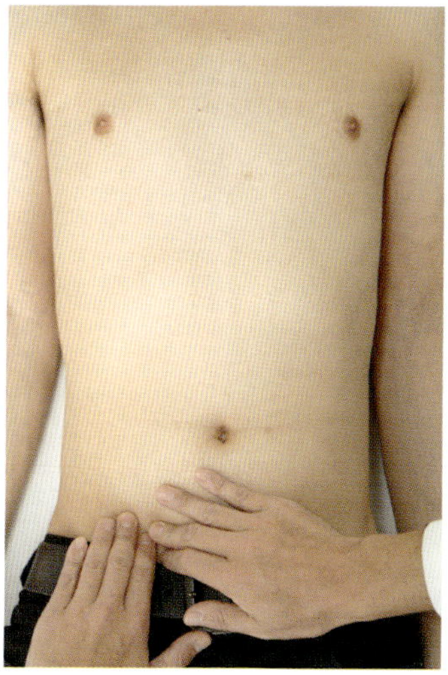
図12-17　右少腹急結の確認

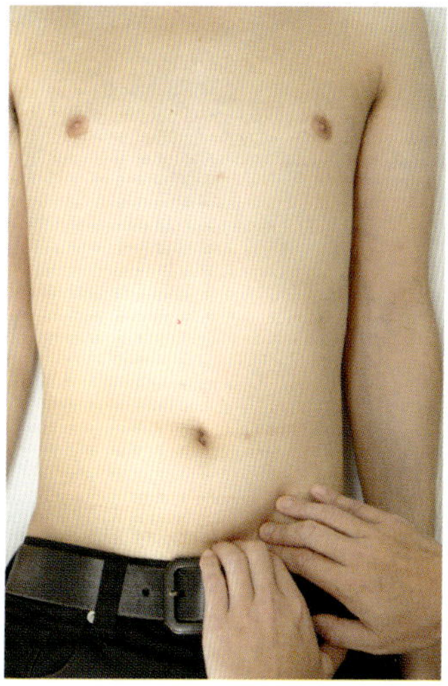
図12-18　左少腹急結の確認

③片手(あるいは両手)で右肝相火の上前腸骨棘内側を診る【少腹急結・瘀血を診る】(図12-17)。

④片手(あるいは両手)で左肝相火の上前腸骨棘内側を診る【少腹急結・瘀血を診る】(図12-18)。

7）膀胱

片手で関元を中心に膀胱を診る(図12-19)。

8）右腎相火

片手で右腎相火を診る(図12-20)。

9）左腎水

片手で左腎水を診る(図12-21)。

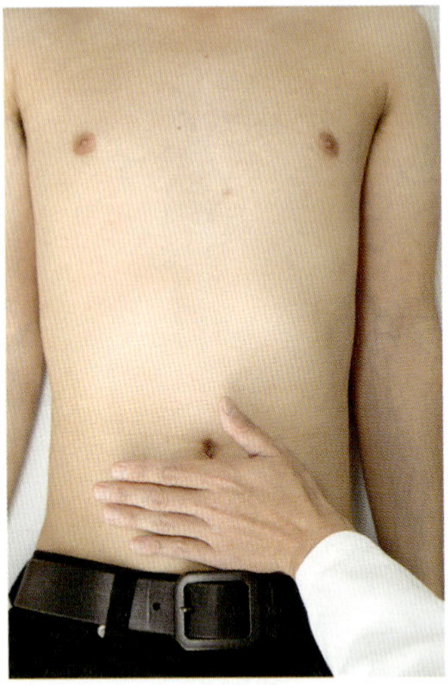

図12-19　膀胱の診察

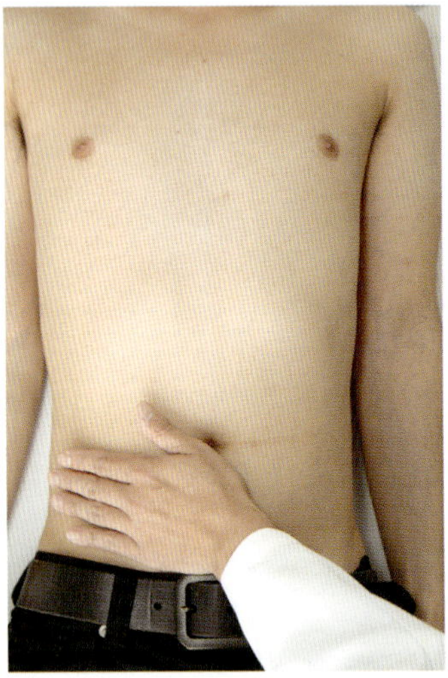

図12-20　右腎相火の診察

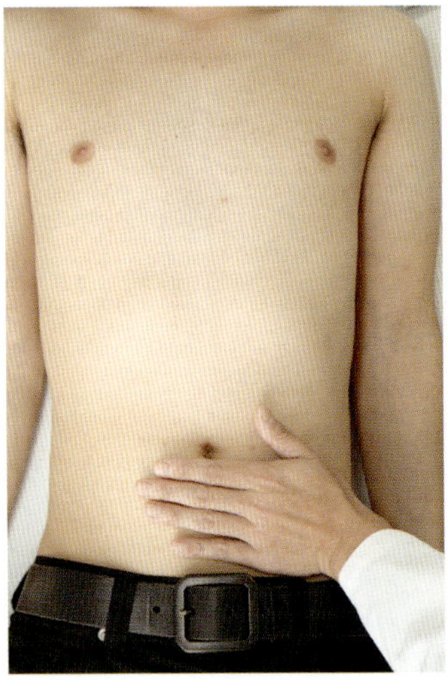

図12-21　左腎水の診察

5．手順⑤　臍周の診察法(空間診)

神闕を中心に診察し、全身の縮図(図12-22)としての気の偏在を把握する。実際の臨床では、全体の気の歪みを把握するため、神闕を最初に診る事もある。

初心者は圧痛を追うという事で良い。しかし急性病では圧痛が現れるが、慢性病では圧痛が出るとは限らない。したがって臍周の冷感、熱感あるいは発汗の状態で気の捻れ(歪み)がわかるようにならなければならない。

a. 腹部における気の偏在の診方

1）臍を労宮を中心にフェザータッチをし、気の偏在を診る(図12-23)。初心者はまず圧痛を診る。経産婦や老人の場合腹壁がたるんでいる事があるが、その場合は臍がまっすぐになるように引っ張ってから診る。

2）臍の周辺で動悸がみられる事があるが、それが気の偏在の場所である。

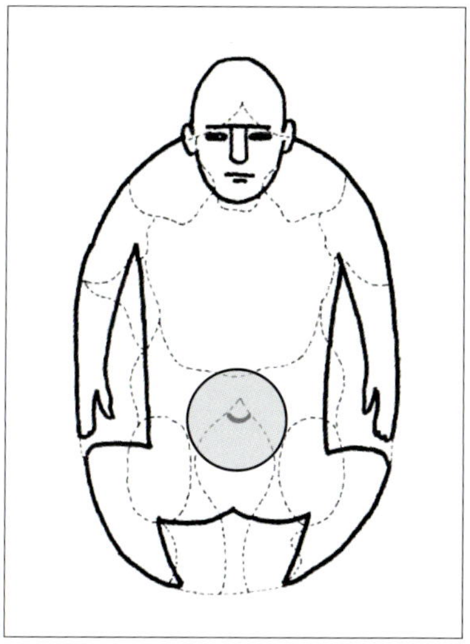

図12-22　全身の縮図

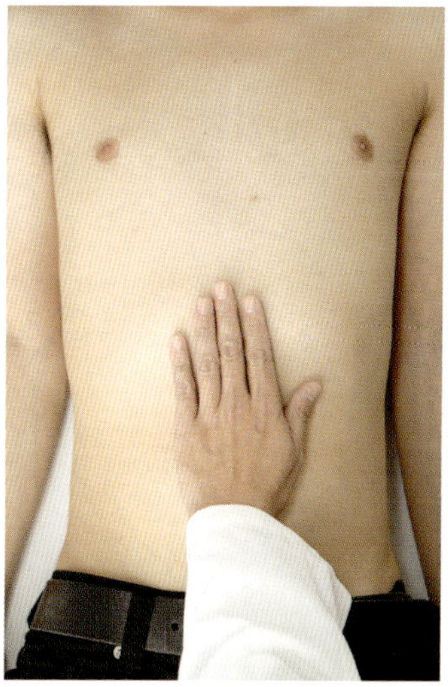

図12-23　臍で気の偏在を診る

3）臍周の反応でわかりにくい場合には、滑肉門・天枢・大巨を診るとよく、それらの穴は臍周の反応に比例するものである。

b. 左右上下の空間の位置関係

左右上下の空間の位置関係の異常を見抜く事により、急性の熱病がどの程度の深さに入ってきているかを診断し、治療できる。また雑病においてもどの程度のレベルのものか、すなわち臍以下のどのレベルまで落ち込んでいるかという事から、その重症度がわかる。

これは単に著者の個人的な考えではなく、吉田流の秘伝書（『吉田家腹診秘録』）や夢分流、『獲麟籍』『合類鍼法奇貨』等において、基本的に一致しているという事実がある。なおかつ臨床と照らし合わせてもほとんど一致している。このように実践を通じて古典を読み、昔のいろいろな医者と対話するという事が“古典に学ぶ”ことだと考える。

空間的な左右上下の偏差が大きく病に関係する場合は、ほとんど気の停滞が中心である（詳しくは『鍼灸治療　上下左右前後の法則』を参照のこと）。

逆に空間の左右上下の偏差が治療しても動かない、あるいは動いても直ちにもとに戻る場合は、瘀血や湿痰等の有形の邪気が関係していたり、またそれらの邪が逆に気の停滞を引き起こしたりしている。

言い換えればこういう判断にも空間論は使う事ができる。つまり一般の雑病、例えば膝痛として、これが治しやすいか否かは空間的な治療を用いる事により判断がつくという事を示唆しているのである。

6．腹診の際の注意事項

1）腹がだぶついて、邪が捉えにくい場合、患者を仰臥させて下肢を伸展したまま腹筋運動をする要領で、足を上げさせると邪が浮いてきてわかりやすい。太って体がブヨブヨした人の場合、緊張として邪を捉える事は難しいが、熱感、冷感のある部分を邪として捉える事ができる。

2）老人の皺だらけの腹部の診察の場合は、皺を引っ張って伸ばして診る事で、深い邪を捉える事ができる。

3）運動選手で腹筋が発達している者は、逆に腹部を曲げて緩めると、本当の邪がみえてくる。逆に緩んでいる人は、いわゆる下敷きになる筋肉を緊張させるようにもっていくと表在がわかりやすい。

4）腹部のがんが大きくなって、腹壁を押さえてきたものを、邪気と考えてはいけない。体表の浅い部分をよく診て邪気を決定するべきである。そのがんの塊をもって邪気としてはならない。ある程度オーバーラップするが、イコールではない。

7．点（経穴）の各部臨床所見

面については概論で述べているので、ここでは点に関する臨床所見を述べる。

a．中脘と梁門

杉山流一派や田中知新流では中焦から上焦にかけての邪を払う場合に中脘と梁門を用いる。そうすると胃土から上の邪は払われてしまう。喘息や狭心症というのはほとんど下から上への衝き上げがその病理であるから、このような配穴で鍼をすると非常に治しやすくなる。この病理を空間的にいえば、下の前が虚であり、中の前が実である。しかも六君子湯が適応するような脾虚湿盛であるから、中脘を補う事により脾気を高め、梁門を瀉す事により湿痰を取り除くという手法である。

b．章門

章門の反応は非常に重要である。肝相火の中心的穴処であるが、帯脈上にあり、太陽・陽明・少陽の枢であり、枢のなかの枢だと考えられる。臍と同じ高さには帯脈穴があるが、実は少し上にずれて章門に枢中の枢としての反応が出ると考えられる。温病学でいう気分と営血分を分け、出入りする門ではないかと考えられる。

著者の長女が白血病に罹ったときは常に右側の章門に反応があった。リンパ節のがんが悪化して痛みが出る場合には必ず章門に反応が表れて気分に熱が出て、また気分にあったものが章門から血分に入って出血を起こしたのである。

日本の鍼灸古流派、芦原英俊の『鍼道発秘』等では「章門はしばしば鍼を刺せ」と言っているが、これは気分と営血分をつなぐ明らかな門であるという事からであろう。この事は帯脈が陰経・陽経を含む前後左右の経絡をぐるりと束ねるように統べているからだと考えられる。

c．大巨・水道・帰来

夢分流腹診においては大巨・水道・帰来の三穴を囲むあたりが両腎になる。

腎にアプローチする場合、大巨・水道・帰来も、全般に打鍼を施したほうが良い場合と、一点だけを取り上げて打鍼したほうが良い場合がある。

夢分流では、腎は腎でも左を腎水、右を腎相火としている。

また出雲の吉田流では、右下腹部の大巨・水道・帰来を命門上脘、命門中脘、命門下脘とし、左下腹部の大巨・水道・帰来を腎上脘、腎中脘、腎下脘としている。

流派は違うが、やはり目指すところはよく似ている。

病気を治すという事には、このように同じ場所に注目するという法則性がある。だから時代を越え、地域を越えても治るという事には真理があり、そこに共通点が出てくる。それが伝統である。よって夢分流と吉田流に似たところがあるのは、当たり前なのである。

8．腹診における順逆

重症の場合、望診・舌診・原穴診・腹診・背候診・脈診のうち、3つ以上に逆証の所見があれば逆証とする。重症の患者を扱う場合に、病因病理上において現時点でどの段階に位置するのかという事をよく理解して治療にあたらなければならない。理解できない場合はおろか、理解していても技術的に対応できないならば治療不可能であり、施術してはならない。このように四診を踏まえて弁証論治していくならば逆証の患者の90％以上は発見する事ができるであろう。ここでは、腹診の順逆について述べる。

a．胃土から脾募・肺先の邪

胃土から脾募・肺先のあたりに波板状の凹凸の邪が浅在・深在の両方に現れ、頑固に取れにくいものはほとんど逆証であり、救い難い。またこういった邪が出る場合は隣接する臓器ががんになっている事がしばしばである。

1）邪の出方としては縦方向・横方向・斜め方向のいずれの場合もあり得る。

2）絨毯のボコボコ感(指の上にビニール風呂敷を置いたときのポコポコ感)に似る。

b．右側に邪が偏る

右の脾募・腎・胃土において異常に冷感があり、治療を重ねても冷感が消えない場合は重症で、逆証につながる事があり、注意が必要である。

c．邪がない場合

腹部のどこを触ってもペラペラして邪がないようにみえる場合、邪がないのではなく、邪が沈んでしまっているのである。ビニール風呂敷に触れたときのように全く生気が感じられず、臍の周辺に動気が触れたり、深在にわずかに邪を触知できる程度である。糖尿病の中期～末期あるいは重篤な腎臓病の場合に、このような腹候をみる事が多い。非常に慎重に対処し、いくら治療しても邪が浮いてこない場合は逆証の可能性が高く、危険である。

d．邪の境界がない場合

腹部で上から下まで邪が一様に出て、邪でいっぱいになっているもの。どこが邪でどこが邪でないかわからないほどに腹部全体が緊張しているものは、絶対的に難しい。これは、上も下もとにかく邪で満ち溢れていて、もう逃げ場がなく、まさしく大木が雪の重みでポキッと折れるような感じで亡くなっていく。『鍼道秘訣集』中、腹部の「虚実」「実実」を参照のこと。

e．臍周囲の邪

臍は通常、渦巻き状になって均等にあるが、病的になると捩れてくる。普通のお臍の輪郭があって、左に引きつっているものは、左に邪がある事を意味する。上に引きつっていれば、上に邪がある。下に引きつっていれば、下に邪がある。これを応用していくと、臍の形で健康であるかないか、大体のところがわかる。また全体的に広がっている臍は、良い状態ではなく、引き締まっていなければならない。これは非常に重要な事である。伸びて一直線になっている臍、ベタッと緩んで広がっている臍は、よほど慎重にしなければならない。それを治療して、臍が引き締まって戻ってくるもの、引きつれた部分がなくなってくるものは良い。それが戻らないものは危険である。

臍の凹みは深いほうが良く、それを横から見た場合にうずたかく盛り上がっているのが良い。健康な乳幼児はそのような臍をしている。

本来臍というのは円形だが、痩せた人でよく上下に引っ張られて縦一文字に伸びている臍が見受けられる。アトニー体質といわれる人に多くみられ、脾腎が弱い人に多い。こういった体質で病んだ場合にはなかなか治癒しがたく、逆証に移行していく事もある。慎重に多面的観察をして順逆を弁えなければならない。

f．臍の下の縦筋

臍の下（夢分流：膀胱）の任脈に指がズボっと入るほどの溝があり、両側の少陰腎経が縦に割り箸を置いたように硬い場合は、先天の元気が極度に弱っているものであり、逆証に近いものといえる。肩凝り等、一見軽症を訴えていても治療はしないほうがよい。

9．傷寒・温病の同一のものさしとしての腹部の取穴

日本鍼灸古流派の特徴の一つとして、腹部の重要穴を多用している事が挙げられる。

北辰会では、常用兪穴である滑肉門、天枢、大巨以外に、吉田流やその他の流派から法則性を見いだし、敷衍し臨床応用している。例えば、梁門・中脘そして関門・太乙といった穴である。

それから滑肉門、天枢、大巨はもとより水道、帰来あたりまでよく診ると、これらは、空間の上下左右を示す事は述べた。

また、傷寒病と温病では病の取り方、すなわち弁証方法が異なるものである。これは外感する病邪の性質が異なるためであり、傷寒病では六経弁証、温病では衛気営血、三焦弁証を用いる事になっている。

しかし、これらの弁証方法を統一する理論が、日本鍼灸古流より学んだ腹部の重要穴の空間的解釈に内在している事に気づいたのである。

即ち傷寒病であれ温病であれ、病が浅ければほとんどが梁門から滑肉門までの臍・天枢より上に反応が出てくる。

つまり傷寒病において、太陽病であれば梁門～滑肉門（上）、太陽と少陽の合病あるいは併病では滑肉門～天枢（中間）に反応が出てくるのである。

太陽と少陽の合病で表証があり、口粘のある患者に滑肉門～天枢を選んで鍼をしたところ、口粘は速やかに消失するとともに脈が浮いてきた。これは少陽病が和解されたとともに太陽病が残った事を示している。

この法則性に従っていくと、梁門～滑肉門の間は、温病では衛分証に属し、天枢はせいぜい気分証までである。そして営血分では大巨、水道、帰来穴あたりに反応が現れる。

そうすると六経弁証と衛気営血弁証・三焦弁証は同じ土俵において病の深さがどの程度なのかという診断が可能である事を暗示しているわけである（図12-24）。

例えば、外感熱病によって40度台の発熱があると仮定した場合には、急性期だから一般的には反応として圧痛が出てくると考えられる。その圧痛が臍より上に出れば病が浅く、臍より下に出るならば病は深いといってよい。

このように診ていくと、従来の弁証方法が異なる傷寒・温病を同一のものさしで評価する事ができ、腹診における反応の位置から病の深さがわかるのである。

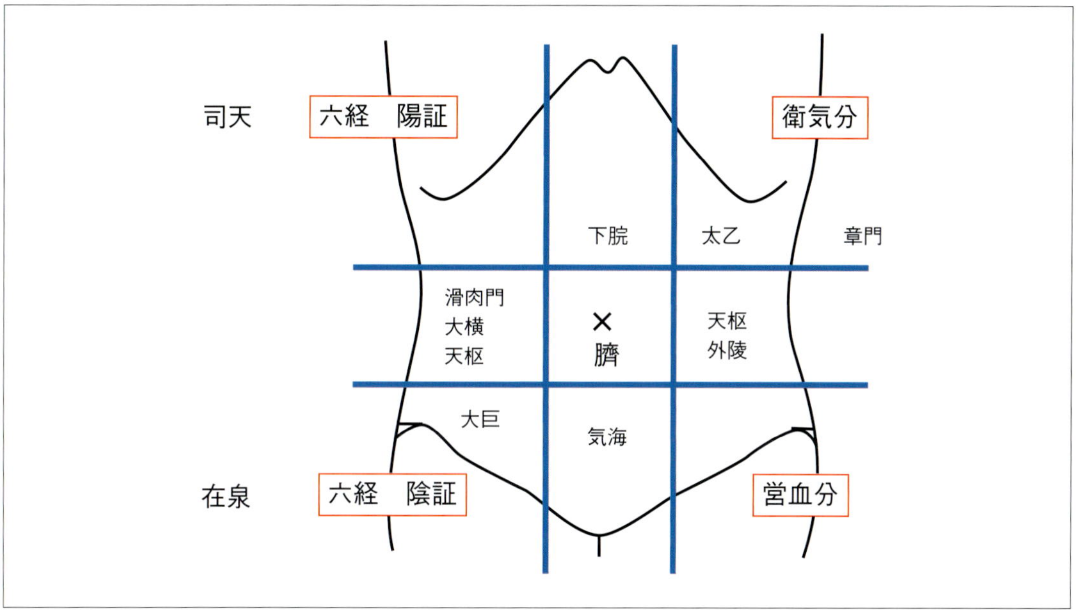

図12-24　六経弁証、衛気営血弁証、三焦弁証と腹部の関係

a．天枢と大巨～水道の反応

1）天枢

右側　血の異常が現れる。

左側　気の異常が現れる。

2）大巨～水道

右側　陽気の弱りが現れる。附子等で陽気を高める。

左側　陰水の弱りが現れる。

※1）、2）より葛根湯証、麻黄湯証、桂枝湯証の違いが腹診において、はっきり現れる。

例）桂枝加附子湯のように、太陽病でありながらも大巨等（臍より下）に反応が出る例外的なものは存在し、桂枝加附子湯の場合は邪が左側の天枢を通って、命門の火即ち右の大巨に入ったとみる。

補足：寒証か熱証かを見分ける場合に、100％ではないが、大巨以下の陽明経上の穴処の反応として、右側に虚が傾いている場合は陽気不足であり、左側に虚が傾いている場合は陰の不足である。したがって、相対的に左側に出るのは熱、右側は冷えであるといえる。そういった事から中医学における「右命門学説」は正解だといえる。90％以上はこの法則に従っている。例えば発育不良の子どもの場合、ほとんどが腎精不足であるから、その場合の腎兪は右側ではなく、左側に虚の反応が現れるのである。

b．胃土（気分の反応）、章門（営血分の反応）

基本的には胃土に気分の反応が現れ、章門には営血分の反応が現れ、かつ章門は気分と営血分をつなぐ部分である。ただし、気分・営分・血分とはいうがはっきり分ける事ができるものでもなく、曖昧な面がある。

気分と営分でいえば、少し深ければ営分であり、少し浅くなると気分となる。薬方においては黄連解毒湯が気分の邪熱を鎮める。

目の症状やアトピー等は気分の熱であり、症状が激しいものに対して黄連解毒湯が効果的である。また逆に体表に病がないようにみえても実は重い病で出血等の症状を起こすのは多くは営血分に熱が入っているのである。そういった場合に章門のあたりをよく観察していると、反応が認められる。

そして章門に鍼をすると、温病学でいうところの透熱という手法に相当し、営血分にまで入りかけた熱を気分に戻して勝負をかける事ができるのである。そういう意味で、章門を「気分と営血分の間」と称しているのである。

このように章門を上手に使えるようになると紫斑病、ひいては白血病にも対応できると考えられる。

一般的には、膈兪、血海、三陰交、特に瘀血を下すのに臨泣を用いる等という事があるが、重篤な病の場合は、このような穴処では簡単に動かないものである。

営血分の深い部分に邪熱が入るような重篤な病の場合は、兪穴が全体に平坦となり反応がなくなってくるものである。つまり表面に反応を出せないほど深い病であるという事である。

そういった場合に章門を上手に使って、平坦化した状態から凹凸が出てくるようにして、そのバランスを取るのが良い。

症例：

小学４年生の子が40度ほどの発熱で来院、舌は比較的に紅舌、脈は一息九至位で按じて滑数。発病初期には悪寒があったが、すぐに悪寒は消失し、悪熱だけとなり高熱を発した。

腹診では左の大巨に強度の圧痛があり、来院日の朝に衄血してかなりつらそうだった。これは営血に入った温病だといえる。

また、物を食べると嘔吐するという事も勘案して、左太白、左三陰交にそれぞれ古代銀鍼を当てた。すると数時間後に解熱した。

10. がん疾患における腹診の応用

胃がん等で手術した後、再発したかどうかについては手術痕近くの邪の状態でわかる。邪がだんだん広がり、結果両脾募、胃土に邪が広がる場合は良くない。

ちなみに神闕に鍼(一つの鍼)をして少しずつでも緩めば良い。しかしそのとき緩んでも再び邪が戻るのは、非常に危険性の高いがんであるという事がいえる。夢分流腹診を丁寧にしていればわかってくる事である。

末期になり、腹部の皮膚が薄くなる場合、一定の緊張があったとしても良くない状態である。

a. 腹水

腹水にもCTで確認しなければわからないレベルのものから、明らかに見て取れるものがある。著者の診方ではまず腹の左右両方に手を当てて置き、片一方の手で腹をポンポンと叩くと腹壁が波打つのがわかる。特に下腹部において波を触知すれば腹水が溜まっている事を示す。同時に下腿の肌水があればほぼ腹水があるとして間違いない。

腹水を起こすのは中～末期だが、腹水を起こすメカニズムには幾つかある。かつて病因病理はともかく、最終的に脾腎の気虚あるいは脾腎の陽虚によって水が溜まるという見解を示した事があったが、現在の難病研究では、とりわけがん疾患における腹水の多くは、邪熱が激しくなったために腹水が起こるという考えに変わった。

その証拠に現代医学で中～末期のがんでどうしても腹水が取れない患者に対し、清熱解毒法を行う事により腹水が改善される例を多く経験している。

現代医学で、利水剤が効く間は良いが、正気が弱ってくると利水剤も効かなくなる。また、直接水を取り除くと体力が低下し、しばらくすると、また腹水が溜まってくる。これは邪熱に対し生体がバランスを取ろうとして、邪熱のひどい部分に津液を集めてくるのである。これが腹水となるのである。

そしてこの水は津液という正気であるため、無理に利水をかけたり、直接取り除いたりすると体力が低下していく。

つまり清熱解毒する事で邪熱を取れば、集結した津液は自然に散って分散されるか、余分な水は自然と利水されるのである。

第13章　原穴診

Ⅰ．原穴診の診断意義

1．目的意識をもった観察

原穴診は、比較的大きい穴でないと観察は難しいが、小さい穴でも鋭く観察すると反応が出ている事に気づく。

肝鬱がひどく、熱がこもっているタイプでは、足厥陰肝経の太衝で、表面の所に膨隆感があり、触ってみると、ゴリゴリと横に筋が入っている。そういうものは非常に古くて頑固なものである事を示す。

この場合、「大きい穴だから認識でき、小さい穴だからわからない」という事は、一般論であって、これを鋭くやっていくと、やはり小さい穴でもちゃんと反応がある事がわかる。

よって、目的意識をもって「あるだろうな」というつもりで観察するのと、「ないだろうな」と思って診るのでは全然違う。

一見、観察というと、傍観者のようだがそうではない。極めて目的意識的に穴にどういう反応が現れているかという事を、よく診ているわけである。優れた科学者はそういう目的意識をもっているが、それと同じ事である。

何十年も鍼灸を続けていてもその本質がわからない人がたくさんいる。それは目的意識がないからである。目的意識をもって観察すれば、必ずわかる事がある。古典に学んでいくのは、そういう姿勢にあるわけである。

2．原穴は虚を中心に診る

原穴を診る場合、まず虚の反応を中心に診ていく。それは一つに初心者でも非常に取りやすいという事。もう一つは、例えば背部兪穴の場合は、形態学上からみて、特に骨盤から上の大腸兪、それから膈兪、それからその上の肺兪とか膏肓あたりまではほぼ一面に、脊柱起立筋によって平均化された層で、穴の反応も相対的に虚実がはっきりしてくる。ところが原穴の場合は、穴が四肢末梢であるために、筋肉の発達もデリケートであり、その違いにより虚実がはっきり出にくい面があるからである。

順序としては、まず虚の反応に注目し、相対する実との左右差の大きい原穴をその属する臓腑経絡の異常として観察していく。レベルアップするには、原穴の虚実をすぐに見破る術を獲得する事である。これはやはり手の感覚を鋭くしなければならない。そして感覚が磨かれてきたら、更に手掌の労宮、あるいは手の一番末端の母指、次指、中指等の敏感な部分でもって診る。

原穴診はまず初心者、あるいは中級程度までは以下の事に注意する。

1）左右の虚の側がどう出ているのかを診る。
2）そして相対する実の側とどの程度差異があるかという事を診る。
3）極端に左右差がある場合は臓腑経絡の異常であると考える。

これをマスターし、もっと指の感覚をよくして、特にどこが実を示す原穴であるか診られるようになる事が大切である。

麻黄湯証の場合、合谷が一番実を起こしているかどうか判定できる事が重要となる。というのは、麻黄湯証の場合は、合谷と腕骨等、その他の穴を比べると明らかに合谷に実の反応が出てくる。よって、細心の注意を払ってしっかりと診るようにする事が必要である。

『霊枢』や『難経』で「五臓六腑に病があると必ず原穴に反応が現れる」といっており、そういう意味では、原穴が主治するというのは正しいのである。

ただこれまで著者は「皆がわかりやすく」という事を基本姿勢としていたために、相対的に虚の側を中心に調べてきたのである。しかし次のレベルとして、本来の原穴診というものがどういうものかという事を理解してもらいたいと思っている。

まず今まで通りの基本を踏まえたうえで、手の感覚が良くなってきたら、少しずつ、熱感や冷感を診てもらいたい。ちなみに熱感や冷感は、そのまま寒(証)・熱(証)ではない。冷感の場合は、寒以外に気滞で起こる事もある。熱の場合はそのまま熱としても良い。虚実を重ねていくと、熱感の場合は実熱と虚熱がある。

原穴の発汗の問題では、発汗は虚の側に出やすい。例えば合谷の左右を診て、腕骨の左右を診た場合、合谷のほうが腕骨より発汗が両方とも多いという事であれば、腕骨のほうが相対的に実であるし、合谷のほうが相対的に虚であるという事である。小腸(腕骨)と大腸(合谷)と比べたら、そういう事になる。

ここまで教えた基本部分ができない状態で、この方法をそのまま実行しないよう注意してもらいたい。著者は約50年間かけて実践と理論を追究してきたわけで、初心者がいきなりできるものではない。まずは基本から段階を経てレベルアップしてもらいたい。

3．原穴と背部兪穴とのかかわり

『素問』『霊枢』『難経』の原穴についての意味付けは、五臓六腑の異常を観察するところ、そしてそれを治療するところという点では一致している。北辰会でもそのように受け止めているが、背部兪穴と原穴の問題は、両方とも五臓六腑の反応を示すものの、どちらかというと背部兪穴のほうは、五臓六腑そのままの反応を示す事が多く、原穴のほうは五臓六腑とかかわる経絡の反応を示す事が多いように感じる。五臓六腑を幹とすれば経絡は枝葉となる。

例えれば、臓腑は幹に相当し、反応は兪穴に出やすい。経絡は枝葉に相当し、反応は原穴に出やすい。しかし、これも絶対的なものではなく、相対的にという事である。

足の陽明胃経の末梢の厲兌あたりを打撲捻挫したとすると、一般的には打撲捻挫した場合には気滞血瘀を考えるが、気滞のレベルで簡単な経絡経筋の異常という事であれば、さまざまな治し方がある。衝陽穴を使っても良いし、背部兪穴を使う場合、脾兪や胃兪の反応を診て顕著なところを使ったり、あるいは一行(棘突起の際)あたりに出てきたりする場合があるので、そこを毫鍼で熱を取るような処置をする。また逆に心神の病の場合、心神不安を治療するのに末端の神門を使って治す事もある。

こういう点からみても、経絡経筋の病であっても背部兪穴を使って治す場合もあれば、臓腑の病であっても末端の原穴を使う事もある。

したがって、原穴でも五臓六腑を直接治したり、背部兪穴でもって経絡経筋病を治したりする事もあるが、極めてそれは相対的だと考えられる。

このように、相対的には、背部兪穴のほうが五臓六腑の反応として捉えるし、またその治療点にもなる。原穴のほうは、経絡経筋の病の反応点であり、治療点でもあると考えている。

一般的に、脾兪・胃兪等に反応があれば、太白、公孫等にも反応が現れる。また、それが背部において右側に反応が出ていたならば、原穴も右側に出やすい。しかし、これが背部と原穴で左右が一致しない場合がある。

これはどういう事を意味するかというと、その一つに利き手、利き足の問題があり、当然利き手、利き足のほうがその筋肉の発達、あるいは穴周辺の筋肉の発達が影響してくる事もあったり、臓腑と経絡経筋が別々の反応として現れたりする場合もある。

臓腑病として右脾兪に反応が出ていたところに、物理的に左膝を痛めた場合、太白では左に顕著に反応が出る等である。背部兪穴と原穴は、概ね左右一致するものの、左右不一致も考慮しながら原穴を観察する必要がある。

Ⅱ．原穴の位置と取穴

1．十二原穴の名称(表13-1)

表13-1

手の原穴		足の原穴	
太淵	手之太陰肺経	足之陽明胃経	衝陽
神門	手之少陰心経	足之太陽膀胱経	京骨
大陵	手之厥陰心包経	足之少陽胆経	丘墟
合谷	手之陽明大腸経	足之太陰脾経	太白
腕骨	手之太陽小腸経	足之少陰腎経	太谿(太渓)
陽池	手之少陽三焦経	足之厥陰肝経	太衝

2．取穴と診察のポイント

原穴は、正確な取穴と局所解剖、体表解剖の理解が必要である。穴の反応が正常な反応か、それともその部位の解剖学上の皮膚、筋肉、血管等の異常なのか、はっきり区別するために、体表からみた筋肉の運動、発達等解剖学上の知識を充分に習得したうえで原穴診を行う。

以下、原穴取穴の解説をする。ただし、取穴部位は、原穴診を診察するためのおおよその取り方と探り方を明記している**図13-1**、**図13-3**と照らし合わせ、穴の病理変化を探る。

a．手の原穴（図13-1）

1）太淵

腕関節の掌側、横紋の橈側端、橈骨動脈橈側陥凹中に取る。手の陰経の原穴は手関節をやや背屈して診る。発汗、虚の状態がわかりにくいときは、列缺、経渠から擦上してきて診る。

2）大陵

腕関節の掌側、横紋中央、橈側手根屈筋腱と長掌筋腱間。手の厥陰心包経の内関、郄門は体の弱っている人に対して、弾発的に触らないようにする。

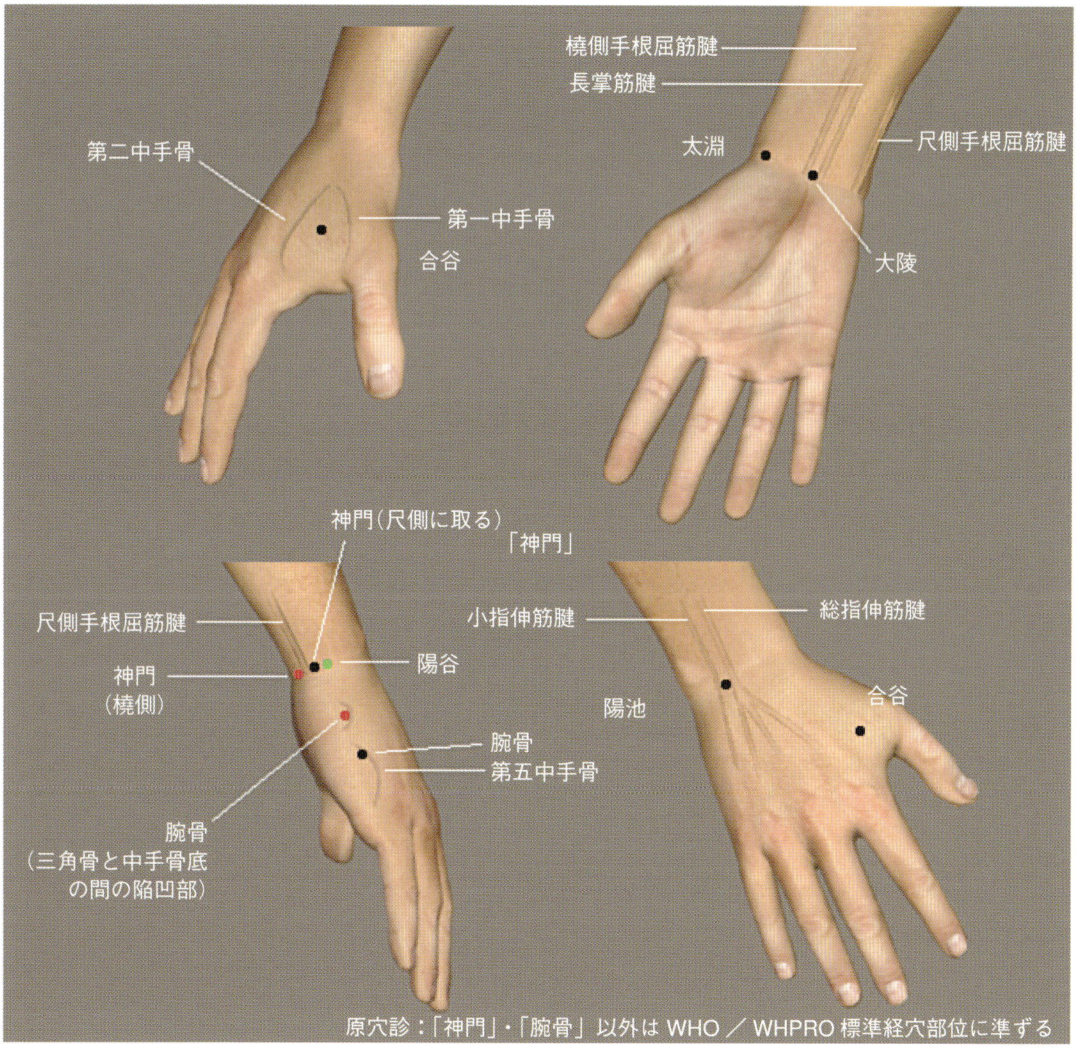

図13-1　手の原穴

3）神門

腕関節の掌側、横紋の尺側手根屈筋腱の外側(臨床上内側よりも外側に反応が現れ、効果も外側のほうが大きい)で豆状骨の際に取る。太淵穴と同様、霊道、通里、陰郄から擦上する。

4）合谷

手関節背側、第一、第二中手骨底の間。取りにくいときは、母指球側から圧迫して穴を浮かせてから診ると良い(図13-2)。左右差のよく出る、大きい穴である。患者に母指と示指で輪をつくらせて診察する。

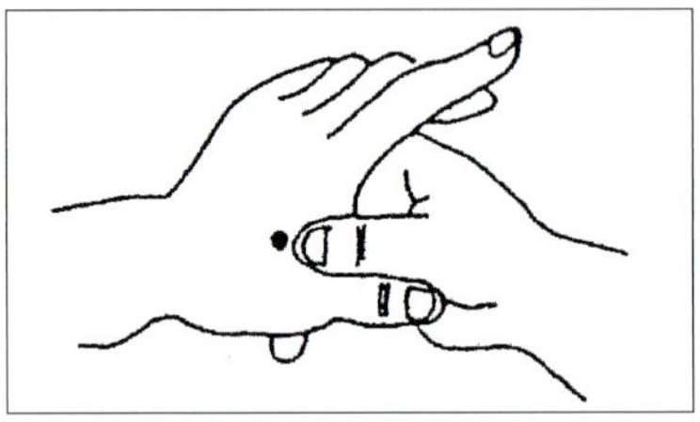

図13-2　合谷

5）陽池

手関節背側横紋、総指伸筋腱と小指伸筋腱の間に取る。薬指を持って手関節を中心に前後・左右に動かしてみるとわかりやすい。三焦経の流れと横紋のかかわる所。小指伸筋腱は、遠位橈尺関節部に位置する。

6）腕骨

第五中手骨基底尺側。手は軽く握る。神門と同じように労宮を中心として手掌で包むようにして診る。腕骨が後谿(後渓)とつながっている場合があるので、よく診る事が必要である。

b．足の原穴(図13-3)

1）太白

第一中足趾節関節の後内側赤白際に取る。

2）太衝

第一、二中足骨の後端接合部の前(やや母趾側)。穴は比較的大きいが、それでも取りにくいときは、術者の指で足底を押し上げて穴を浮かせて診る。

3）衝陽

足背第二、第三中足骨後端接合部の前陥中に取る。これも湧泉あたりから押さえておいて穴を診るとわかりやすい。

4）太谿(太渓)

内果とアキレス腱の間に取る。取り方は、少し関節を背屈させて診る。

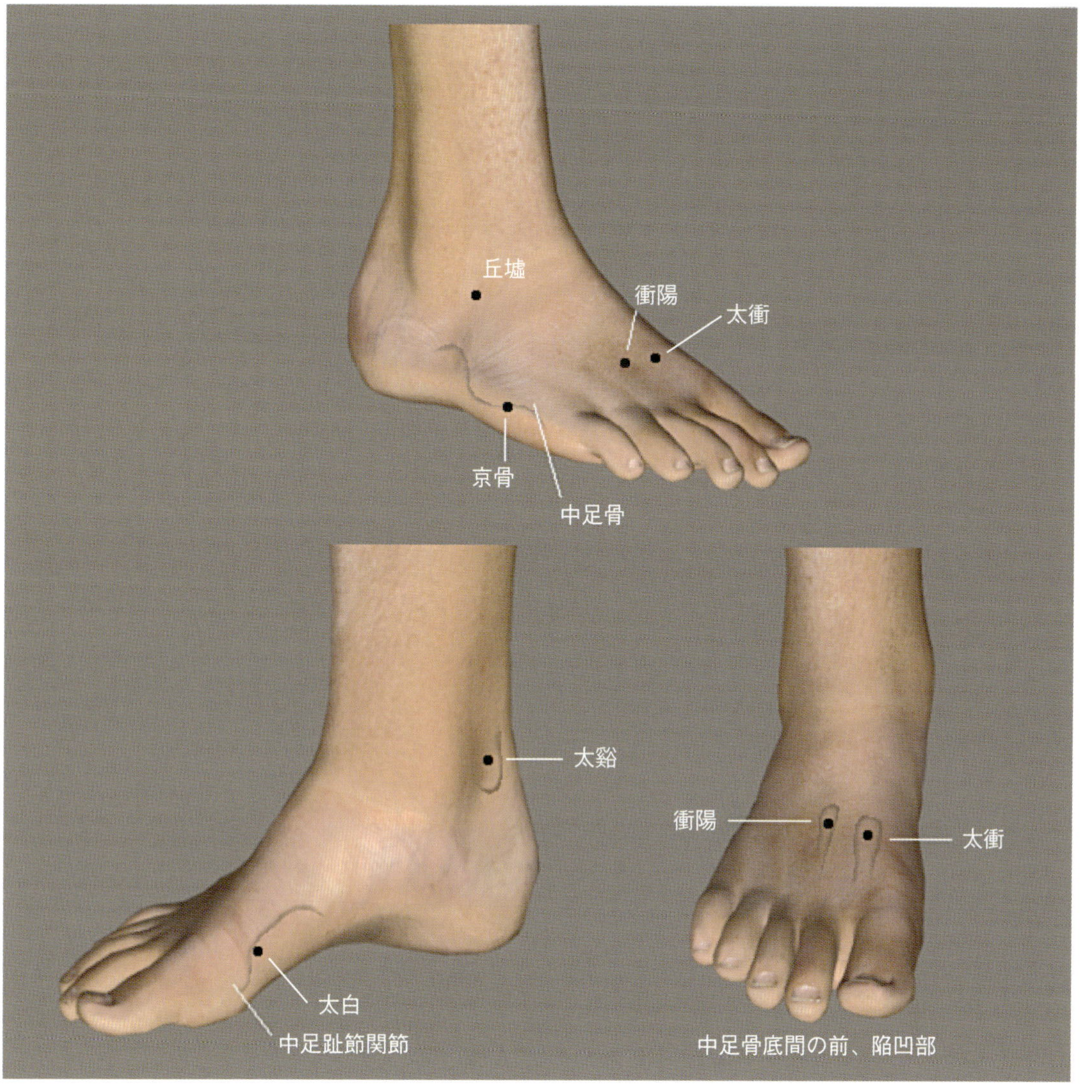

図13-3　足の原穴

5）丘墟

外果の前下方陥中に取る(ほぼ金門穴の直上。金門穴:踵骨と立方骨の関節部の外側に取る)。丘墟で股関節の動きがわかる。

丘墟穴でわかりにくい場合は、足臨泣の左右差が極端であれば、反応の出ている側の股関節が悪い。先天性股関節脱臼は、大体足臨泣に反応が出てくる。

6）京骨

第五中足骨基底外側に取る。

c.《臨床補足》

神門、腕骨、丘墟はWHOの標準経穴部位と少し取穴が違う。陽池、京骨はほぼ同じになっている。

Ⅲ．診察手順

1．診察姿勢　仰臥位

発汗を除くため、靴下は5～10分間脱がしておく。患者を安定させ、心身ともにリラックスさせる事が重要である。

2．手順①　全体的に診る：望診（図13-4）

可視光線的に診る場合は、穴の発汗・色・光沢等に注意し、不可視光線的に診る場合は、気色を診る。足を診る場合、足の指全体を診て、ウオの目、タコがどの経上に出ているか等を観察する。

また、穴の体表観察で重要な事は、そこにシミができたり黒子ができたりするのは、慢性的にその穴が病んでいる事を示している。

3．手順②　手をかざす：衛気診（図13-5、図13-6）

触れずに、手の中指または労宮（心包経）を原穴にかざして、原穴の温もりや衛気の充実具合を診る。左右の原穴で、冷えているほうが虚。

4．手順③　フェザータッチ・指頭で触れる（図13-7、図13-8）

原穴は、体表からみた筋肉の運動、発達等、解剖学上の知識を充分に習得しておく事。原穴は半径2mm以下の範囲で正確に取穴する。皮膚に接触し、寒熱（冷感・熱感）・虚実を診る。

原穴はデリケートな穴であり、慎重に速く診るようにする。何回も触り過ぎると穴の反応が診にくくなる。

また原穴を診る場合、比較的大きく反応の出やすい穴（合谷、太衝、丘墟、京骨、太谿〔太渓〕）から診るとよい。簡単な穴から確実に左右差、虚実を診ていく事。太白、陽池、腕骨等の穴は診にくい。したがって同経の診やすい公孫、外関、後谿（後渓）の反応を参考にする。

フェザータッチの段階で、表在・深在の状態が把握できる事が理想であるが、初心者の場合は、発汗がまず基本となる。

a．皮膚の表在の反応：発汗

表在を診る場合、**皮膚の発汗を最も重要視する**（発汗側を虚とする）。一般に発汗している側が、冷えている場合が多く、虚の強い側が、発汗が取れにくい。

また両方発汗しているときは、発汗の強い側を虚とする。子ども（5歳以下）は発汗するが、大人ははっきり出ないときがあるので、発汗がわかりにくい場合は弛緩度を診る。

穴の発汗と全身の発汗は異なる。間違えないようにする。

b．原穴診の注意事項

たえず原穴を触診し、どこをどの方向から、どれくらい押さえたら気持ち良いか、あるいは痛み、その他の反応が出るか等を診る。この場合、自分の体を使ってみると、主観と客観の統一した診方がわかる。

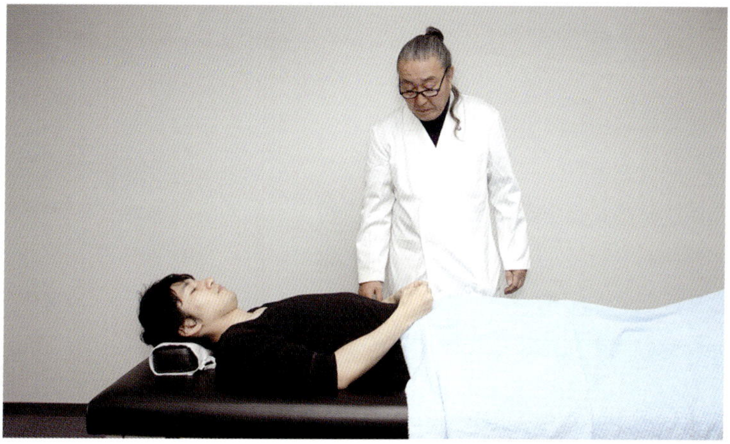
図13-4　合谷

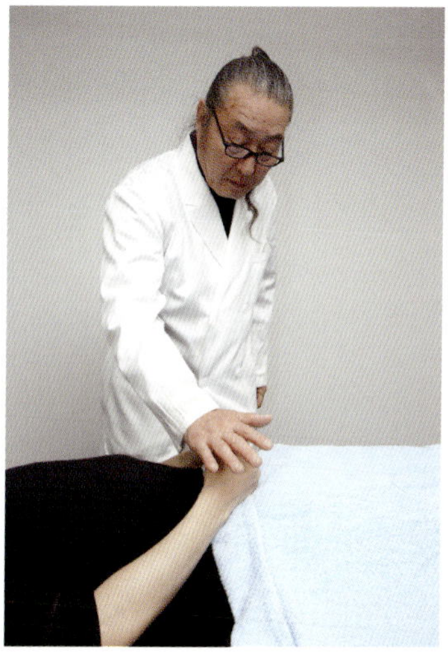
図13-5　合谷

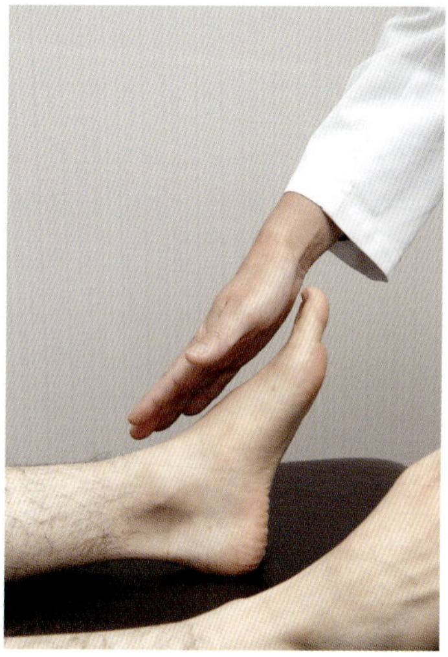
図13-6　太衝

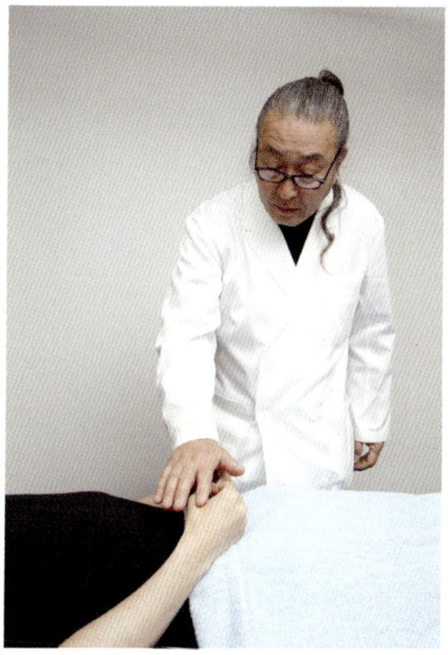
図13-7　合谷

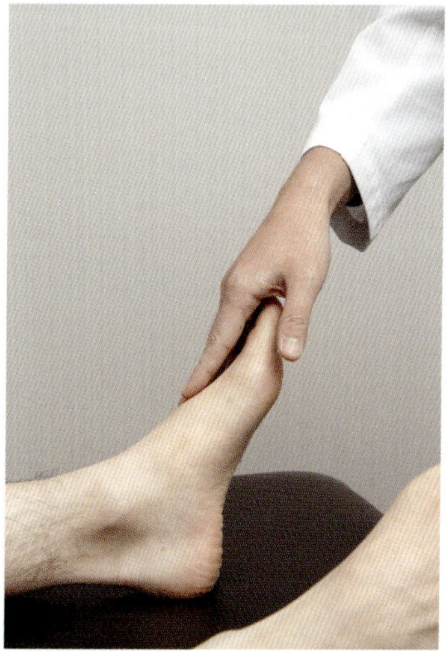
図13-8　太衝

軽度な疾患であれば、原穴を触れているだけで良くなる事もあるので、目的意識をもって診るようにする。

原穴診で虚の穴を確認していく場合のコツとして、まず左右を相対的に診て、穴の周囲から触れていく。するとある部分が発汗していたり、弛緩していたりする所で顕著な部分に触れる。そこが虚である。逆に相対的にその反対側が実の穴であるが、それが脹れあがって硬結をなしているものや皮膚が相対的に緊張しているものは実の穴と捉えるのがポイントである。

原穴の実邪は背候診と同じであるが、原穴の実邪の見分け方は難しい。丁寧に浅く優しく触っていくと、実の部分はその周辺に比べて、やはり緊張した状態である。

穴を触り過ぎてわからなくなったら、5 ~ 10分間してから、再び穴を診るようにすればよい。時間がたてば、生体は、元来の穴の状態を取り戻す。時間を置いて繰り返し診る。そういう癖をつける事が大事である。

また敏感な患者を相手にして、最初に徹底的に体表観察所見がどのように変化するか調べるのも大切である。

しかし難病患者や重症の患者等は、診察前に、脈が速い傾向があるので安静にするために、ベッドの上で少しの間休ませておく。そうして実は、患者の様子を診ているわけである。寝かせただけで舌がどれだけ変化するか、脈がどれだけ変化するかという事をよく観察する。肺がんで治療に来て、二日後に亡くなるという事もあるから特に重症患者には注意する。

そのためには、敏感に体表観察所見がどう動いているか、常に診ておかなければならない。それを察知するのが気の動きである。

5．手順④　労宮診（図13-9）

施術者の労宮を中心にして、患者の皮膚（体表）に接触して寒熱（冷感・熱感）を診る。

手順②～④で寒熱（冷感・熱感）・虚実を診る。

a．労宮での寒熱（冷感、熱感）の診方

足の原穴からいくと、まず労宮で触れるのは、手掌でそのまま触れれば良い。示指で診る場合は、浅い所はそのまま示指で直接で良いが、少し深い所を診る場合は、必ず穴の裏から指で押し上げて、穴を浮かしておくと診やすい。

太白等を労宮で診る場合は工夫が必要である。手掌を曲げて太白穴を包むようにして労宮で診ると診やすい。示指で太白穴を直接診る診方は、今までと同じである。

合谷穴等の骨と骨の間が拡がって肉が浮いている穴の場合は、下から押し上げて診たほうがよい。衝陽、太衝もそうする。このように穴を包んで診なくてはならない所や穴を押し上げて診たほうがわかりやすい所がある。

包んで診たほうがわかりやすい穴の一つとして神門が

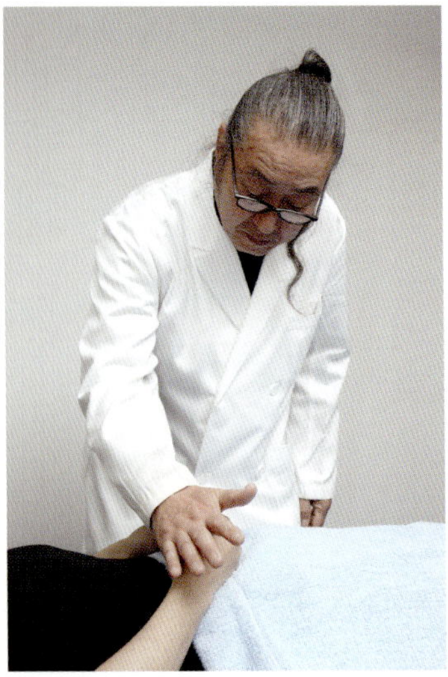

図13-9　合谷

ある。労宮穴をただ神門穴に当てるだけではなしに、手掌を窪ませて労宮を中心に神門穴を包み込む。正しく包むと労宮穴がピタッと神門穴に付くから、よく寒熱(冷感と熱感)がわかる。

この神門のように、体の角、あるいは骨の際にあるような穴は、包んで触れたほうがわかりやすい。一度自分で試してみると理解が早い。

原穴ではないが外関穴は、よく患者の弟子に手の感覚を教えるために触らせる事があるが、特に寒熱を診る練習になる穴である。

例えば、ある患者の外関穴を診てみると、冷えて発汗している。更に左右差が大きくわかる。これで風邪気味であると予測できる。あとは問診や脈診等でどの程度の風邪(表証)かを鑑別するだけである。

6．手順⑤　指頭で按じる

母指・次指・中指等で発汗、緊張、弛緩、硬結等を観察する。ときには、穴を按じる等して穴の左右差、虚実を診る。

a．表在・深在の寒熱

冷感・熱感を診る。

b．表在、深在の緊張・弛緩

相対的な虚側を診ていく。

1）表在弛媛しているもの(第一の虚)。

2）表在弛緩、深在緊張しているものは虚とする(第二の虚)。

3）表在・深在両方弛緩して陥没するもの(第三の虚)。

4）表在(表面)も深在も膨隆しているが、押さえるとベコベコ凹む側を虚とする(第三の虚)。

5）表在緊張、表在深在ともに緊張、これらは実である。肝、胆は偏側に実を起こしやすい。

c．圧痛

急性症においては、反応の目安となるが、慢性症においては、必ずしも指標とはならない。

左右の穴も圧痛を診る場合、敏感な患者は痛み方に違いがあると言い、鈍感な患者は、ただ痛い痛いと言う。患者の言う事だけを基準にすると正確な穴の判断ができない事がある。

患者の言う事は聞かなくてはいけないが、同時に患者がどの程度のレベルの感覚をもっているかを悟らなければならない。

患者の言葉に迷わされないように気をつける。患者の言う事はあくまで参考として聞き、最終的には施術者が悟るしかない。それには自分が間違いのない手の感覚をつくって診る事が必要である。

客観をつくると同時に、主観の面とどれだけ同一性ができるかという事。そして、その客観と主観が合わない場合、なぜなのかという考察を加える。それが、体表観察で最も大切な点である。

被験者と験者が一体になる、共鳴するという事は、そういう事である。

Ⅳ. 原穴の主治と治療

1．十二原穴の主治と代用穴

原穴診は十二原穴を用いて診察していくが、穴がわからない場合は、代用穴を用いてその経絡の反応を診る(**表13-2**)。また穴を触診する場合、原穴は反応が出やすいが、絡穴もまた反応が出やすい。穴にはいろいろな法則、例えば『霊枢』邪気蔵府病形「滎輸治外経、合治内府」や『難経』六十八難「井主心下満……」等があるが、これらの法則を機械的に運用してはならず、基本はあくまで触診によって決定する。

それぞれの穴の臨床所見と主治を示す。

a. 太淵

太淵穴(原穴)の左右差を診る訓練として、鼻毛を抜いてみる。左の鼻毛を抜くと必ず左の太淵が発汗してくる。鼻毛を抜けば、手の太陰を傷め風邪を引きやすくなり、くしゃみがよく出る。したがって、鼻毛を切るのはかまわないが、抜くのは肺の臓を傷つけるので良くない。

太淵穴は、短鍼(蓮風鍼二番)で刺鍼する(**図13-10**)。

1）主治

①肺気不宣：肺気が停滞している場合に用いる。

②肺気虚：肺気が弱っている場合に肺気を補う。

③肺気を補いながら湿痰を取り除く場合は、太淵ー豊隆をつなぐ。

2）列缺［代用穴］

①肺気不宣に対し、宣肺させる。

②肺気虚を補う。

③寒痰を取る。

④上焦の気滞をとる：奇経治療として使用。上焦の過緊張を緩めるので、ある種の肩凝りに効く。

表13-2　十二原穴と代用穴

経穴名		代用穴
手の原穴	太淵	列缺
	太陵	内関
	神門	霊道または通里
	合谷	陽谿
	陽池	外関
	腕骨	後谿(後渓)
足の原穴	太白	公孫
	太衝	行間
	衝陽	第二衝陽
	太谿(太渓)	照海
	丘墟	足臨泣
	京骨	申脈

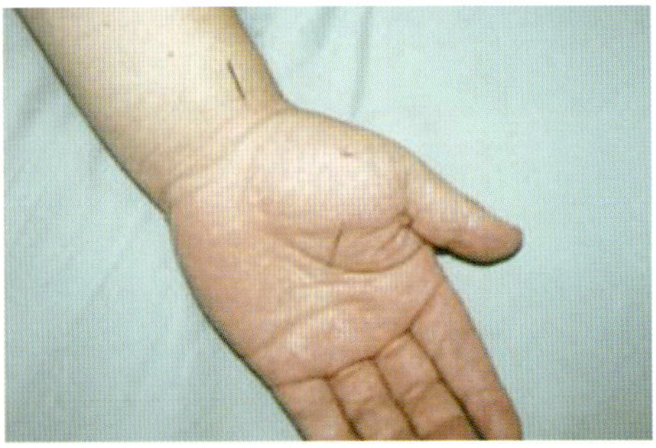

図13-10　太淵穴への刺鍼例

b．大陵

あまり反応が出にくい所であるが、取り方は少し関節を広げて診る。刺鍼は代用穴である内関を用いる事が多い。

1）内関［代用穴］

ここは激しく効く穴なので、慎重に使わなければならない。完全な実証が前提で使用する。

①安神作用。

②肝鬱化火、心肝火旺に対して、清肝火、清心火する(アトピー、喘息、その他アレルギー疾患、狂躁等の精神疾患等)。

③疏肝降気・開胃させる(乗り物酔いに有効)。

④清利咽喉(咽喉の熱を清す)。

c．神門

神門、後谿(後渓)、心兪、膻中等は、魂のなかの一番核心を動かす穴だという事が、臨床をしていて著者にはみえてきた。「根性治し」等と言うが、本当に「根性」を鍼で治す術を見つけたのである。それまでも「魂を動かす」というような事を言ってきたが、より本質的な部分を動かす術を選んだ。とにかく臓腑では心と肝がその中核をなす。それを膻中を使って巧みに動かしたりする。ちなみに免疫という意味でも、膻中の裏はちょうど、胸腺にあたる所である。

1）主治

①安神作用：心の陰血を補い、安神作用を出し、結果、心の内熱を漏らす。肝鬱で太衝等の肝にかかわる穴処では効かない場合、心に引っ張って治す。心神の出入りする穴であるから、特に粗暴な鍼をしてはいけない。心神を回復させ蘇生する穴である。

また、心の陰血を補う場合に、神門で動きにくい場合は、太衝や三陰交で補助する。更に脾胃レベルであれば、三里(足)・三陰交にお灸して気血生成し、心血につなぐ。炙甘草湯証。

※心脾両虚によるうつ病には、神門ー公孫、神門ー三里(足)、脾兪ー神門等で対応し、後谿(後渓)でも代用。安眠穴としても用いる。

②清心火の作用があり、心火によって舌先が荒れるものを治す。

中心性網膜炎に対し、神門ー足臨泣で治した事がある。

d．合谷

合谷穴の位置する第1、第2中手骨間を虎口という。

3歳くらいまでの子どもは脈が取りづらいので虎口三関の脈で取るが、名前はここからきている。北辰会ではこの合谷穴を瀉法する事により、表寒実証(麻黄湯証、葛根湯証)を治したり、理気疏肝し、補法する事により補気する。四肢末端で比較的穴の大きさが大きいのは合谷穴と太衝穴であり、救急時によく使う(四関穴)。

合谷穴は大指と次指の両骨の間へ、反対側の親指を交えたところの末端に取穴する。ルーペ等で研究してみるとよくわかるが、その部分を探ると発汗していたり弛緩していたり、そこだけ毛穴が広がっていたりする。また毛穴は日によって大きくなったり小さくなったりしている。

1）主治

①理気疏肝、破気：合谷穴は理気疏肝の作用があり、太衝穴に対して気への作用が強く、太衝穴は疏肝理気の作用があり、合谷穴に対して血への作用が強い。陽気を漏らし、気滞を治す。特に左合谷(図13-11)。

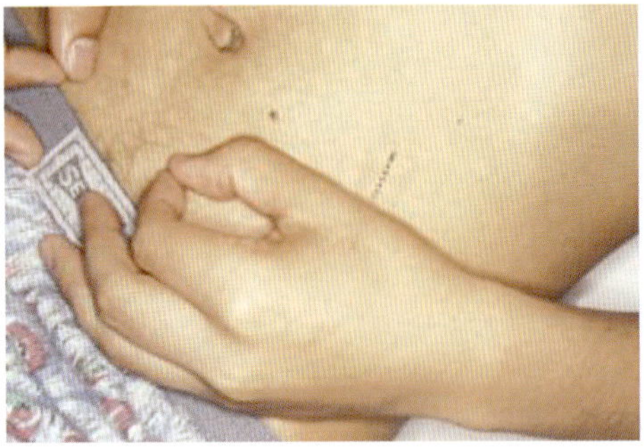

図13-11

②補気。

③表寒実証(麻黄湯証、葛根湯証)に対し、散寒させる事ができる。

④降逆止嘔：逆気を思い切り引き下ろして、吐き気を止める。

⑤痹病に対し、気を巡らせる 事で経絡を疏通させる。

⑥腎を動かし耳疾患に有効(子午陰陽の関係)。

⑦下歯痛、あるいは下歯齦の熱を漏らすのに有効。

※偏頭痛：経筋の流注から、反対側の合谷で治る事がある。

※顔面の問題：特に皮膚の問題に適用される。面目は合谷に収む(四総穴)。

2）陽谿穴［代用穴］

北辰会では、陽谿穴はあまり使わないが、稀に合谷穴の代わりに使う場合がある。

e．陽池

これは通常の穴の取穴では、真ん中に出ているが、北辰会では少し外側に取る。穴の体表観察で重要な事は、そこにシミができたり黒子ができたりするのは、慢性的にその穴が病んでいる事を示している。

1）主治

①心陽・心気の弱りによる急性心不全の場合、軽度の心気虚レベルであれば鍼の適応、重度の心気虚、あるいは心陽虚であればお灸がよい。

②腎の働きを高める：脾腎の陽虚や湿困脾土による水邪の停滞で排尿困難なものに対して用いると、深い水邪の停滞を治す事ができる。三焦の源として脾腎の働きを高めてから、足三里や太谿(太渓)、脾兪や胃兪を使うのがよい。水湿の代謝障害等に用いる。

2）外関［代用穴］

①外感病(表証、半表半裏証)に用いる。

②皮膚・筋肉疾患：外関＋足臨泣を組み合わせると相乗効果となる。

③陽維脈の主治穴。

④蝦蟆瘟(おたふくかぜ)、睾丸炎の予防として外関＋大敦や足竅陰を組み合わせて用いる。

⑤経絡経筋病：よく書き物をする人は、前腕の手陽明、手少陽経上にだるさを訴える。足太陰経絡経筋と子午関係にある。

f．腕骨

神門と同じように労宮で包むようにして診る。ただ腕骨が後谿(後渓)とつながっている場合があるので、よく診る事が必要である。通常の経穴からいうと後谿(後渓)と腕骨は、大分離れているように書いてあるが、実際は近くてつながって出る場合が多い。

1）主治

①小腸の腑、小腸経を治す。

②後谿(後渓)に似た働きをする。

2）後谿(後渓)［代用穴］

よく使う穴であるが、左右差がよく出る。

①胆経腰痛。

②神門の代用(安神作用による鎮痛)。

③陽気の調整：上焦における熱を漏らす(耳鼻咽喉の疾患や皮膚炎)。

④麻黄湯証に対して多壮灸する事がある。

⑤経絡経筋病：後頚部の強張りに用いる。

g．太白

原穴診では、とりわけ太白、公孫の部位をよく検討して、胃の気の盛衰を診ておかなければならない。これらの穴に極端な左右差があったり、異常に凹凸があるものは、やはり、脾胃に異常が起こっているため、背候診や腹診に異常が出てこなくても非常に重いと診なければならない。

後天の穴である太白等は変化しにくい穴である。変化するものは重くみえても、軽い病である。公孫、太白の穴処の左右差の著しいものは、胃の気の衰亡の可能性が大きい。

その場合、少なくとも気虚のものであれば、公孫、太白以外に足三里にお灸をすえる。湯液では人参や黄耆を加えて胃の気を常に高めておく事が大切とされる。足三里の穴処をよく触れば、肥満患者にも痩せた患者にもはっきり出てくるから、非常に丹念に診るべきである。

それでも、公孫、太白の穴の異常が取れなければ、これは相当重いと診て、早めに精密検査に行くようアドバイスすべきである。自分が処置できなかったら腕のある先生に任すか、検査を受けるように勧めて敢えて治療しないことも大事である。無理に治療して患者を死に至らしめる事があってはそれこそ一大事である。病態の順逆、そして術者の技術の順逆を見極める事ができるのも臨床家として重要である。

1）主治

①脾気虚(脾の弱り)に対し健脾し、脾気を補う。

②脾陽虚に対し、脾気を温補する。足臨泣と組み合わせて用いる事もある。

2）公孫［代用穴］

「公孫」は奇経の衝脈や、経脈が「心」に流注している関係上、心神を安定させ、寛胸をさせる作用がある。どんな疾患を扱う場合でも、四診合参した後に治療するのが前提であるが、心筋梗塞や狭心症の初期・急性期であれば、診察する事ができない。この場合は、まず落ち着いて舌・脈を診て、大きな問題がなければ虚側の公孫穴に処置をする。これで落ち着けば良いが、落ち着かない場合は虚実を厳密に弁証し、虚証が中心であれば足三里穴、陽池穴、三陰交穴等を補い、実証が中心であれば邪気の種類（気滞・瘀血・湿痰等）をかみ分けて刺絡を行うが、刺絡を行う前に陽池穴を補っておく事がポイントになる。陽池穴は心気、心陽を補うのに使う。ちなみに太白と公孫が広がって穴がつながっているようなものは逆証が多い。これは胃の気にかかわって重要な反応を示すという事からいえるのである。

基本を踏まえ、冷静沈着に治療を行えば、心臓疾患や脳疾患ほど鍼灸が有効であるものはない。自然治癒等というが、心筋梗塞や狭心症等の急性期では、危険であり悠長な事をいってはいられない。鍼灸がこのぎりぎりのものを扱う事で、鍼灸医学の本当のすさまじいまでの効力がわかる（ただし腕もなく基本も不充分で、慌てて治療を行えば、確実に患者を死に至らしめる事はいうまでもない）。

h．太衝

肝鬱気滞等の気の動きやすいものでは、特に太衝穴等触診していると、左右の穴の反応が入れ替わったりする事がある。こういう場合は、治療しやすい。原穴の反応の変化が鈍いもの（気が動かないもの）、左右差の大きいものは悪い。穴を触れても変化しないもの、沈んでいるもの、大きいものは病が古く、新しいものは、触って変化しやすく、表在にあり、大きさも小さい。

1）主治

①肝気実・肝血虚の場合に使う（特に肝血虚の場合）。疏肝理気や柔肝に用いる。

2）行間［代用穴］

①清肝瀉火、降気。

i．衝陽

湧泉あたりを押さえておいて穴を診るとわかりやすい。

1）主治

①足陽明の経絡経筋病としての膝痛や頚痛を治す。

②降気作用：衝き上げる陽気や脾胃の内熱が上に衝き上げるもの。頭重感や、急性三叉神経痛の発作時等、急いで症状を止めるとき。標治にも使う。

③胃熱と関係ある上眼瞼、下眼瞼の腫れ、目の充血。

④胃切除等の術後疼痛：左右を比較して刺す。

⑤脾胃の弱りからくる目のかすみに有効。上眼瞼、下眼瞼に腫れを伴うものもある。

2）第二衝陽［代用穴］

衝陽に準ずる。衝陽穴に反応がなく、第二衝陽に反応が出ている場合に用いる。

j．太谿（太渓）

太谿（太渓）の穴が、凹んでいる患者は先天が弱い。極端な内臓の病気はしていないが、パーキンソン病になって手が震える、腰が痛いと訴えている患者を詳しく診ていくと大変な腎虚である事がわかった。反応としては腹診、背候診に反応が顕著に出ている。よく聞くとその患者の兄弟４人とも若死にしている。つまり先天の気が弱い。太谿（太渓）にそれがよく出ていた。先天後天で、太谿（太渓）と公孫は非常に重要であるため、太谿（太渓）と公孫の両方を診る。特に公孫に大きな異常があるときは、治療にかなりの慎重さが必要である。

１）主治

①腎陽虚型に用いる。

２）照海［代用穴］

①陰蹻脈の主治穴。

②腎陰を補う。

k．丘墟

丘墟で股関節の動きがわかる。通常は足臨泣の左右差が極端であれば、反応の出ている側の股関節が悪い。先天性股関節脱臼は、大体足臨泣に反応が出てくる。ほとんど足臨泣で代用する。

１）足臨泣［代用穴］

湿痰と瘀血を取る所。重要な事は、足臨泣穴の筋の前を取るか後ろを取るかである。人によって前に出たり後ろに出たりする。圧痛で判断する。どちらがどう違うのか言葉では伝えにくいが、足臨泣穴の裏から押さえて大腿筋の際に反応が出てくるから、そういう所を診ていく。

l．京骨

１）主治

①足太陽経の経絡経筋病による肩首から上の疾患に対して有効。

２）申脈［代用穴］

①足太陽の経絡経筋病による腰痛。

②衛陽の調整：申脈―後谿（後渓）―（三陰交）で桂枝湯証、後谿（後渓）―申脈（瀉法）で熱を漏らす事ができる。

２．原穴の治療

a．刺鍼術

鍼の基本原則は、気の不通を通じさせる事である。『霊枢』九鍼十二原に“欲以微鍼．通其経脉．調其血氣．営其逆順出入之會．（微鍼をもってその経脈を通じ、その血気を調え、その逆順出入の会を営なましめんと欲す。）”とあるように、鍼を刺すという事は経脈を通じさせるという事で、気の不通を通じさせる事が本義なのである。気の不通の所を通じさせる方法には補瀉があり、とにかく通じさせる事によって陰陽・気血・臓腑・経絡全部を調整する。

したがって鍼の本質というのは、反応のない所にどれだけやっても駄目である。気の不通という反応をよく探さなくてはならない。そのためには次指と労宮を使って、気の異常を察知する。それも「平衡の法則」を意識し、特に左右差のある所を病経として捉える。そういう事を常に考えながら診ていく。ただ漫然と観察しているだけでは意味がない。

よって原穴への刺鍼は、左右の反応を間違えてはいけない。特に気虚証の患者は悪化しやすい。左右の反応がわかりにくいときは、一側より両側を使うほうが危険が少ないが、効果も少ない(背部兪穴でも同様)。また刺鍼技術が未熟なときは、原穴よりも合穴を治療したほうがよい。

それは穴自体が大きいからであり、診察においても同様である。例えば四肢末端の穴より背部兪穴のほうが刺鍼しやすいが、それは穴が大きいためで、穴の虚実や刺入時の正気の虚や邪気も見分けやすいからである。また虚でも実でも合穴の反応が小さくなったり、はじめにあった硬結が緩んできたりする場合、病態は改善されたとみてよい。また第四虚等、陥凹が大きい場合は、深く刺すと気が更に散ってしまう。上手な人は弱っている穴を使わず、他のもっと反応の出ている穴を使う。匹地流では公孫の代わりに足三里等を用いて、特に陰経を陽経に引いて治療する手法(※六十七難にある“陰病行陽. 陽病行陰。”楊玄操は“従陽引陰. 従陰引陽”と記している)を取っている。つまり、治しやすい穴に治療点をもっていく。また灸で対応するのもよい。

b．施灸術

灸治療の場合は、左右両側に施灸する。なぜなら灸は、極めて作用が強く大きな変化を起こすため、片側のみにすると反応が対側に転化しやすい。したがってアンバランスを起こさないようにするには、両方に施灸するほうがよい。

北辰会では、基本的にお灸をすえる場合、大きさは半米粒大から米粒大の大きさで透熱灸を行い、患者の正気の状態や過敏さ等を考慮して大きさや壮数を決めていく。そして患者に左と右の熱さの度合いを聞きながら左右交互にすえていく。かなり慢性化したものや気の動きの悪いものには左右の熱さが平均化するまですえるが、平均化しない場合、三十一壮を目安に止める。

1）施灸の効果判定

①左右の熱さが整いやすいものは、病態が比較的軽度である。

②左右の熱さが、壮数が多くても整いにくいものは、病態は比較的重度で治癒するのに時間がかかる。

③穴に対して異常に熱がる患者は、大体熱証である。

④虚寒型の患者は、お灸が気持ち良く感じるのが特徴である。過去にお灸をした部分が白く抜ける場合もある。

⑤お灸の跡が化膿しやすいか、化膿しにくいか。これは虫に刺されやすいかどうかの意味と同じで、湿熱型の患者は、赤く炎症を起こし膿みやすい。大阪に古くからある打膿灸は、深いところにある湿熱を取ろうとする方法で、そういう意味でがん等に応用できる一つの治療法である。そのお灸をした後の穴がどう変化するか、これも重要な事だと思う。かさぶたができやすい、できにくい等も大事である。お灸の跡がどのように癒えていくのか、あるいは癒えにくいか、そういう事も生体が穴の反応として示しているのである。

⑥傷が癒えた跡が紫黒くなって色素沈着様になったり、すぐケロイドになったりする人は、瘀血体質である。これはお灸に限らずどこに傷を受けてもケロイドになる人は、瘀血が関係していると思える。瘀血がある場合はそのような治り方をする。

第14章　井穴診

Ⅰ．井穴の診断意義

1．井穴

井穴は五兪穴の一つで、全て手の指、または足の指の末端部にある。『霊枢』九鍼十二原にあるように、経脈の流注があたかも水流が始まる源泉に似ているところから「井穴」と呼ばれる。楊上善の説では「井は、古くは泉の湧き出るところを井と呼んだ。……人の血気は四肢に湧き出るので、脈の出る所を井という。」とある※。

十二井穴は経脈の末端に位置し、陰経から陽経へ流れると同時に経脈の流れが細くなり、また次第に大きくなって次の経脈を形成する場所でもある事から、陰から陽を、そして陽から陰をつなぐ「絡」だと考えられる。

これは流注がわかっていないと説明できない。著者は、井穴が表裏関係にある経絡をつなぐ「絡穴」としての役割も果たしている事を重要視している。

『素問』繆刺論では、邪が絡に客《やど》る場合に井穴への取穴が多く、井穴を一つの絡穴と考えると体内の深い所にある邪気にアプローチする事ができると言っている。

※『黄帝内経太素』巻第十一に、次のようにある。

「井者古者以泉源出水之處為井也．掘地得水之後仍以本為名故日井也．人之血氣出於四支．故脉出處以為井也．」

2．井穴診の臨床意義

井穴に反応がある場合には、その井穴がある手指のDIPあるいはPIP関節の動きが悪くなる。その指を流れる経絡に異常がある事を示す。井穴や滎穴等にささくれ・タコ・イボ等ができるのも同じ事である。

臓腑や経絡経筋が悪い場合、どちらの場合も反応は出てくる(裏井穴に反応がある場合もある)。慢性的に病んでいるものは、臓腑の病から経絡経筋を傷めている事が多い。

Ⅱ．井穴の位置と取穴(表14-1)

井穴は、手指、足趾の爪甲の際に位置するが、小指と母趾は二経が流注している。また中趾は、胃経の支配領域として診ていく。

裏井穴は、母趾では二経の反応を診るが、反応が内側に出るか、外側に出るかで、どちらの経絡の反応が中心かを診ていく場合もある。

表14-1　井穴の取穴

			井穴	裏井穴
手	母指	肺経	少商	裏少商
	次指	大腸経	商陽	裏商陽
	中指	心包経	中衝	裏中衝
	薬指	三焦経	関衝	裏関衝
	小指	心経	少衝	裏少衝（裏心小腸）
		小腸経	少沢	
足	母趾	脾経	隠白	裏肝脾
		肝経	大敦	
	次趾	胃経	厲兌	裏第一厲兌
	中趾		第二厲兌	裏第二厲兌
	薬趾	胆経	足竅陰	裏竅陰
	小趾	膀胱経	至陰	裏腎膀胱

Ⅲ．井穴の診察手順

1．手順①　望診

a．手の望診

1）手の形態

手掌の状態では、母指丘と小指丘が盛り上がっているほうが良い。だから大体理想的な手は仏像のような手である。そしてできるだけ指が長いほうが良い。ふっくらとして長いほうが良い。母指球あたりが皺だらけで荒れているものは、大体神経質な人で取り越し苦労性の人が多い。きれいな赤みがふっと浮いているのが良い。白くなったり瘀血様の赤みがあったりするのは良くない。各指を診て左右が均等でなければならない。

2）爪際の赤み

これは鬱血を示している。刺絡をする場合には赤く鬱血している指を狙って行う。こういう井穴を刺絡すれば黒っぽく色の暗い血が自ずと出て効果が高い。こういう鬱血している部位を探し、観察するのも大事である。

b．足の望診

1）足の甲の形態

足の甲の肉が厚いほど良い。甲の薄っぺらいものは良くない。ベタ足というのは甲が薄いのである。足底の問題でいえば、甲の肉が厚いと腎がしっかりしている事が多い。それから重要な事は、公孫のあたりが異様にえぐられるように凹んでいるものは良くない。やはり公孫のあたりは胃の気にかかわる所であるから、ここが豊かにふっくらしていなくてはならない。また、ここは臨床上気をつけなくてはならない部位である。

2）足首の形態

足首の診方として太谿（太渓）周辺の状態は大事である。ここが引き締まっているのは元気である。ここがボテッと膨隆しているもの、ブヨブヨ、ボコボコ、くびれのないものは腎虚の典型である。

3）マムシ型の足趾

足趾の先の形、反り具合を観察する。胃経の第一厲兌、第二厲兌が反っているものは、大体がん体質である。また母趾の形がマムシの頭のような形をしているのも、がんになりやすい傾向がある。

4）母趾

母趾の爪だけが変色したり、運動困難であったりするのは、足太陰経、もしくは足厥陰経の異常を示している事が多く、井穴診をすると圧痛の反応が出る場合も多い。また加えて両母趾関節の柔軟度に左右差が生じてくる。母趾が他の趾に比べて特に小さいというのは、先天的に肝脾に問題がある可能性が高く、いかに治療しても先天的なものに支配されるために、常にその事を意識して調節しておかなければならない。反対に母趾が大きくしっかりしている人は、肝脾が丈夫で馬力がある。

①外反母趾

外反母趾は脾経が悪い人に多い。外反母趾は女性に起こりやすいが、甘い物の摂り過ぎや肝と脾のバランスが崩れたため（肝脾不和）に脾を傷めて母趾が反ってくる事が多い。女性によく起こる外反母趾が形成される理由として、ハイヒールの先が当たるからという説明をよく聞くが、実際は当たっても骨が変形する人としない人がいる。形成外科等では骨を削って治療するようだが、東洋医学的にみれば、足太陰経が弱り相対的に足厥陰経が強くなって、引っ張られたために起こる現象である。甘いものが好きな女性に多くみられる現象で、足太陰経を治さない限りいくら骨を削ってもまた出てくる。ひどい人は母趾が次趾の上にかかる位曲がってしまうが、治療では足太陰経を治しつつ、足太陰経と足厥陰経のバランスを取らなければならない。

5）次趾

次趾にささくれができたり、水疱、瘭疽ができたりするのは、足の陽明に異常があった事を示す。

6）中趾

①第二趾（次趾）・第三趾（中趾）

足の第二趾・第三趾が動かしにくい、関節が硬い、もしくは極端に緩んでいる場合は、足の陽明に異常がある。

足陽明経筋は足の第二・第三・第四趾から起こり、衝陽穴で結ばれる。

よって衝陽穴は、足太陰・足陽明・足少陽の三経がかかわっていて、この一穴により三経を同時に動かす事ができる。北辰会では足の第三趾の井・滎穴に当たる所を第二厲兌穴・第二内庭穴として臨床に運用している。ここは吉田流の穴処でもあり、元来は穴はないが、実際は非常に効果がある。またここは足少陽の経気もかかわってくるために、上手に鍼をすると肝・胆・脾・胃の臓腑経絡を同時に治療する事ができる。

2．手順② 指をつまむ

他の関節に比べて特定の指の関節だけが動きにくい場合は、その経絡に異常がある事が多く、井穴に反応が出る。臓腑が悪い場合や経絡経筋が悪い場合、どちらの場合も反応は出てくる。慢性的に病んでいるものは、臓腑から経絡経筋を傷めている事が多い。

a．手の井穴診（図14-1）

北辰会の行う井穴診は第二節（**図14-5**）、もしくは第三節（**図14-6**）を指でつまみ、圧痛を診るが、臨床的にも第一節よりも第二節・第三節によく反応が出る。

b．足の井穴診（図14-2）

足の場合は趾間が狭いため、つまみにくい（**図14-7**）。その場合は**図14-8**のように、縦につまんで圧痛を診る。左右上下に関節を動かし、動きが鈍い部分も考慮し、診断の目安とする。

c．裏井穴（図14-3、図14-4）

手足の裏井穴は、該当する位置の穴を原穴診の要領で診る。穴が小さいので指頭で診る。

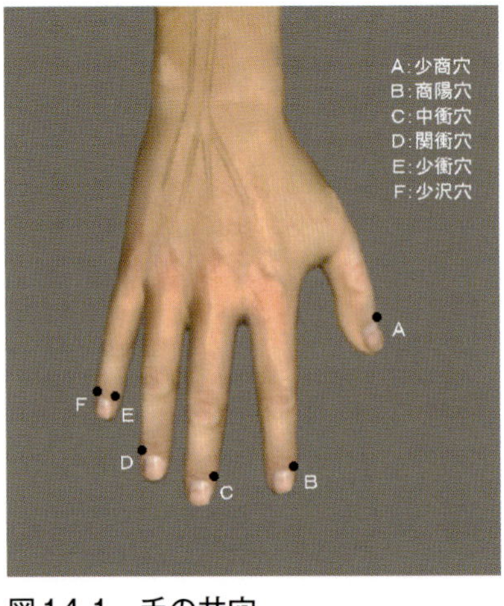

図14-1 手の井穴

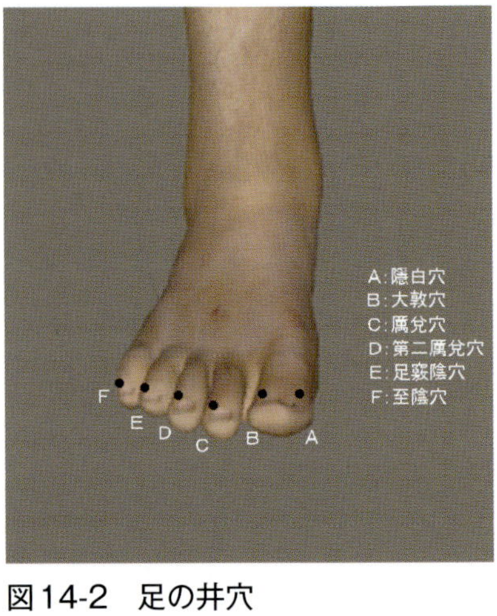

図14-2 足の井穴

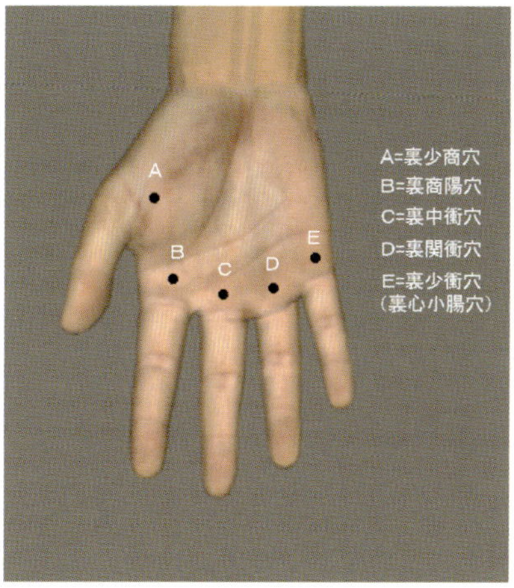

図14-3　手の裏井穴

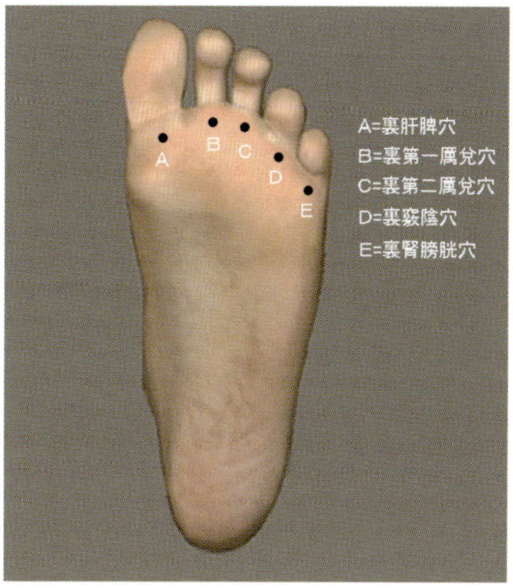

図14-4　足の裏井穴

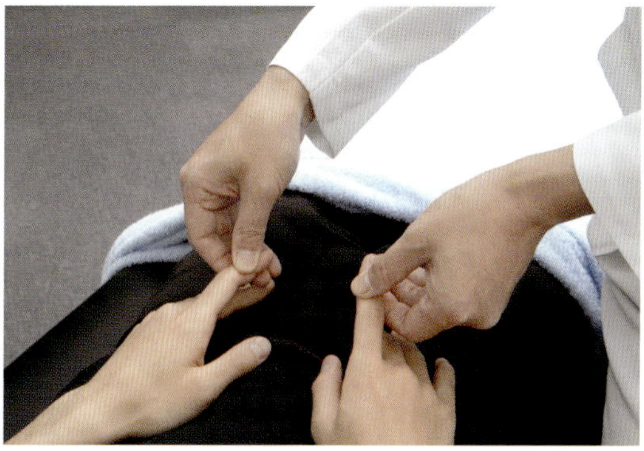

図14-5　手・第二節で診る井穴診

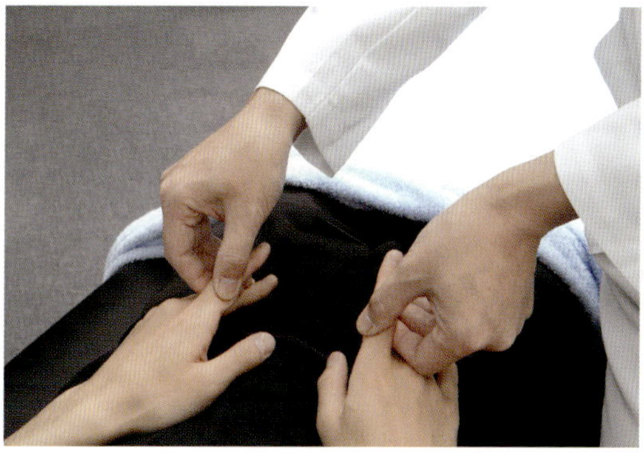

図14-6　手・第三節で診る井穴診

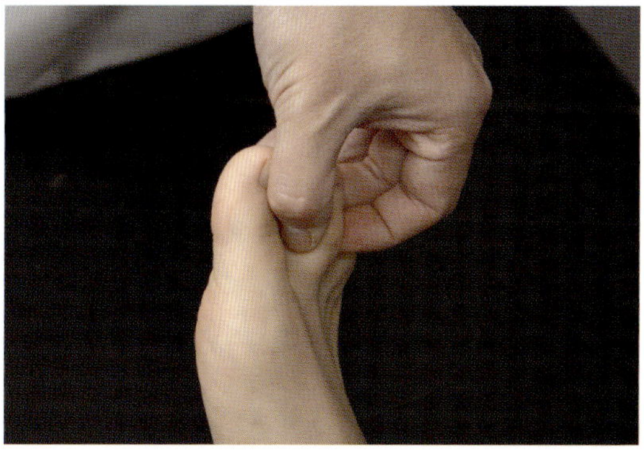

図14-7　足の場合は趾間が狭いため、つまみにくい

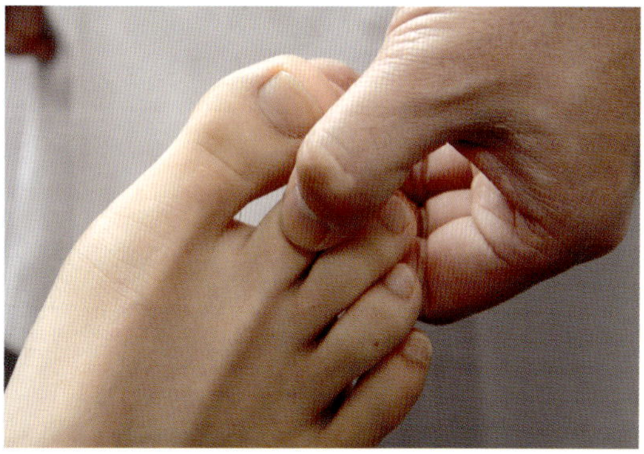

図14-8　足・縦につまんだ場合の井穴診

Ⅳ. 井穴の主治と治療

井穴・裏井穴(表14-2)、湧泉穴の主治と治療について述べていく。

表14-2　井穴・裏井穴

			井穴	裏井穴
手	母指	肺経	少商	裏少商
	次指	大腸経	商陽	裏商陽
	中指	心包経	中衝	裏中衝
	薬指	三焦経	関衝	裏関衝
	小指	心経	少衝	裏少衝
		小腸経	少沢	(裏心小腸)
足	母趾	脾経	隠白	裏肝脾
		肝経	大敦	
	次趾	胃経	厲兌	裏第一厲兌
	中趾		第二厲兌	裏第二厲兌
	薬趾	胆経	足竅陰	裏竅陰
	小趾	膀胱経	至陰	裏腎膀胱

1．湧泉穴

諸々の井穴は指(趾)の尖端にあるが、足少陰の井穴だけは足底にある。腎経の井穴は本来小指の内側の内至陰穴だとは考えられるが、あえて湧泉穴の場所を井穴にしている事は非常に重要な意味がある。穴の名前も「泉が湧く」というように、この穴には腎精が深く関係していて、生命力を大きく動かすのである。臨床的にも厥状態に対して、湧泉穴に鍼をして戻すのはこのためである。

著者は、厥状態に対する穴処として、百会、湧泉、人中、神闕(臍)、命門、足三里等を用いる。それぞれ、厥の状態によって、陽気をたてる場合もあれば、陽気を逆に瀉して心包の邪を抜く等対処法が異なるが、いずれにしても生命が緊急を要する場面にさらされたとき、このような穴を用いて驚くほどの効果を上げる事ができる。

2．手の井穴

a．少商(図14-1のA)

1）主治

①清熱：肺熱に使用。漢方では、麻杏甘石湯。風熱の場合は刺絡を行う。熱痰を取る。

②熄風醒神：実証に応用する。

③「鬼哭の灸」を施す事で、魄気を安定させ、精神を安定させる。

b．商陽(図14-1のB)

1）主治

①表の熱を清す：商陽＋関衝＋少沢を刺絡、または古代鍼(銀)で瀉法すると良い。

②手太陰、手陽明および肺・大腸の清熱。

①②より、麦粒腫や上焦に熱がこもった病証に対して有効。

c．中衝（図14-1のC）

1）主治

心包の熱を清す：心痛・心筋梗塞の実証の軽度のもの（初期）に有効。実型で初期のものには少衝＋中衝を刺絡すると良い。

d．関衝（図14-1のD）

1）主治

①疏散風熱：外感風熱による喉の痛みや耳痛に有効。関衝＋商陽＋（少沢）＋（百会）を用いる。

e．少衝（図14-1のE）

1）主治

①心・小腸の清熱作用：舌尖部の荒れや口内炎に有効。更に、気滞と湿痰が喉に停滞して起こる梅核気に対しても効あり。

f．少沢（図14-1のF）

1）主治

①表の熱を清す：商陽＋関衝＋少沢を用いて清熱する事で表熱による咽痛を治す。

②乳汁不行を治す：肝鬱気滞タイプに対して有効。

g．少衝、少沢

1）主治

風熱の外邪による外耳炎は、少沢、少衝より刺絡する。悪いほうの耳に手を当てると熱感がある。子どもの場合、上腹部（心下、脾募）を打鍼する。

3．足の井穴

a．隠白（図14-2のA）

1）主治

①脾不統血による崩漏等の場合には、脊中の圧痛も確認する。隠白を刺絡するか、あるいは、治療応用としては、脊中、両脾兪に灸をし、隠白の左右差を整える。

②脾・肝からくる急性腹症を治す。

※甘いもの、餅菓子の摂り過ぎで脾の臓を傷めて大都・隠白が腫れたり、膝が腫れ痛んだりする事がある。この場合、甘い物、餅米製品を控えさせて、中脘穴で治療する。

b．大敦（図14-2のB）

1）主治

①降気作用；肝気を引き下げる。

②清肝火：肝火による内臓出血や、睾丸炎を治す。
③清肝熄風：肝風内動からのひきつけや痙攣。

c．厲兌（裏第一・第二厲兌）（図14-2のC）

1）主治
①頑固な脾胃の病を治す。
②脾胃の清熱。

d．足竅陰（図14-2のD）

1）主治
胆経の経気を疏通させる：胆経腰痛のうち気の偏在が下にあり、軽度のものに用いる。

e．至陰（図14-2のE）

1）主治
①膀胱経の経気を疏通させる：足太陽経の変動による鼻閉に対して至陰穴に灸をする。
②命門の火を高める：命門の火が衰えている事による難産や逆子の場合に多壮灸する。

4．手の裏井穴

a．裏少商（図14-3のA）

母指球の魚際の内方側に取る。母指を曲げて指先の爪甲の中央が垂直におりる結点に取る。

1）主治
手の太陰経の頑固な疾患、あるいは急性のものに使う。

b．裏少衝（裏心小腸）（図14-3のE）

手掌第五指付け根中央部。

1）主治
安神作用：後谿（後渓）と似た作用。太衝とつなぐと、心肝同源で疏肝作用が強くなる。

5．足の裏井穴

a．裏肝脾（第一趾）（図14-4のA）

足の第一趾の裏井穴として、北辰会では裏肝脾穴を設けている。第一趾内側は脾経、外側は肝経が流注しており、足底ではここで足厥陰経と足太陰経が交わる。足背では足の第一趾・第一関節の三毛で二経が交わる。いずれにしてもこのあたりは、足厥陰経・足太陰経・足陽明経の流れの集まる所で非常に重要である。よって、第一趾が先天的に極端に小さい人は「肝脾（特に脾）が弱い」と診る。ちなみに東京国立博物館にある鍼灸銅人模型では、三毛の所が大敦穴になっている。

裏肝脾穴は、重症を治療する場合によく使用する。ここは激しく気を動かすため、正気の弱った者には使ってはならない。また使用する鍼は短鍼の二番くらいで、置鍼をすると非常に面白い効果が出る。

1）主治

足厥陰肝経と足太陰脾経の経気を疏通させる：肝と脾がかかわる急性腹痛や慢性の頑固な疾患に用いる。

b．裏第一厲兌（第二趾）（図14-4のB）

1）主治

①導滞：例えば飲食過多による腹痛食傷（食あたり）等に用いる。

②中焦（脾胃）の陽気を高める：脾の陽虚による下痢や嘔吐を治す。

③清熱作用

c．裏第二厲兌（第三趾）（図14-4のC）

「裏第一厲兌」と同属と見なしている。裏第一厲兌穴、裏第二厲兌穴の反応の出ているほうを選穴する。

d．裏竅陰（第四趾）（図14-4のD）

1）主治

慢性的な肝鬱の場合、多壮灸を行い、疏肝解鬱させる。

e．裏腎膀胱（第五趾）（図14-4のE）

1）主治

膀胱経と腎経の頑固な病、かなりの久病、もしくは急性病を治す。多壮灸し左右差を整えるとよい。

6．十井穴刺絡

刺絡は、細絡を中心に血を漏らす場合や、井穴、肩井からというのが代表的なものである。

例えば陽明気分証で、よく子どもが鼻血を出すが、このような場合は熱を外に漏らすように治療する。また「厥」には大きく分ければ寒厥と熱厥があるが、熱厥で手足が冷えて、冷えのぼせのようになるのは、ほとんどが陽明気分証であるから、これも熱を外に漏らすように治療する。

a．刺絡による出血のポイント

1）色が黒っぽく粘る血が出る場合は、実熱である。逆に色の薄い、サラッとしたきれいな血が出る場合は、刺絡の適応ではない証である事を示している。そういう場合は直ちに揉んで血を止めなくてはならない。証を間違えたのである。

2）刺絡する場合、言うまでもないが血友病等には絶対施術してはならない。白血病等は完全に不適応症である。

3）一般に弁証論治して、刺絡が適応と判断した場合、その細絡、あるいは井穴、肩井、こういった所に鍼をして出てくる血の状態によって、穴による気血の停滞度が判断できる。

4）刺絡したら、自然に血が出るが、そのまま出血が止まるまで待つ。瘀血によって粘稠質で出にくい場合は、吸角をあてがう程度までなら良いが、吸引器等で無理矢理出血させるような事は絶対にやってはいけない。吸角を使う場合も、血液の色が鮮やかになってきたり、粘稠性がなくなってきた場合は、すぐに止める事が大事である。つまり出血が多すぎると、かえって体に負担をかけすぎる事になり、正気を傷つけてしまうからである。

5）細絡だからといって、何度も刺絡してもあまり出ない場合は、それ以上はやってはいけない。しかしベテランになると、浅い所に３～４回やっても全然出なかったのが、少し深めにあるポイントを狙って刺鍼すると一気に出てくる場合がある。キャリアを積んで上達してくると、穴の色や血管の浮き具合、怒張具合等からそのポイントがみえてくる。初心者、中級者が下手にやると組織を傷つけたり、正気を損なったりする事になる。それがわかるには相当の経験が必要である。

第15章　尺膚診

Ⅰ．尺膚診の診断意義

概論で述べたように、尺膚診は『素問』脈要精微論や『霊枢』論疾診尺に基本的な内容が記載されている。

この尺膚診を臨床に取り入れ、また弁証論治に位置づける事ができたのは北辰会が最初であると思われる。

また実践を通じて、『素問』『霊枢』にいう尺膚診の意義として、空間的気の偏在から、人体の縮図が尺膚に表れている事を発見した。

漢文や言語学に捉われる事なく臨床のなかでの認識眼、観察眼が尺膚診を編み出したのであり、まさしくこれは「実践から理論へ」のプロセスによるものなのである。

尺膚診は、空間的気の偏在を診ていく（空間診）一つの方法として位置づけている。

尺膚のなかに人体全部の空間、人体の縮図が全て顕在していると判断しており、そういう事から尺膚診は体表観察のなかでは大きな意味をもってくる。

また、臓腑経絡の弁証を踏まえたうえで空間的に大きく捉えると、治療の幅も広がってくる。

更に内臓の病気に尺膚診を応用でき、運動器系疾患の応用として、例えば膝痛、腰痛、頸肩腕痛等、特に腰を治療してから肩が痛くなったという症状には、この空間診で診ていくとなぜそうなったのかがみえてくる。

尺膚診の運用がわかれば、選穴としても、どのあたりに鍼を施せば一番有利かという事がわかる。

例えば募穴を使うべきか、兪穴を使うべきか、手足に取るべきか等、穴を絞りやすい。そういう点で診断はもとより治療学的にも使える。

尺膚診において、気の偏在部位を診る場合に、尺膚の冷感に注目するが、この冷感は、正気の弱りを意味する場合が多い。

ただ、その冷感が一体何を意味するのかという事、例えば全体的で空間的な気の歪みなのか、その部分の臓腑と関連するのか、あるいはその部分の経絡の反応なのか等を頭に置いて、尺膚診を実践していく。

更に現在では、内傷病の重篤なものに、尺膚診に基づく空間弁証が成果をみせつつある。

ちなみに空間論については、拙著『鍼灸治療　上下左右前後の法則』を参照のこと。

Ⅱ．尺膚診の範囲（図15-1、図15-2）

前腕における尺膚診の範囲は、指先から肘までを全身に対応させる。

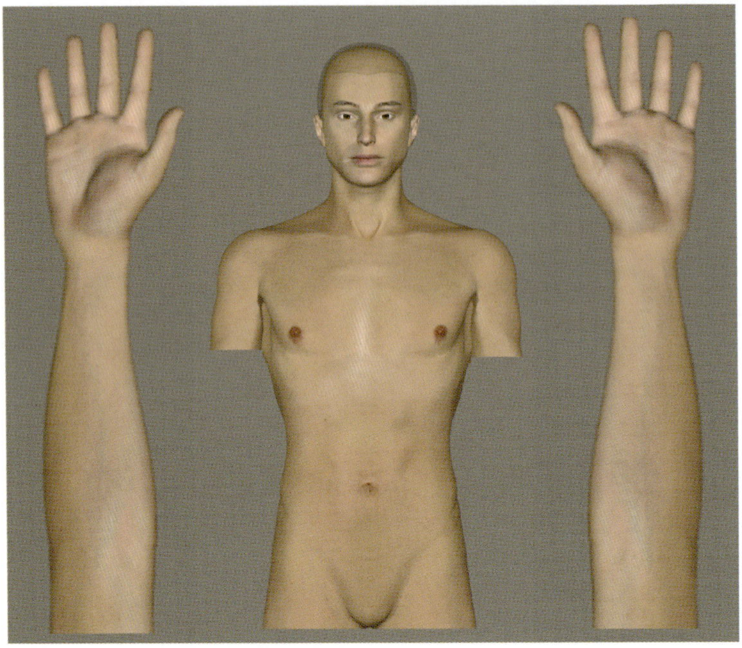

図15-1　前腕と全身の相関図（表）

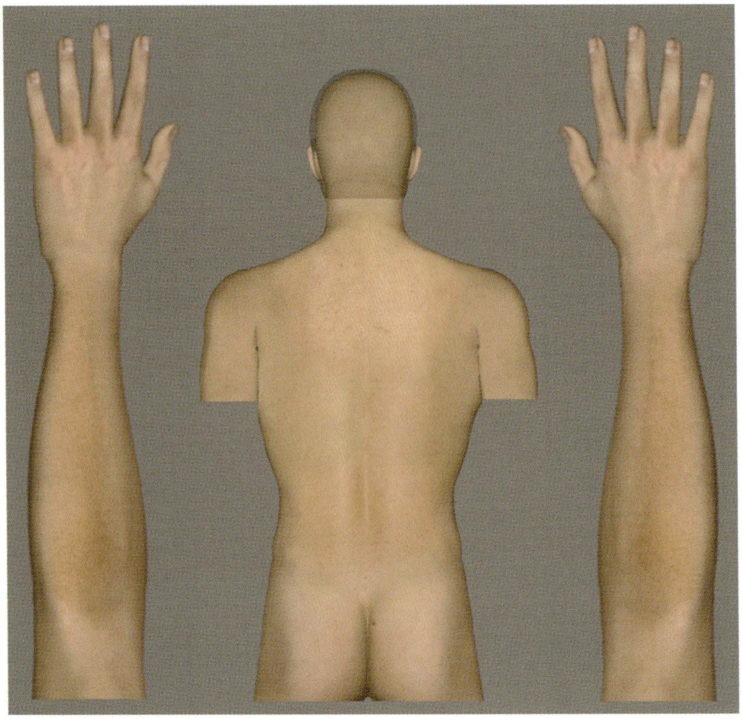

図15-2　前腕と全身の相関図（裏）

Ⅲ．診察手順

1．診察部位

上肢指先から肘までの全ての面。

2．診察方法

尺膚の場合は、労宮を中心として、前腕の全ての面をスキャナーのようにスライドさせて診ていく(フェザータッチを中心とした背候診、原穴診、腹診の診方をマスターしていないと難しい)。

皮膚のざらざら感、すべすべ感、滑らかさ、熱感・冷感、発汗、緊張を診て、それぞれの所見を、その他の体表観察と照らし合わせて総合判断し、気の偏りを決定する。

a．皮膚のざらざら感、すべすべ感、滑らかさ

すべすべ感や滑らかさがあるのは、その部分の皮膚肌肉の気血がうまく巡っている事を示し、ざらざら感はその逆である。あるいは風邪を起こしている。

皮膚、筋肉がある程度の盛り上がり弾力があるのは良い事であるが、弾力がなく痩せていたりするのは良くない。

b．熱感・冷感

体表観察、手掌の感覚を良くして体表に接触する。特に労宮でもって触診すると熱感・冷感が非常にわかりやすい。

冷感は気の停滞を示す場合と正気の弱りを示す場合があるが、熱感は熱と診てほぼ間違いない。

労宮での診方は、短時間で診る事である。体表に触診した感じが冷えで、しばらくすると奥から熱感、冷感がくる場合は沈んでいる場合である。そのときはさっと診てから5分程置いて、もう1回診ると、大体浮いてくる。手を触れるだけで浮くように変わってくる。浮かすような手になる事が大事である。

奥に冷たいものがある場合や、しこり、緊張、硬結等がある裏邪は、初心者の場合は浅い所も深い所も丁寧に診る。進歩してくると、表面の状態だけで奥の状態もわかるようになる。

表面の衛気部分の触診状態で、営気の部分もわかるような術が上級レベルである。それが浅い所と深い所とどういう関係かは、鍼を刺して研究する必要がある。

c．発汗

穴における発汗(自汗)は、大体その部位に正気の弱りがあると診てよい。

d．緊張

労宮で診にくいときは、示指を使って緊張状態(初心者の場合は圧痛、緊張)を探る。虚実の判別は、労宮での診方ではわからない。

虚実を知りたければ、皮毛、浅い所の「緊張・弛緩」それから「発汗の有無」で判断する。触ればわかるのである。

第16章　衛気診

Ⅰ．衛気診の方法

衛気診は手掌を体表にかざして行う方法で、背候診、腹診のいずれにも使えるが、特に原穴診によく使われる。まず体表上３㎝～５㎝位離して、労宮をかざす。

衛気診として労宮をかざして虚側を窺う場合は、ちょうど水が高い所から低い所に流れるように、虚ろな部分に気が流れてくる。つまり手をかざすと、その虚ろな部分に気が取られていくような感覚が起こる。体の弱い術者が患者に手当を施せば、逆に患者を悪くしていく事もある。これは患者の正気を取ってしまうからである。そのように衛気は反応する。これは簡単に気の交流等というものではなく、深い意味があるが、ここではとりあえずプラスマイナスの関係であると認識しておいてもらいたい。

術者は、ある程度健康であれば、虚のほうにかざすと、気が取られるから術者の側がひんやりと感じる。ところが反対に実の側は反抗してくる。

このような感覚は、訓練すれば誰にでもわかるようになる。こういう感覚で診ていくと、衛気診というのはその穴が虚か実かというような事を教えてくれる、非常に有効な手法である。

特に虚の穴を診るとき、自汗している穴を診ていくが、もともと汗かき症の人は、左右ともに、あるいは全体に発汗しているので判断しにくい。またこの衛気診をする事で、虚実がある程度わかるという利点もあるが、この方法が全てではないので、誤解しないでもらいたい。その他の多面的観察もしながら判断する事が大事である。

何度も言うように、左右両方とも発汗している場合や、全体が冷えていたり、あるいは逆に高熱が出て全身が熱い場合は虚実を判断しにくいので、そういうときに、体表から手掌（労宮穴）を少し離して探っていくと、ひんやりした部分と熱感の部分がわかるので判断しやすい。

稀に指先の敏感な人は、それで触れるだけで感じる事もできる。著者は両方の方法で感じる事ができるが、多くの患者さんを診る場合は、どちらかというと労宮を使うほうが便利である。

衛気診は、原穴や背部兪穴等いろいろなところに使われるが、穴の大きいあるいは大事な穴が連続してある所に手をかざすと、その部分にある種の感覚を得る。衛気診による寒熱の判別は非常にわかりやすい。

発汗と発熱によって穴の左右差が平均化していてわかりにくくても、この方法では、穴の左右差がはっきりわかり、臨床に応用しやすい。ちなみに、ここでいう寒熱は手をかざしたときに感じる冷感と熱感であって、弁証による寒熱ではない。

体表観察の今後の展開

Ⅰ．体表観察の心がけ

まず体表観察をする場合の心がけというものがある。一言で言うと、体表観察の根源は、人と人の生命の呼応という共鳴の世界である。

全くの素人でも、例えば親子であれば、子どもが「痛い、痛い」と訴えれば、親が「どこが痛いの？」と触ってみる。その姿勢がまず大事である。そのような気持ちがあれば謙虚さよりも、まず優しさが出てくる。その優しさのなかでの客観性が必要となってくる。

そうした温かい気持ちで診ていると、体表のほうから教えてくれるという感じになってくる。そのようななかで客観性を追究する事が大切なのである。

この客観性は、主観が前提になくてはならない。その主観というのは何か、それは優しさである。「どこが悪いの？　どうしたら楽になるの？」という相手をいたわる気持ちのなかで触っているうちに、だんだんと治療する手の加減ができてくる。

手技の加減には前提がなくてはならない。「どこがつらいの？　どんな調子？」という気づかう気持ちを前提にして客観性に至ること、つまりそれが生命の共鳴という事である。

Ⅱ．実践は進歩する

2012年時点での体表観察は、それ以前と比べればかなり発展している。本書にはその最新の内容をまとめてある。

21歳で開業したばかりの著者は最初圧痛ばかり診てきた。人間の認識とはそのような単純で浅いものから始まるものである。ところが認識が少しずつ進むにつれて、圧痛でも病によって現れる場合と現れない場合がある事に気が付いたのである。

圧痛から展開されてきたのだが、今や労宮と次指の先端部分を使って、細かい体表観察が瞬時にできるようになってきている。非常に重要な事は、治療における実践は常に進歩するという事である。

Ⅲ．体表観察の位置づけ

体表観察は臓腑経絡の状況を中心とし、その他、いろいろな事を知るのには便利である。しかし体表観察が中医学の八綱弁証とどうかかわっているのかという問題がある。体表観察には非常に個人差がある。

例えば体質の問題、つまり素体として陰虚体質、血虚体質、気虚体質等によって体表の反応は皆違う。そのなかに共通性を求めれば、虚の穴の表現であれば、「第一の虚」「第二の虚」「第三の虚」等、それから実の穴の状態にシンボライズされて、分類される。

そのなかには当然の事ながら、生まれつき皮膚の厚い人もいるし、潤いのない人、乾燥した人等がいる。つまりいろいろな皮膚の状態がある。

いわゆる陰虚、血虚、気虚体質のほかに、皮膚自体の個性がある。その個性のなかに、第一の虚、第二の虚、第三の虚がどのような感覚で出てくるかという問題である。それらは、たくさんの患者を経験するしかないとしか、言いようがない。我々は、おおよそこんな感じだというように、シンボライズされた世界を展開しているに過ぎないという事になる。

穴の凹凸の問題、背候診一つ診るにしても、体質の問題(陰虚体質、血虚体質、気虚体質等)、皮膚それ自体の個性の問題があり、そういうものを一つひとつ診ていくと、穴としてどれが本当の病体を現すのか、あるいはその穴が健康な状態を示す反応なのか、曖昧になってくるのも事実である。

そういった事も踏まえて体表観察をしなくてはならないという非常に厳しい状況を意識する必要もある。しかしそのような事ばかりを考えていると、先に進めなくなるから、著者はまず共鳴の世界にいきなさいとしている。

優しい気持ちで対応していると、そこに一定の感覚が成立し、直観というものが出てくる。それにある程度頼って良いという事がいえると思う。そのなかで、体表観察を重視していくという事が前提になるのではないかと思う。

Ⅳ. 体表観察の深み

労宮による寒熱の状態を探る場合、特に悪性腫瘍等では、どのような位置にがんがあるか、体幹部をずっと手で触れていくと、ちょうどスキャナーのように予測することができる。

例えば肺がんの場合、がんが右側肺部に在る場合、右前胸部を触っていくと、ある部分だけひんやりとする。それから右横(右脇)にも出ている。

前(胸部)と後ろ(背部)のどちらに冷えが片寄っているかを診る事によって、そのがんの位置の決定とともに、手前のほうに傾いているか、後ろに傾いているかという事も大体わかる。

実はそういう事がきちんとできるようになると、空間的な気の偏在を整える事によって、がんをある程度抑制してしまう事も可能になってくる。

体表観察は奥が深く、なかなか一言で言い尽せないが、大切なのは穴を正確に取るという事。これは原穴診でもその他でも、正確に穴を取っていなければ、こういう反応はわかりにくい。特に背候診というのは、臓腑経絡弁証において非常に重要な意味をもち、とりわけ原穴診に比べれば、臓腑弁証のほうに力点がおかれている。原穴診はそれに準じる。

次に患者さんに対するアプローチの方法であるが、まず仰臥位になってもらって、リラックスできるように工夫し、そこから始める。触り方も繰り返して言うが、がさつな触り方は絶対しない事、丁寧に優しく誠意をもった手で触れる。そういう意識で探究していく事を覚えてもらいたい。

今すぐにはできなくても、目的意識をもって実践していく事で、間違いなく体表観察の技術は上達していくであろう。

Ⅴ. 原穴診・背候診・夢分流腹診の関係

原穴診と背候診は、ほぼ同一の原理、原則による思想によって診断されているが、腹診は、夢分流腹診を取り上げているので、原穴診、背候診と同一のレベルでの診断になり得ない事を充分に理解しておく必要がある。

例えば、胃土に邪があるという事は胃の腑の実という事ではない。北辰会の行う多面的な観察のなかでは、胃の腑の実という事であれば、足の陽明胃経の原穴の衝陽、または足の太陰脾経の太白、それから背部兪穴の脾兪、胃兪の実と一致していなければならない。

ところが必ずしも一致していない。むしろ反対の場合が多い。夢分流におけるいわゆる邪は、健康な皮膚の状態で正気があるが一定の緊張状態にあるもののみならず、皮膚表面が弛緩して虚していても、深い所に緊張があるものも全て邪として捉えている。それ故胃土に邪があるからといって、原穴診、背候診でも実の反応とは限らず、虚の反応の場合もある。

とりあえず、胃土に邪があるという事は、浅い部分であろうと深い部分であろうと、一定の緊張がある事を示している。それ故に、その事が直接臓腑の虚実にはつながらない。

夢分流腹診では、胃土の表面が弛緩して、発汗し、深在に緊張があれば、これを邪と捉える。他の部分、臍下丹田等に比べて胃土が冷たいという事になれば冷えという事で、気の停滞と捉える。

また夢分流腹診では、腹部で相対的にどこかに緊張が出ていれば、それを邪とする。原穴診、背候診でいうところの虚・実とは相関性が薄く、腹部全体のなかで、その緊張を平均化する事を夢分流では重視している。

Ⅵ. 体表観察の予後診断学

体表観察で、穴の広がりがわかるかわからないかが、病気の進展予測(予後の判断)に結びつく。

肺がんの例でいえば、特に左側にがんがある場合、左側の肩甲骨の内側に異常に発汗がみられる。特に風門から肺兪、魄戸、膏肓のあたりまで、異常な発汗がある。これに何らかの処置をする。

例えば古代鍼(鍉鍼の類)を施し発汗が止まれば、咳込んだり、呼吸困難があった場合は、これらの症状が落ちついてくる。こういう穴の広がりをよく認識し、穴の広がりが大きいものが小さい方向に向かえば、これは順証である。良い方向に向かい出した事を示す。これが逆にだんだんと左ばかりでなく右のほうにまで移って全体的に大きく発汗が広がって、穴のどこを触っても平らになってくると、穴の反応というよりも穴が抜けたと診る。

穴が抜けたという表現は、病的な場合には必ず穴が立体的に確認できるが、その穴が他の穴とつながって平らになって、なくなっていく状態を指す。抜けていく、これは非常に危ない状況にあるという事を示している。

体表観察でも、肝臓がんの場合は、肝兪や脾兪、特に脾兪の状態でレベルがわかるが、その脾兪に灸を施すと、患者が自覚する左右の熱さが全然違う。

ところが非常に興味深い事に、これを裏肝脾とか、第一厲兌、第二厲兌にお灸をすると熱さの左右差が出ない。元来、臓腑と経絡は幹と枝葉の関係で、臓腑の異常が経絡に現れるものであるが、この場合、臓腑を患っても経絡が麻痺しているのである。

しかし治療が良好な方向にいけば、経絡のほうに左右差が出てくる。これもやはり順逆の見方なのである。これは北辰会が営々と築き上げてきた、いわば「体表観察学」としての見解である。

がんは基本的に「熱」であり「火」であるともいう。中医学では火毒という表現もする。

北辰会の研究でも、がんは、気滞・湿淡・瘀血・邪熱が錯綜して形成されるものという見解を出しており（詳しくは拙著『鍼灸医学における実践から理論へ（Ⅳ）』（たにぐち書店刊）を参照のこと）、そのなかでも進行に関しては邪熱が大きく関係すると思われる。

そこでお灸というのは、元来陽気であり熱である。したがって、熱のある所に熱をもっていくと反発するわけである。例えば、がんにもよるが、顕著に熱の反応のある穴処にお灸を施すと、必ず猛烈に熱くならなければならない。

逆にいえば、熱の反応の少ない所にはいくらお灸をしても熱く感じないという事である。おそらく鍼でも同じ事である。こういう事も覚えておいてもらいたい。これも体表観察の一種である。必ずその場合の、ひどい部位の関連する兪穴ないしは、第一行とか第三行とかに反応が出る。

かつて第一行というのを非常に重視していたのだが、結果的には熱と関連があるという見解に至っている。この第一行に反応があれば、そこにお灸をする事で猛烈に熱いか熱くないかを確認して、それによって内熱の度合い等がある程度わかるのである。

その場合には、最低七壮以上、多ければ三十一壮まで施す。直接灸は猛烈に熱いが、肝臓がん等で脾兪の第一行に反応があれば二十五壮位お灸をすえると、これが熱をどんどん取っていく（熱でもって邪熱を清す）。

熱が熱と反発するために、患者が猛烈な熱さを感じてくる。逆にいえば、灸をすえて熱くない所にいくら治療しても治らないという現実がある。この事は著者も過去に何度も経験している。最近は灸による清熱は行わず、鍼による清熱解毒法を行っている。

お灸についての注意点は、同じ穴処を繰り返し使い過ぎない事である。適度に穴を代えるという事が必要である。

鍼でも太い鍼を使う場合と同じ事で、同じ穴処に繰り返して施すと、穴がつぶれて効果を得る事ができなくなるだけではなく、正気を傷る場合もあるので、神門穴であれば後谿（後渓）を代用する等、効能が似ている穴処を代用穴として使用する。代用穴がわからない場合は、少し穴をずらして使うのも一つの方法である。

師弟問答

Ⅰ．穴は表在を中心に診る

弟子Ａ／問：深部の邪を診る場合、本来、体表から察知できれば良いのですが、初心者であればまだ手の感覚が鍛えられていないのでわかりにくいと思うのです。どのように工夫すればよろしいでしょうか。

蓮　風／答：そうですね。大きい穴、合谷の場合、手掌の下から押し上げて、穴の浅い所から深い所へジワジワと診ていきます。そして次にかなり深い所までを診ていきます。

弟子Ａ／問：その合谷のように大きな穴の場合は、上と下とで押さえたら、厚みがあると思うのですが、その厚みである程度虚実を判断して良いのでしょうか。押さえた場合に限っての事ですが……。

蓮　風／答：まあ、それはそれで良いと思います。ただ厚みの出ない穴もあるから、それが難しいのですが。穴は極めて浅い所に反応が出てきますから、浅い所を診て、そしてわかりにくければ少し深い所を診る。更にどうしても深い部分を診るのであれば、骨の際を診ます。

　例えば太白であれば、なかに実邪として硬結が存在する場合があります。しかし虚がひどければ、実邪の硬結はそれほど出ない。

　それから三陰交等は結構深い穴ですが、これも浅い所を中心に診る。しかしはっきり穴の判断ができない場合は、親指を使って少し深めに触ります。両方の三陰交を親指で圧迫し、反応として片側の三陰交に圧痛がないかどうかを確認します。この診方もやはり骨の際を診ているわけです。三陰交の骨の際に硬結が出てきます。これが実邪です。つまり、場所によって穴に対するアプローチが違う事を知ってもらいたいという事です。

　だから一律に診方が決まっているのではなく、その経穴の場所によって、あるいは体の状況によって、少し工夫して診なくてはなりません。ある程度わかるまではやはり時間を要するものです。しかし、いつも目的意識をもって体表に触れていると穴の表情が見えてきたり、診るための工夫が新たに生まれてきたりするものです。

弟子Ｂ／問：初心者に教える場合に、軽く触ってわかるようになるのが理想なのは理解できるのですが、あえて深い所の状態を知ってもらう事で、浅い所に触れるコツを覚えてもらうという方法を考えたのですが……。

蓮　風／答：その考え方も大事ですが、その事を中心にやると、今度は浅く診る癖がなくなってしまう恐れがあるのです。だからあくまでも浅い所で診る事を教えながら、どうしても分からない場合は深い所を……という具合にしないと、浅い所を診る意識が希薄になって、浅い所の体表観察が粗雑になり、結局何を基準においたらよいのか見失ってしまう恐れがあるのです。

それは非常に危険ですから、気をつけて教えて下さい。

あくまでも浅い所と深い所の両面が大事で、とりわけ浅い所が大事です。

弟子Ｂ／問：では、初心者に浅い所での反応を教えるのに、はっきりした寒熱があれば、わかりやすいと思いますが、そのような所をまずわかるかどうか教えていってよろしいでしょうか。

蓮　風／答：初心者にはできるだけ左右差のはっきりした所を教えたらよいと思います。はっきりわかる寒熱という事は、穴の左右差が顕著にでている部分ですね。そういう部分をまず教えてください。

弟子Ｃ／問：実際に太白穴で瀉法をしたい場合に、表在部で実邪を探すのはわかるのですが、表在部に実邪が診られず、深部の実邪を狙っていくという事になると、鍼を刺入して深在部の実邪に当てたときの自分自身の感覚を掴んでいないといけない事になりますが……。

蓮　風／答：これはなかなか難しい事ですが、その前にまず虚実補瀉を明らかにして、そして脈を診て治療して、それが効いているか効いていないかという事から始めます。次に浅い部分だけで効かない場合は、やはり少し深い所にアプローチするという方式に、そのような慎重さが必要になります。

つまり、浅い所が非常に重要なのです。衛気と営気でいえば、衛気のほうが大事なのです。ですからまず浅い部分で診る事はそういう意味もあるのです。

熟練されてくるとある程度浅い部分だけで深い部分もわかるのですが、それでも全てわかるわけではありません。私は20歳代で体表観察をやり始めたわけですが、その頃は圧痛から始めました。圧痛ばかりやっていました。ところが効く場合と効かない場合がある、なぜだろうと……。

結局、病が古くなってくると圧痛が消える事がわかってきました。

だから急性病には通用する法則ですが、慢性病には通用しないという事を見いだして、深い所から今度は浅い所に注目して、そして徐々に浅い所が深い所を支配するのだという法則に至ったのです。

ですからもちろん浅い部分と深い部分の両面を診なくてはいけません。

刺鍼も浅い所と深い所、両面を使い分けないといけませんが、全体としては浅い所でもって深い所を制御できるようにならないと駄目なのです。

それから、私は今、主に次指を使って治療していますが、不幸にして次指を失う場合があります。だからそれを失っても、日頃他の指でできるように訓練しておかなくてはいけません。私は右手でも刺せるし、左手でも刺せるようにしてあります。何かのときに右手が動かなくなったらどうするのか！　プロフェッショナルとはそういうものなのです。どのような状況でも絶対にプロフェッショナルの鍼ができなくてはいけません。そのためには日頃から何をしなくてはならないかという事を考えています。指の一本や二本失っても、プロフェッショナルというのはそれができなければならないのです。皆さんもそのくらいの意識はもつべきです。

Ⅱ．病的な穴の広がりと経穴・絡穴

弟子Ａ／問：例えば、太白と公孫の虚がひどく、双方の穴がつながっているときがあると思うのですが、そのような場合に、太白と公孫を横刺でつないで刺鍼しても良いのでしょうか。

蓮　風／答：そうですね。そのようにする場合はあります。しかし、その場合は慎重にやらなくてはいけません。そういう穴は敏感になっているため、極めて細い鍼で微妙に手技すべきです。

弟子Ａ／問：それは背部においてもでしょうか。

蓮　風／答：もちろんです。だから私はカルテに肺兪と書いても、見学に来ている人はわかると思いますが、肺兪でない所に平気でやっています。それは穴が広がっているからです。

一応名前を付けたら肺兪とか魄戸になりますが、実際はもう本当に微妙に取穴しているのです。だから経穴に刺すか、絡穴に刺すかという人がいるわけです。

例えば足三里の場合、経穴としては通常の足三里の位置で、絡穴としては陽陵泉に近い所まで経穴のエリアがあるのです。足三里という穴の中心があったとしても、極端に言うと、穴としてはかなり広い範囲があるのです。

弟子Ａ／問：足三里でも陽陵泉寄りという表現ですね。

蓮　風／答：そうです。そうすると、今度は陽陵泉の近い側を使うと、何が起こるかというと、胆経も同時に動かす事ができるのです、絡穴だから。

そうなると、巧みな者は足三里一本で、実は胆経を動かしたり陽明経を動かしたり、すごい事をやっているわけです。

だから通常ただ見ていたら、『ああ、一本やっているな』くらいの感じで終わるけれども、わかるものには、その一本のすごさがわかるのです。

それがわかるには、やはり上手な人の鍼を受けないといけません。もちろん、下手な人の鍼も受けなくてはいけません。見比べる必要があるのです。上手な鍼を受けると、今どういう意識でやっているかという事が身体の響きでわかります。

響きといってもビビーンとくるのではなく、気持ちの良いフワーッとした包まれるような温もり、あるいは温かいものが抜かれるような、そんな感じがします。その感じがどこに響くのか、それを研究すれば、その先生が一体どこを目指してやっているのかがわかります。

単純な鍼にみえても、実際は相当繊細な事を考えてやっている。それが鍼なのです。それがわからなかったら、何十年たっても上達しません。まさに「大和の吊るし柿、蒂《へた》(下手)なりに固まる」という事です。

その他、特徴的な穴に、申脈という穴があります。

ここも結構広がりのある穴です。申脈という穴は外踝の下５分あたりに取るのが一般的な取穴方法ですが、この申脈穴の反応を診ていきますと、反応の出ている場所はかなり広がりがあります。申脈穴が胆経側まで広がっています。だから患者によっては胆経寄りに使う場合があります。奇経の穴というのはうまく考えられています。ちょうど胆経と膀胱経です。外踝の近くを胆経が上に上がって流注しているのです。同じように下側を膀胱経が上に上がって流注しています。その中間を申脈穴として使っているのです。ですから膀胱経寄りに使うと膀胱経を中心に動かしているし、同じ陽蹻脈でも胆経寄りを使うと胆経を中心に動かしている事がわかります。

上手な人はこのように穴を巧みに使うわけです。これだけ穴の位置が違ったら、効き目が断然変わります。

だからまず北辰会の行う取穴方法を正確に覚えて、あとは微妙な体表観察によって決定する。そうする事で効果に雲泥の差が出ます。

勉強してきて弁証もある程度できているのに、いつまでたっても結果が出ない人は、案外この穴の取り方に問題があるのかもしれません。それを早く直すと一気に上手になるかもしれません。

弟子Ｂ／問：先生、陰谷の場合ですが、伏臥位で取穴するというのは駄目なのでしょうか。膝を曲げてしまうと、反応がわかりにくいのですが……。

蓮　風／答：う～ん、その代わり鍼がすぐにできないですね。伏臥位で刺鍼するよりは、やはり膝を屈曲して施したほうが良いと思うので、膝を屈曲させて診るほうが良いと思います。

弟子Ｂ／問：陰谷というと、教科書には腱の間というように記載してあるのですが……。

蓮　風／答：その記載は本当に初心者向けです。現実の臨床には使えません。

実際の臨床に使うのは、少し場所が変わってきます。もちろん取穴方法通りに反応が出てくる場合もあるし、とにかく穴の反応次第です。上手に刺鍼できれば、例えば、肝実腎虚のようなタイプであれば、下半身がポカポカと温もって、尿や大便がたくさん出ます。

だから『難経』に「合は逆気して泄らすを主る」と記してあるのは、気が上に上がって大小便の問題を治すという事ですが、ある程度当たっています。

陰陵泉は伸ばして取るのです。陰谷と曲泉は膝を曲げて取るのです。

『難経』原文

◆六十八難曰．五藏六府．皆有井滎兪經合．皆何所主．然．經言．所出爲井．所流爲滎所注爲兪．所行爲經．所入爲合．井主心下滿．滎主身熱．兪主體重節痛．經主喘咳寒熱．合主逆氣而泄．此五藏六府．井滎兪經合所主病也．

Ⅲ．気色診の臨床的評価

弟子Ａ／問：重症の病を診ていく場合、 脈を取って証を捨てたり、脈を捨てて証を取ったりする重要な捉え方があります。それが脈であまり変化が出なくても、気色に変化が出たら気色を取る等、そのときの判断がありますが、どの辺のレベルまでその重要性を認識しておくべきでしょうか。

蓮　風／答：なかなか難しいですが、脈は治療によって生体の側が変化したか変化しないかという細かな動きをみごとに反映します。

しかし、気色の場合は、微妙な変化は教えてくれませんが、この病が悪い方向にいくのか良い方向にいくのかという大きな傾きははっきりわかります。

それを陰陽的に、傾斜を示すのは舌です。虚実・寒熱を中心に舌はその大きな傾きを示します。気色は陰陽、寒熱すらもはっきりわかりません。

ただこれは良くなるか、悪くなるか、良くなるとしてもどのくらいかかるかというような事はわかります。

ですから、それぞれの望診のなかでも舌診と気色診で、その持ち場や位置づけによって評価も異なるのはそのためなのです。

索 引

【経穴】

〈あ〉

〈か〉

〈さ〉

〈た〉

〈な〉

〈は〉

〈ま〉

【疾患名】

〈あ〉

〈や〉

〈ら〉

【その他(中医学用語)】

〈あ〉

〈か〉

〈さ〉

参考文献＆データ

1．北辰会講義録及び会内雑誌

a.『北辰会理事講師研修会講義録』（平成2年～6年）北辰会出版部　1995年

1）体表観察	1990年8月4～5日	有馬温泉
2）胃の気の脈診	1991年2月9日～10日　8月3日～4日	赤目温泉
3）打鍼	1992年2月8日～9日　8月8日9日	赤目温泉
4）気色診	1993年3月13日～14日	赤目温泉
5）診断学と治療学	1993年7月17日	漢祥院
6）望診・気色診・舌診・その他の望診	1994年7月16日	漢祥院

b.『北辰会理事講師研修会講義録』（平成7年～11年）北辰会出版部　1995年

1）古代診講義	1993年12月5日	漢祥院
2）弁証論治いかにあるべきか	1995年7月22～23日	琵琶湖堅田
3）体表観察その後の展開	1995年4月5日　漢祥院	
4）各疾患における特殊な体表観察	1995年7月12日	漢祥院
5）弁証における北辰会方式の幾つかの問題点　1997年1月26日～12月21日		

c.『北辰会理事講師研修会議事録』

1）空間論（六合）的気の偏在（概論）	2000年3月18日	信貴山観光ホテル
2）空間論概論質疑応答　空間論実技	2000年3月19日	信貴山観光ホテル
3）治則と配穴原理	2000年7月1日	漢祥院
4）再び体表観察について	2000年12月3日	奈良かんぽセンター
5）尺膚診	2001年4月22日	奈良かんぽセンター
6）体表観察	2002年8月4日	漢祥院
7）体表観察について	2004年	信貴山観光ホテル

d. 北辰会　会内雑誌

1）『ほくと』4号　傷寒広要（2）	『ほくと』出版部	1989年
2）『ほくと』7号　原穴診・背候診について	『ほくと』出版部	1990年
3）逆証の鑑別と診断	『ほくと』出版部	1990年
4）『ほくと』8号　体表観察	『ほくと』出版部	1991年
5）『ほくと』12号　北辰会カルテの解説	『ほくと』出版部	1992年
6）『順雪』①	北辰会出版部	2001年
7）『順雪』②	北辰会出版部	2001年
8）『北辰会関東支部実技資料集』	北辰会関東支部	2005年

2．参考書籍及び雑誌

1）『弁釈鍼道秘訣集』藤本蓮風著	緑書房	1977年
2）『針灸舌診アトラス』藤本連風共著	緑書房	1983年
3）『鍼灸医学における実践から理論へ（Ⅰ）』藤本蓮風著	たにぐち書店	1990年
4）『鍼灸医学における実践から理論へ（Ⅱ）』藤本蓮風著	たにぐち書店	1993年
5）『胃の気の脈診』藤本蓮風著	森ノ宮医療学園出版部	2002年
6）『臓腑経絡学』藤本蓮風監修・主編	アルテミシア	2003年
7）『鍼灸医学における実践から理論へ（Ⅲ）』藤本蓮風著	たにぐち書店	2004年
8）『鍼灸医学における実践から理論へ（Ⅳ）』藤本蓮風著	たにぐち書店	2007年
9）『藤本蓮風経穴解説』藤本蓮風著	メディカルユーコン社	2007年

10)『鍼灸治療上下左右前後の法則』藤本蓮風著　メディカルユーコン社　2008年
11)『東洋医学の宇宙』藤本蓮風著　緑書房　2010年
12)『黄帝内経素問』上中下　石田秀実等訳　東洋学術出版社　1992年
13)『黄帝内経霊枢』上　下　石田秀実等訳　東洋学術出版社　1999年
14)『史記評林　巻之一百五』扁鵲倉公列伝第四十五　司馬遷
15)『景岳全書』張介賓著　人民衛生出版社　1991年
16)『類経』張介賓著　人民衛生出版社　1965年
17)『類経図翼』張介賓著　人民衛生出版社　1965年
18)『中医神主学説』王克勤著　中医古籍出版社　1988年
19)『南北相法』水野南北著　緑書房　1985年
20)『だまってすわれば』神坂次郎著　新潮文庫　1993年
21)『中医診断学』鄧鉄涛主編　高等中医医院教学参叢書　上海科学技術出版社　1984年
22)『実用中医診断学』鄧鉄涛主編　上海科学技術出版社　1988年
23)『中国醫学診法大全』麻仲学主編　山東科学技述出版社　1999年
24)『中医診断学』広東中医学院主補　燎原書店　1985年
25)『鍼灸学辞典』安徽中医学院 編著、上海中医学院 編著　上海科学技述出版社　1987年
26)『知熱感度測定による鍼灸治療法』赤羽幸兵衛著　医道の日本社　1954年
27)『中国鍼灸学講義』上海中医学篇　中国漢方　1976年
28)『鍼灸学』高等医薬院校教材　上海科学技術出版社　1974年
29)『鍼灸真髄』代田文誌著　医道の日本社　1941年
30)『八十一難経』扁鵲(『医経六書』中巻所収)　天津古籍出版社　1995年
31)『難経集注』明　王九思等著　台湾中華書局　1959年
32)『黄帝内経太素』　東洋医学研究会　1981年
33)『日本腹診の源流―意仲玄奥の世界―』小曽戸洋監修　六然社　2003年
34)『望診遵経』汪広庵著　中国医薬科技出版社　2011年
35)『鍼道発秘』葦原英俊著(鍼灸流儀書集成)　オリエント出版社　2004年
36)『杉山流三部書』杉山和一著　医道の日本社　1976年
37)『素問攷注』森立之著　日本内経医学会　1998年
38)『袖珍中医四部経典』　天津科学技術出版社　2005年
39)『傷寒広要』多紀元堅著　傷寒金匱研究叢書第５巻　オリエント出版社　1988年
40)『獲麟籍』本城義軒著　オリエント出版社　2004年
41) 藤本蓮風「空間論〔六合〕的気の偏在①～⑦」東洋医学　緑書房　2000年
42) 藤本蓮風「体表観察学　北辰会方式診察法①～背候診～」鍼灸ジャーナルVol.17　2010年
43) 藤本蓮風「体表観察学　北辰会方式診察法②～原穴診・井穴診～」鍼灸ジャーナルVol.18　2010年
44) 奥村祐一「北辰会方式における穴の構造その探り方」、伝統鍼灸学会雑誌 35 巻 2 号(64 号)　p.83-86　2009 年

3．参考データ

1)『臓腑経絡図譜電子版』CD-ROM　藤本蓮風・橋本浩一著　アルテミシア刊　2003年
2)『医学古典テキスト』電脳資料庫　東亜医学協会HP(http://aeam.umin.ac.jp/)

あとがき

ご一読されると本書の重要性に気付かれるであろう。
わが国の伝統医学が連綿と培ってきた内容である。

一人の愛好家であり実践者が、悪戦苦闘の成果とは云え、当然未完成。
今後これを更に発展さすべく努力する所存。
多くの人の参加を心より望むものである。

最後になったが、本書の成立において、以下の各氏に協力を得た。
ここにお名前を記し、謝意を申し上げる。

編集校正　森洋平、油谷真空、大八木敏弘、奥村裕一、堀内齊鑿龍、藤本彰宣、村井美智代
図作成　橋本浩一、森洋平、油谷真空
写真モデル　三上創　（順不同）

その他多くの方々のご援助に感謝を申し上げたい。

北辰会　代表
藤本傳四郎　蓮風

【著者紹介】

藤本傳《ふじもとでん》四郎《しろう》　蓮風《れんぷう》

昭和18年10月５日生まれ、先祖からの郷里島根県出雲市にて育つ。
十四世鍼医、藤本傳四郎。
昭和40年３月関西鍼灸柔整専門学校卒業と同時に大阪府堺市にて独立開業。
大阪市立大学医学部解剖学教室助教授・藤原知博士に学問的薫陶をうく。同教室の東洋医学の研究会「大阪経路学説研究会」代表幹事となる。
昭和54年研究会を独立させ、「北辰会」を設立し、同会代表となる。
昭和56年より同61年まで母校関西鍼灸柔整専門学校の教員を務める。
平成５年、日本刺絡学会評議員となる。
平成７年、日本経絡学会(現・日本伝統鍼灸学会)評議員となる。
平成７年、交詢社刊「日本紳士録」に登載される。
馬術を趣味とし、日本馬術連盟会員。その他、全日本鍼灸学会、日本伝統鍼灸学会などのシンポジストとして活躍。第４回国際アジア伝統医学会・鍼灸部門の座長、第51回日本東洋医学会学術総会シンポジウム「喘息」にて座長を務める。朝日新聞「論壇」に「鍼灸医学に国保を」と題して論文掲載される。
現在、国立神戸障害センター講師、森ノ宮医療大学特別講師、森ノ宮医療学園専門学校特別講師として活躍。
主な著書・共著に「弁釈鍼道秘訣集」「針灸舌診アトラス」「東洋医学の宇宙」「鍼の力」(緑書房)、「胃の気の脈診」(森ノ宮医療学園出版部)、「鍼灸医学における実践から理論へ パート１、２、３、４」(たにぐち書店)、「臓腑経路学」(アルテミシア)、「経穴解説」「鍼灸治療 上下左右前後の法則」「鍼狂人の独り言」(メディカルユーコン)、「鍼１本で病気がよくなる」(PHP研究所)がある。その他論文多数。

撮影／小野智光

体表観察学《たいひょうかんさつがく》　日本鍼灸《にほんしんきゅう》の叡智《えいち》

Midori Shobo Co.,Ltd

2012年8月20日　第１刷発行

著　者　藤本蓮風《ふじもとれんぷう》
発行者　森田《もりた》　猛《たけし》
発行所　株式会社 緑書房《みどりしょぼう》
〒103-0004
東京都中央区東日本橋２丁目８番３号
TEL　03-6833-0560
http://www.pet-honpo.com
ＤＴＰ　有限会社オカムラ
印　刷　株式会社廣済堂

ISBN978-4-89531-853-2 Printed in Japan